Dietmar Hansch

W0062891

Erfolgreich gegen Depression und Angst

Dietmar Hansch

Erfolgreich gegen Depression und Angst

Mit Hörbuch zum Download

Mit 11 Abbildungen

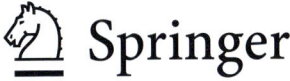 Springer

Dr. med. Dietmar Hansch
Klinik Wollmarshöhe
Privates Krankenhaus für psychosomatische Medizin
Wollmarshofen 14
88285 Bodnegg
www.klinik-wollmarshoehe.de
www.psychosynergetik.de
dr.hansch@wollmarshoehe.de

ISBN 978-3-642-04120-4
Springer Medizin Verlag Heidelberg

Bibliografische Information der Deutschen Nationalbibliothek
Die Deutsche Nationalbibliothek verzeichnet diese Publikation in der Deutschen Nationalbibliografie;
detaillierte bibliografische Daten sind im Internet über http://dnb.d-nb.de abrufbar.

SpringerMedizin
Springer-Verlag GmbH
ein Unternehmen von Springer Science+Business Media
springer.de

© Springer-Verlag Berlin Heidelberg 2011

Planung: Monika Radecki, Heidelberg
Projektmanagement: Sigrid Janke, Heidelberg
Lektorat: Dörte Fuchs, Freiburg
Layout und Umschlaggestaltung: deblik Berlin
Einbandabbildung: © Samot / shutterstock.com
Satz: Crest Premedia Solutions (P) Ltd., Pune, India

SPIN 80125466

Gedruckt auf säurefreiem Papier   2126 – 5 4 3 2 1

Vorwort

Wenn es Ihnen schlecht geht und Sie schnelle Hilfe suchen, sollten Sie sich nicht mit Vorworten aufhalten – Sie können ohne Verlust zum ersten Kapitel weiterblättern.

Für Kollegen und andere auch fachlich interessierte Leser seien einige Bemerkungen zu den Hintergründen dieses Buches vorangestellt.

Es ist meine Überzeugung, dass psychische Veränderung im Kern ein Lernprozess ist und Psychotherapie Hilfestellungen für dieses Lernen geben sollte: Hilfe zur Selbsthilfe. Die Therapierichtung, die sich sehr konsequent zu diesen Prinzipien bekennt, ist die Verhaltenstherapie (VT). Der Einsatz von Selbsthilfebüchern wie dem vorliegenden ist hier verbreitet und hat sich bewährt. Sie sind oft hilfreich bei eigenständiger Selbsthilfe und fast immer bei gezieltem Einsatz als Begleitmaterial im Rahmen professioneller Psychotherapien.

Nach der Kognitiven Wende erfährt die VT derzeit eine dritte Erweiterung durch die achtsamkeits- und emotionsbasierten Verfahren. Und gewissermaßen als Parallelstrang flicht sich in diese Entwicklung ein allgemeiner Trend der Psychotherapie hinein, der »Ressourcen- oder Salutogeneseorientierung« heißt: nicht nur das Negative und Kranke bekämpfen, sondern auch und vor allem das Positive und Gesunde stärken.

Trotz ihrer objektivierenden Ausrichtung auf wissenschaftliche Evidenz ist auch die VT noch durch eine nicht geringe Zersplitterung gekennzeichnet, die durch den derzeitigen Trend zu störungsspezifischen Ansätzen noch verstärkt wird.

Unter der Oberfläche ähnlicher Beschwerden haben viele psychische Erkrankungen ihre Ursache aber in jeweils unterschiedlichen Facetten der Psyche als Gesamtsystem. Hinzu kommt eine hochgradige Komorbidität: So treten etwa Depressionen und Angststörungen in bis zu 80% der Fälle gemeinsam auf. Deshalb brauchen wir auch ganzheitliche Modellbildungen und integrative Therapieansätze.

Gerade dem Salutogenesekonzept wohnt ein stark integratives Moment inne: So wie Saunabaden gegen eine Vielzahl von Krankheitserregern hilfreich ist, gibt es psychische Gesundheitsfaktoren, die auf alle Formen von Störung bessernd wirken. Solche Faktoren gilt es zu finden und zu stärken.

Diesen Zielen habe ich mich sowohl mit meinen grundlagentheoretischen als auch mit meinen praxisbezogenen Arbeiten verschrieben.

Im vorliegenden Buch werden wichtige psychische Gesundheitsfaktoren zu den folgenden vier salutogenen Basisfunktionen zusammengefasst:

1. Kontrolle über die Wirkung von Außenreizen (Autonomie gewinnen, negative Reize abschwächen, positive stärken),
2. innere Quellen von Lebenszufriedenheit,
3. förderliche Haltungen, Werte und Prinzipien, die Orientierung und Kohärenz vermitteln, an denen man sich innerlich festhalten und aufrichten kann,

4. Kontrolle über die Eigendynamiken des Bewusstseins (u. a. Grübelschleifen und Teu-
    felskreise unterbrechen).

Ich versuche zu zeigen, wie man Depressionen, Burnout und Angststörungen durch Minder-
oder Fehlausprägungen der genannten Basisfunktionen erklären kann. Im nächsten Schritt
wird der Leser durch konkrete Aufgaben dazu angeleitet, diese Funktionen zu stärken. Dabei
kommen überwiegend die erprobten Methoden der kognitiven und achtsamkeitsbasierten
VT zum Einsatz.

In Bezug auf Punkt drei verlagere ich den üblichen Schwerpunkt der kognitiven VT ins Positive: Nicht die Widerlegung dysfunktionaler Glaubenssätze steht im Vordergrund, sondern
die Erarbeitung von förderlichen Prinzipien mit möglichst großer Reichweite für Alltagskonflikte. Ich mache hier beispielhafte Vorgaben, mit denen der Leser sich kritisch und kreativ
auseinandersetzen sollte.

Für derartige Prozesse der »Selbstbefähigung zur Selbstbehandlung« multimedial basierte
psychoedukative Medien zu entwickeln wäre aus meiner Sicht eine der zentralen Aufgaben
einer salutogenetisch orientieren, positiv edukativen Verhaltenstherapie.

Es würde mich freuen, wenn das vorliegende Buch als ein Schritt auf diesem Wege gesehen
werden kann – mehr noch, wenn es sich auch in der Arbeit anderer Therapeuten als hilfreich
erweisen würde.

Ich danke Herrn Dr. med. K. W. Mehl für die in Jahren bewährte gemeinsame Entwick-
lungsarbeit und für die nahezu optimalen Rahmenbedingungen, die er als Leiter der Klinik
Wollmarshöhe bereitstellt. Meinem Kollegen und Freund Dr. med. M. von Wachter sei für die
ausführliche kritische Diskussion des Manuskripts gedankt.

Und schließlich gebührt den MitarbeiterInnen des Springer-Verlages, insbesondere Frau M.
Radecki und Frau S. Janke, Dank für das inzwischen erprobte, fast reibungslose Zusammenwirken. Zuletzt hat das Lektorat von Frau Dörte Fuchs dem Buch sehr gut getan.

Dietmar Hansch
Friedrichshafen, Oktober 2010

Über den Autor

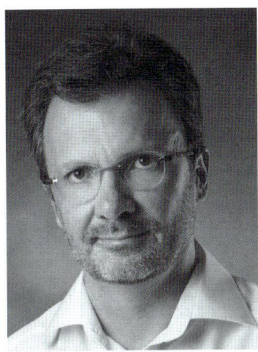

Dr. med. Dietmar Hansch, Jahrgang 1961, studierte Medizin, Physik und Philosophie in Berlin und Hagen. Nach einer mehrjährigen Tätigkeit am Deutschen Herzzentrum Berlin erwarb er den Facharzt für Innere Medizin am Universitätsklinikum Charité in Berlin.

Danach war er in der Psychosomatik am Universitätsklinikum Aachen in Klinik, Forschung und Lehre tätig und absolvierte eine Ausbildung zum Psychotherapeuten mit Schwerpunkt Verhaltenstherapie. Im Jahre 2003 wurde er ins Deutsche Kollegium für Psychosomatische Medizin (DKPM) gewählt.

Vor dem Hintergrund seiner langjährigen wissenschaftlichen Arbeit zu den Grundlagen der Psychosomatik entwickelte Dietmar Hansch das interdisziplinäre Konzept Psychosynergetik als Theorie und Praxis der psychischen Veränderung. Ausgehend von der Synergetik nach Hermann Haken (»Lehre vom Zusammenwirken«) und der Evolutionstheorie, werden hier Wissensbausteine aus Verhaltensbiologie, Psychologie, Hirnforschung, evolutionärer und konstruktivistischer Erkenntnistheorie, Verhaltenstherapie, Logotherapie, Humanistischer Psychologie sowie aus alten Weisheitslehren wie der Stoa oder dem Buddhismus zu ganzheitlichen Modellen integriert.

Hieraus ergibt sich der Rahmen für eine wissenschaftlich fundierte Lebenskunst, aber auch eine Plattform zur Integration von Methoden der Psychotherapie, wobei die Techniken der kognitiven und achtsamkeitsbasierten Verhaltenstherapie die tragenden Säulen bilden.

Dietmar Hansch ist Autor zahlreicher Zeitschriftenartikel, Bücher und Buchbeiträge und Referent auf nationalen und internationalen Konferenzen.

Er leitet die Abteilung für Kurzzeittherapie bei Stressfolgeerkrankungen an der Klinik Wollmarshöhe in Bodnegg. Zugleich wirkt er als Seminarleiter und Coach u. a. am Seminarzentrum Wollmarshöhe.

Weitere Informationen und Kontaktaufnahme unter:
- www.psychosynergetik.de
- www.wollmarshoehe.de

Inhaltsverzeichnis

Einleitung: An wen sich dieses Buch richtet und was es bezweckt

1

Selbsthilfe oder Therapiebegleitung bei Depression, Burnout oder Angststörung

Dies ist ein Selbsthilfebuch für Menschen mit psychischen Problemen oder gar Erkrankungen wie Depressionen, Burnout oder Angststörungen. Sollten Sie unter leichten bis mittelgradigen Beschwerden leiden, stehen die Chancen gut, dass Ihnen allein das Befolgen dieses Selbsthilfeprogramms ausreichende Besserung bringt. Im Falle gravierenderer Probleme kann dieses Buch zur Vorbereitung und Begleitung einer ambulanten oder stationären Psychotherapie dienen.

Die meisten Patienten mit mittleren bis schwereren psychischen Problemen klagen über Antriebs- und Interessenverlust. Nicht selten kommen dann noch Symptome wie Konzentrations- und Gedächtnisstörungen hinzu. So kann leicht eine Situation eintreten, in der es schwerfällt, ein Buch zu lesen oder gar aktiv mit einem anspruchsvollen Selbsthilfeprogramm zu arbeiten.

Wenn Ihnen das Lesen derzeit schwerfällt: Hörbuch herunterladen

Aus diesem Grund haben Sie die Möglichkeit, sich aus dem Internet unter www.hoeren.psychosynergetik.de ein einführendes und unterstützendes Hörbuch im MP3-Format herunterzuladen. (Falls das etwas Neues für Sie sein sollte, finden Sie im Anhang eine »Technische Hilfestellung«. Zur Not wird Ihnen auch jeder Verkäufer eines MP3-Players die Dateien aufspielen.) Dieses Audioprogramm soll aus der Talsohle heraushelfen – bis zu einem Punkt, an dem Ihre Energie und Konzentration wieder zur Arbeit mit einem Buch ausreichen. Es erklärt die ersten Schritte zum Wiedergewinn von Energie ausführlich. Darüber hinaus wird ein Kurzüberblick über die Möglichkeiten der psychischen Veränderung gegeben, wie sie im vorliegenden Buch ausführlicher beschrieben werden. Das soll Ihnen Mut geben und die Zuversicht vermitteln, dass es auch für Sie Wege der Besserung gibt.

Sollte es Ihnen also derzeit so schlecht gehen, dass Sie sich zur vollständigen Lektüre des Buches nicht in der Lage fühlen, dann besorgen Sie sich einen MP3-Player (oder einen MP3-fähigen CD-Player) und hören zunächst das Hörbuch. Sie müssen sich dabei nicht anstrengen und unter Druck setzen. Nehmen Sie den Player einfach mit auf eine Bank im Park oder ins Bett, und hören Sie das Programm sooft wie nötig. Mal bleibt die eine Passage »hängen«, dann die andere, und irgendwann fügt es sich zum ganzen Bild. Versuchen Sie dann in kleinen Schritten und mit Geduld, die Verhaltensempfehlungen umzusetzen. In diesem Fall können Sie die Lektüre des Buches jetzt unterbrechen. Führen Sie sie fort, sobald Sie sich besser fühlen. Darüber hinaus sollten Sie in dieser Situation unbedingt erwägen, einen professionellen Psychotherapeuten zu konsultieren.

Doch auch wenn Sie sich für das Weiterlesen ausreichend bei Kräften fühlen, empfehle ich Ihnen, sich das Hörbuch einmal anzuhören. Zum einen bekommen Sie einen motivierenden Überblick, zum anderen prägen sich Inhalte, die man über mehrere Sinnesmodalitäten aufnimmt, besser ein.

Berechtigte Fragen

Manch einer von Ihnen fragt sich vielleicht: Kann ein (Hör-)Buch bei psychischen Problemen wirklich hilfreich sein? Haben nicht verschiedene Klienten ihre je eigenen Problemgeschichten, die man nicht über den Kamm eines Buches für alle scheren kann? Braucht es zur

Deutung dieser Problemgeschichten und zu ihrer Therapie nicht die Erfahrung und die einfühlende Warmherzigkeit eines professionellen Therapeuten? Und habe ich nicht vom Kopf her ohnehin das meiste verstanden? Das Problem ist doch, dass der Bauch, die Gefühle nicht das machen, was der Kopf will!

Nun, das sind berechtigte Fragen. Natürlich würde allein das Lesen eines solchen Buches nicht allzu viel ausrichten. Wenn Sie aber wirklich damit arbeiten und im Ergebnis Ihre Denk- und Verhaltensgewohnheiten sowie Ihre Lebensumstände auf eine sinnvolle Weise dauerhaft verändern, dann kann es außerordentlich viel bewirken. Studien haben gezeigt, dass die Arbeit mit Selbsthilfebüchern Effekte haben kann, die denen einer professionellen Psychotherapie gleichkommen.

Selbsthilfeprogramme sind wirksam

Freilich, wir Menschen sind verschieden, und unsere Biografien und Problemgeschichten unterscheiden sich entsprechend voneinander. Andererseits ist der Grundbauplan unserer Gehirne weitgehend derselbe. Deshalb spielen bei den meisten psychischen Störungen ähnliche Ausgangskonstellationen und Grundmechanismen eine wichtige Rolle.

Das gilt fast noch mehr für die Lösungen, denen es gewissermaßen ziemlich egal ist, wie das Problem ursprünglich entstanden ist. Grundsätzlich gibt es ja zwei Wege, psychische Störungen zu bessern: Zum einen kann man versuchen, den Defekt zu reparieren. Oft verschwinden Defekte aber auch per Selbstheilungskraft, wenn man – und das ist der zweite Weg – die positiven und gesunden Anteile eines Menschen stärkt und entwickelt. Beide Wege sind wichtig, der zweite aber ist zumeist der wichtigere und bessere. Und für einen gesunden Umgang mit sich selbst, für den Aufbau eines gelingenden und erfüllten Lebens gibt es ein Grundwissen und Grundprinzipien, die einen hohen Grad an Allgemeingültigkeit aufweisen. Dieses Basiswissen zur Selbststeuerung und Selbstentwicklung, das wir alle schon in der Schule hätten lernen müssen, wird Ihnen im vorliegenden Buch vermittelt.

Allgemeingültige Prinzipien für ein förderliches Problem- und Selbstmanagement

❯ Bei alldem gilt natürlich: Ihr kreativer Geist ist gefragt! Setzen Sie sich mit den Inhalten kritisch auseinander: Wählen Sie unter verschiedenen Varianten aus, modifizieren Sie diese in einer Weise, die zu Ihnen passt, und lassen Sie sich zu eigenen Ideen inspirieren!

Zum nächsten Punkt: Natürlich ist ein erfahrener Therapeut hilfreich und oft auch unverzichtbar. Dennoch wäre es natürlich besser, wenn Sie es auch ohne schaffen würden, wenn die starke »Droge Arzt« nicht zum Einsatz kommen müsste. Ein wichtiges Ziel von Selbstentwicklung und Psychotherapie ist es, Selbstkompetenz und Autonomie zu stärken. Gute Psychotherapie kann immer nur Hilfe zur Selbsthilfe sein. Aus dieser Sicht ist die Arbeit mit einem Selbsthilfebuch nicht irgendein schlechter Notbehelf, sondern genau der richtige erste Schritt.

Autonomie entwickeln!

1

Das Gesunde und Positive stärken: ganzheitliche Persönlichkeitsentwicklung mit Psychosynergetik

Ihr letzter Einwand lautete, dass mit Vernunft und Verstehen noch nicht viel gewonnen sei. In der Tat: Einen einzelnen Gedankengang nachzuvollziehen und richtig zu finden bewirkt nicht viel. Das ist oberflächliches Verstehen. Wenn ein Gedankenelement aber stimmig eingewoben ist in ein ganzes Netzwerk von Gedankensträngen, dann kann es durchaus zu einer emotional aufgeladenen Überzeugung werden, die zu Taten treibt. Es geht also um ein tiefes und umfassendes Verstehen. Deshalb habe ich unter dem Label »Psychosynergetik« ein abgestuftes System weiterführender Bücher für Sie geschrieben. Wenn Sie den Ansatz des vorliegenden Buches überzeugend finden, haben Sie hier die Möglichkeit, Ihr Wissen zu vertiefen und auszubauen (Hansch 2004, 2008, 2009, 2010; siehe die Literaturempfehlungen am Schluss des Buches).

Beschwerden bei Stress, Depressionen, Burnout und Angsterkrankungen

2

In diesem Buch geht es um Stress, Depressionen, Burnout und Angst. Die meisten Beschwerden, die hierbei auftreten, sind in abgeschwächter Form den meisten Menschen vertraut. Der Übergang zur Störung bzw. Erkrankung ist fließend: Es treten immer mehr der unten aufgeführten Symptome auf, sie werden stärker und dauern länger an.

> Von einer Erkrankung kann man dann sprechen, wenn länger dauernde und erhebliche Einbußen an Wohlbefinden und Leistung vorliegen und die Möglichkeiten, am normalen Leben teilzunehmen, eingeschränkt sind.

Depression, Burnout und Angststörungen hängen eng zusammen

Auch die oben genannten Diagnosen zeigen fließende Übergänge bzw. eine hohe »Komorbidität« (gleichzeitiges Auftreten bei ein und demselben Patienten). So werden bei den meisten Depressionen auch Ängste erlebt, Angstkranke haben depressive Phasen, Stress spielt immer eine Rolle, und bei Depression und Burnout geht es um eine unterschiedliche Akzentuierung der Ursachen sehr ähnlicher oder gleicher Beschwerden. Über Ursachen, Mechanismen und Zusammenhänge in Bezug auf diese Diagnosen und Symptome werden wir in späteren Kapiteln noch sprechen. Im Folgenden wollen wir zunächst die Beschwerden nennen und beschreiben, damit Sie entscheiden können, ob eine oder mehrere der Diagnosen auf Sie zutreffen könnte(n). Beginnen wir beim Stress.

2.1   Stress und chronisches Dysstress-Syndrom

Stress trimmt den Körper auf Kampf oder Flucht

Stress ist eine Antwort von Körper und Psyche auf Belastungen und Überlastungen. Die Mechanismen der Stressreaktion wurden in der Steinzeit geformt, um unsere Vorfahren bei der Lösung ihrer Probleme zu unterstützen. Und die Probleme der Steinzeit waren fast immer von einer Art, die in erster Linie körperlichen Einsatz erforderte, nämlich Kampf oder Flucht. Vielleicht war ein Felsbrocken aus dem Weg zu rollen, ein angreifender Leopard zu erschlagen oder ein rivalisierendes Stammesmitglied auf seinen Platz zu verweisen.

Aktivierung von Kreislauf und Atmung, funktionelle Störungen

Entsprechend werden alle Mechanismen angekurbelt, die die Energieversorgung der Muskulatur steigern: Herzklopfen und Herzrasen, Blutdruckanstieg sowie Gefühle von Luftnot bzw. Enge in der Brust, um die Atmung zu verstärken. Auch kommt es zu einer Spannungssteigerung in den Muskeln. Organsysteme, deren Funktion zur sofortigen Bewältigung von Kampf- oder Fluchtsituationen keinen Beitrag leistet, werden dagegen »heruntergefahren«: das Immunsystem etwa, der Magen-Darm-Trakt oder die Sexualorgane. Zumindest bei länger dauerndem Stress kann es hier zu funktionellen Störungen kommen: Infektanfälligkeit, Blähungen, Verstopfung, Durchfall, sexuelle Unlust oder Impotenz.

Teufelskreis: negative Gefühle und Gedanken, Tunnelblick, hektisches Verhalten

Auf der Gefühlsebene entstehen jene Emotionen, die zu Kampf oder Fluchtverhalten antreiben: Ärger, Wut, Hass bzw. Furcht oder Angst. Diese schaukeln sich mit entsprechenden negativen Gedanken wechselseitig auf, z. B.: »Immer passiert mir so etwas!«, »Wie soll ich das denn schaffen?«, »Diese Faulenzer und Dummköpfe!«, »So eine Ungerechtigkeit! Immer ich!«, »Wie soll das nur weitergehen?«, »Das kann ja nur schlimm enden!« etc. Im Stress entsteht eine Art »Tunnelblick«: Die Wahrnehmung verengt sich auf die Gefahrenmomente – sich im Angesicht des Säbelzahntigers von der Lerche im Baumwipfel ablenken zu lassen, wäre für unsere Vorfahren tödlich gewesen. Die Schwerpunktaktivität im Gehirn wird gewissermaßen in »niedere« Bereiche verlegt. Hiermit ist eine Störung höherer geistiger Funktionen verbunden: Das kreative und scharfe analytische Denken blockiert, Denken und Verhalten werden sprunghaft, hektisch und planlos. Für die Art von Problemen, die wir heute haben, ist das natürlich absolut kontraproduktiv. Die Effektivität unseres Verhaltens sinkt, der Stress steigt noch weiter – und schon hat sich ein Teufelskreis geschlossen. Solche Teufelskreismechanismen werden uns in diesem Buch noch oft begegnen: Teilmomente eines Prozesses verstärken sich wechselseitig und schaukeln das Geschehen immer weiter auf.

Bei extremem Stress kann ein erhebliches Ungleichgewicht zwischen übermäßiger Atmung und in Relation dazu viel zu geringer Muskelaktivität entstehen. Dadurch entweicht zu viel Kohlensäure aus dem Blut, was die Erregbarkeit der Nervenzellen steigert. Mögliche Folgen sind: Kribbeln auf der Haut, Schwindel, Unwirklichkeitsempfindungen (»Käseglockenphänomen«) und im Extremfall Verkrampfungen der Muskulatur.

Käseglockenphänomen

Natürlich brauchen wir ein gewisses Maß an Belastung und auch Stress, um unsere Kompetenzen zu entwickeln und zu erhalten. Dieser gesunde Stress wird auch »Eustress« genannt. Man ist hoch aktiviert und etwas angespannt, insgesamt überwiegen aber die positiven Gefühle, weil man glaubt, dass man die Herausforderung meistern kann. Negativer Stress, auch »Dysstress« genannt, entsteht dann, wenn diese Zuversicht schwindet, wenn der subjektive Eindruck entsteht, dass man den Belastungen nicht mehr gewachsen ist, oder wenn eine reale Überforderung oder Bedrohung vorliegt. Akuter, nicht allzu lang andauernder Dysstress führt lediglich zu negativem Befinden und zu den oben schon erwähnten Leistungseinbußen durch den Tunnelblick. Solange immer wieder Phasen ausreichender Entspannung und Erholung folgen, entsteht kein wirklicher gesundheitlicher Schaden.

Eustress und Dysstress

Das ändert sich, wenn der Dysstress zum Dauerzustand wird: Es kommt zum chronischen Dysstress-Syndrom. Gereiztheit und schlechte Stimmung, Ungeduld, innere Anspannung und Unruhe, Nicht-abschalten-Können, Grübeln, Schlafstörungen, Konzentrations- und Gedächtnisprobleme, allgemeine Verunsicherung und Selbstwertprobleme, Leistungsabfall und Häufung von Fehlern, Verlust von Freude und Humor, Phasen von Müdigkeit und Erschöpfung, Kopf- und Rückenschmerzen, Infektanfälligkeit – das sind die Beschwerden und Probleme, die sich nun mehr oder weniger dauerhaft einstellen. Leider wird jetzt nicht selten versucht, diese Symptome mit den falschen Mitteln zu bekämpfen: Frustessen z. B. oder Alkohol-

Chronisches Dysstress-Syndrom: Symptome und Folgen

2

und Tablettenmissbrauch. Hieraus können Suchterkrankungen entstehen. Auch das sogenannte Metabolische Syndrom (Übergewicht, Fettstoffwechselstörung, Bluthochdruck, Zuckerkrankheit) wird gefördert.

In besonderem Maße leistet chronischer Dysstress der Entstehung von Herz-Kreislauf-Erkrankungen Vorschub. Bluthochdruck über Jahre fördert die Arterienverkalkung mit all ihren potenziell tödlichen Folgen – vom Herzinfarkt bis zum Schlaganfall. Und natürlich kann ein chronisches Dysstress-Syndrom fließend in eine Depression, ein Burnout-Syndrom oder eine Angsterkrankung übergehen. Die Beschwerden werden mehr, verstärken sich und dauern länger an.

2.2   Depressionen

Niedergeschlagenheit, Antriebslosigkeit, Gefühlserstarrung

Die Erschöpfung, die unter chronischem Dysstress einsetzt, ist sicher einer der häufigsten Wege in eine depressive Erkrankung. Eher selten kommt die Depression ganz plötzlich ohne erkennbare äußere Ursachen, als wenn ein Schalter im Kopf umgelegt würde. In einigen Fällen hält das innere Ankämpfen gegen Erschöpfung und Selbstentfremdung noch lange an, sodass innere Unruhe und Getriebensein das Bild mitprägen (»agitierte Depression«). Zumeist aber bestimmen Müdigkeit und Antriebslosigkeit das Geschehen. Die Stimmung ist traurig und niedergedrückt, das Erleben abgeflacht und in Grautönen erstarrt (bis hin zum Gefühl innerer »Versteinerung«). Betroffene berichten, dass sie unfähig seien, sich in gewohnter Weise über schöne Dinge zu freuen. Interesselosigkeit und Überdruss machen sich breit, ebenso Gefühle von Ohnmacht, Hilf- und Sinnlosigkeit. In unterschiedlichem Ausmaß werden auch Ängste, insbesondere Versagens-, Verlust- und Zukunftsängste bis hin zu Zuständen von Panik und Verzweiflung erlebt.

Negativdenken, Schuldgefühle

In der Depression kommt es zu charakteristischen Veränderungen des Denkens. Ein sehr bemerkenswerter Befund ist der sogenannte depressive Realismus. Experimente haben gezeigt, dass leicht Depressive ihre eigenen Fähigkeiten und Möglichkeiten der Beeinflussung von Umgebungsereignissen realistischer einschätzen als Gesunde. Offenbar haben »Gesunde« Illusionen bzw. verzerren die Realität zumindest leicht ins Positive. (Vielleicht sollte man besser nicht zu lange darüber nachdenken, was das bedeutet.) Bei mittelschweren und schweren Depressionen kommt es dann aber zu starken und völlig absurden Verschiebungen ins Negative. Die Patienten sind sich sicher, dass ihnen nichts mehr gelingen wird, dass sie totale Versager sind, von niemandem gemocht werden können und völlig wertlos sind. Sie sind nicht davon abzubringen, frühere Handlungen als unverzeihliche, schreckliche Fehler zu sehen, mit denen sie untilgbare Schuld auf sich geladen hätten. Die Folgen sind ihrer Ansicht nach nicht mehr abzuwenden: das Verlassenwerden und die Verarmung.

Um Inhalte dieser Art kreist das Denken des schwer Depressiven nahezu unablässig, ohne dass Logik, Vernunft und Realismus eine Chance dagegen hätten. Hochgradige Unsicherheit und Entscheidungsunfähigkeit kommen hinzu, mit der Folge, dass auch in Bezug auf Kleinigkeiten lange zwischen verschiedenen Alternativen hin und her gependelt wird. Die Konzentrations- und Merkfähigkeit kann erheblich und messbar beeinträchtigt sein, bis hin zur sogenannten depressiven Pseudodemenz. Anders als bei einer wirklichen Demenz wird das aber beklagt und verbindet sich mit der Angst, zu verdummen oder verrückt zu werden.

Entscheidungsunfähigkeit, Konzentrations- und Gedächtnisstörungen

Zumeist sind die Beschwerden morgens am stärksten ausgeprägt und bessern sich gegen Abend mehr oder weniger deutlich. Oft folgt dieses »Morgentief« auf eine als quälend empfundene Nacht mit Einschlafstörungen und/oder vorzeitigem Erwachen (zwei oder mehr Stunden vor der gewohnten Zeit). Appetit- und Gewichtsverlust werden beobachtet, und auch die Lust auf Sex lässt nach oder erlischt.

Morgentief, Schlafstörungen

> **Schweregrade einer Depression**
> Von einer depressiven Episode spricht man, wenn die Beschwerden länger als zwei Wochen anhalten. Bei einer mittelschweren Depression ist es nur noch unter großen Anstrengungen möglich, die gewohnten sozialen, häuslichen und beruflichen Aktivitäten fortzusetzen. Bei einer schweren Depression gelingt dies gar nicht mehr.

2.3 Burnout-Syndrom

Beim Burnout-Syndrom können die Beschwerden aller hier besprochenen psychischen Störungen auftreten; jeder Burnout-Prozess kann in einer schweren Depression enden. Man kann fortgeschrittene Burnout-Prozesse auch als eine Untergruppe der depressiven Erkrankungen betrachten, deren Ursachenschwerpunkt in einer langjährigen, erschöpfenden Auseinandersetzung mit Umweltstressoren liegt, vor allem im beruflichen Bereich.

Erschöpfungsdepression bei Stress und Unzufriedenheit im Beruf

Oft beginnen Berufswege mit enthusiastischem Engagement. Dann kommt es zu Enttäuschungen und Stagnation, und nach einer Phase kräftezehrender Kämpfe und Versuche, die sinngebenden Ziele und Ideale doch noch durchzusetzen, folgt der Absturz in Dauerfrust, Zynismus, Apathie und Depression.

Enthusiasmus, Frust, Zynismus

In Teilen und bis zu einem gewissen Grad enthält dieser Prozess wohl einige Kernmomente, die den meisten Berufs- und Lebenswegen innewohnen: Desillusionierung in Bezug auf unrealistische Ideale und Erwartungen, Routine, allmähliche Ausreizung aller Entwicklungs- und Handlungsspielräume, Gewöhnung, Überdruss, Nachlassen der Leistungsfähigkeit und Flexibilität mit dem Älterwerden, Überforderung.

2

Burnout in der Literatur: Thomas Buddenbrook

Das sind sicher allgemein menschliche Probleme, die es zu allen Zeiten gab. So enthält etwa die von Thomas Mann Ende des 19. Jahrhunderts verfasste Beschreibung des Senators Thomas Buddenbrook zahlreiche Züge eines Burnout-Syndroms:

» Die phantasievolle Schwungkraft, der muntere Idealismus seiner Jugend war dahin. Im Spiele zu arbeiten und mit der Arbeit zu spielen, mit einem halb ernst, halb spaßhaft gemeinten Ehrgeiz nach Zielen zu streben, denen man nur einen Gleichniswert zuerkennt, – zu solchen heiter-skeptischen Kompromissen und geistreichen Halbheiten gehört viel Frische, Humor und guter Mut; aber Thomas Buddenbrook fühlte sich unaussprechlich müde und verdrossen. Was für ihn zu erreichen gewesen war, hatte er erreicht, und er wusste wohl, dass er den Höhepunkt seines Lebens, wenn überhaupt, wie er bei sich hinzufügte, bei einem so mittelmäßigen und niedrigen Leben von einem Höhepunkte die Rede sein konnte, längst überschritten hatte. (…) Der gänzliche Mangel eines aufrichtig feurigen Interesses, das ihn in Anspruch genommen hätte, die Verarmung und Verödung seines Inneren – eine Verödung, so stark, dass sie sich fast unablässig als ein unbestimmt lastender Gram fühlbar machte –, verbunden mit einer unerbittlichen inneren Verpflichtung und zähen Entschlossenheit, um jeden Preis würdig zu repräsentieren, seine Hinfälligkeit mit allen Mitteln zu verstecken, und die »Dehors« zu wahren, hatte dies aus seinem Dasein gemacht, hatte es künstlich, bewusst, gezwungen gemacht und bewirkt, dass jedes Wort, jede Bewegung, jede geringste Aktion unter Menschen zu einer anstrengenden und aufreibenden Schauspielerei geworden war.
(*Buddenbrooks*, Zehnter Teil, Kap. 1, zit. nach Burisch 2006, S. 3) «

Fördernde Faktoren

Kommen zu den oben genannten zwangsläufigen Momenten psychischer Erschöpfung und Alterung dann noch bestimmte verstärkende Faktoren hinzu, steigt die Wahrscheinlichkeit, dass die Abwärtsspirale eines Burnout-Prozesses mit Krankheitswert in Gang kommt. Zu diesen zusätzlichen Dispositionen gehören:

- Persönlichkeitszüge, die die psychosomatische Verletzlichkeit steigern, z. B.
  - Perfektionismus: Menschen, die auch in Bezug auf Nebensächlichkeiten absolut korrekt sind und sich keine Fehler oder Kompromisse zugestehen.
  - Narzissmus: übertrieben selbstbezogene und selbstverliebte Menschen, denen der eigene Glanz das Wichtigste unter der Sonne ist. Sie sind sehr verletzlich und kommen oft in Konflikte.
  - Neurasthenie: schnell erschöpfbare und übersensible Menschen, die schon durch kleine Störungen und Probleme aus dem Gleichgewicht zu bringen sind.
- Eine Fehlpassung zwischen den Stärken, Schwächen und Interessen einer Person und den beruflichen und sonstigen An-

forderungen ihrer konkreten »Lebensnische«. Beispiele: Ein in sich gekehrter, von Natur aus schüchterner Mensch wird als Verkäufer in den Außendienst versetzt. Ein begnadeter junger Geiger darf nicht Musik studieren, weil er einmal die Apotheke des Vaters übernehmen soll.
– Ungünstige Eigenschaften der Lebens- und Berufsnische: objektive Überforderung, z. B. durch Arbeitsüberlastung, Informationsüberflutung, Beschleunigung etc.; ungenügende Belohnung, z. B. in Gestalt von Lohnkürzungen, ausbleibender Anerkennung bei Überforderung auch der Führungskräfte; mangelnde Steuerbarkeit wichtiger Berufs- und Lebensmomente (zunehmende »Volatilität«), verbunden mit zunehmender Wirkungslosigkeit eigener Anstrengungen; Ungerechtigkeit; Zerfall von Gemeinschaften etc.

Chronischer Dysstress verbindet sich so auf maligne Weise mit andauernder Unzufriedenheit.

Insbesondere der dritte Komplex hat ganz sicher in den letzten Jahren und Jahrzehnten an Gewicht gewonnen. Die zunehmende Globalisierung und Vernetzung aller Prozesse führt einerseits zu einer enormen Verschärfung des Konkurrenzdrucks und andererseits dazu, dass wir immer weniger Faktoren unter Kontrolle haben. Immer öfter kommt es dazu, dass Menschen alles richtig machen und sich sehr anstrengen, aber trotzdem scheitern. Je unkontrollierbarer die Welt wird, desto mehr geht Sinn verloren. Sisyphos, Sackgasse oder Hamsterrad werden zu immer passenderen Metaphern für das Weltempfinden.

Wachsender Globalisierungsdruck fördert Burnout

2.4 Angsterkrankungen

So gut wie alle Empfindungen und Beschwerden, die im Kontext von Angststörungen auftreten, sind eigentlich normale Momente des oben beschriebenen Stress/Dysstress-Geschehens. Wann werden normale Stressempfindungen zu Symptomen einer Angsterkrankung? Wenn sie in Relation zu realen Ursachen viel zu intensiv ausfallen (wie z. B. Phobien), wenn sie in Bezug auf irreale Ursachen entstehen (wie bei einer generalisierten Angststörung) oder aber wenn sie ohne jede erkennbare äußere Ursache auftreten (wie z. B. die Panikstörung). Meistens spielen dabei teufelskreisartige Wechselwirkungen zwischen Gedanken und Gefühlen und deren eigendynamische Aufschaukelung eine zentrale Rolle.

Unrealistische und übersteigerte Angst

▪ Phobien

Wie geschildert, sind die Stressreaktion und andere angeborene psychische Mechanismen entstanden, um unsere steinzeitlichen Vorfahren auf die Probleme und Gefahren ihrer Umwelt vorzubereiten, etwa durch eine angeborene Angst- und Fluchtbereitschaft in Bezug

Angeborene Angstbereitschaften

2

auf Raubtiere, (potenziell giftige) Insekten, Dunkelheit, tiefes Wasser, schroffe Abhänge, Gewitter oder das eigene Blut, auch enge Räume und Menschengedränge, weite, offene Plätze (auf denen man für Feinde gut sichtbar war), Alleingelassenwerden oder Anfeindungen vonseiten der sozialen Bezugsgruppe.

Auslösung durch Negativerlebnisse, Steigerung durch katastrophisierendes Denken

Durch schlimme Erlebnisse können diese Angstbereitschaften aktiviert werden, und dysfunktionales Denken steigert sie zur Phobie. Vielleicht ist jemand einmal von einem großen Hund gebissen worden oder hat im Privatfernsehen einen reißerischen Beitrag über eine Kampfhundattacke mit tragischem Ausgang gesehen. Die dadurch aufgeflammte Angst wird nun am Brennen gehalten und noch zusätzlich befeuert durch katastrophisierendes Denken in Verbindung mit entsprechend schlimmen inneren Bildern. Wann immer nun irgendwo ein Hund auftaucht, wird diese innere Angstrakete gezündet, und der Betroffene ergreift panisch die Flucht. Und natürlich meidet er vorausschauend Orte, an denen Hunde auftauchen könnten, kurz: Eine Hundephobie ist entstanden. Dass hier tatsächlich angeborene Bereitschaften aktiviert werden, sieht man daran, dass noch nie der Fall eines Elektrikers beschrieben wurde, der nach einem Stromschlag eine Steckdosenphobie entwickelt hätte (Steckdosen gab es in der Steinzeit bekanntlich noch nicht).

Einfache Phobien

Die häufigsten *einfachen Phobien* sind: Tierphobien (Hunde, Katzen, Schlangen, Spinnen) und Höhenangst. Die Betroffenen suchen selten die Sprechstunde eines Psychologen auf, weil sie ihr Leiden zumeist durch Vermeidungsverhalten recht gut im Griff haben (gelingt es, den Auslösern auszuweichen, tritt keine starke Angst auf).

Soziale Phobie: sich bloß nicht blamieren!

Etwas schwieriger ist das bei der *sozialen Phobie*, also der Angst, von anderen Menschen negativ bewertet zu werden. Ständig meint man, die anderen hielten einen für dumm, ungeschickt und hässlich. Vorträge und andere Auftritte vor größeren Gruppen, Aktivitäten, bei denen man von anderen beobachtet wird (z. B. das Ausfüllen von Formularen an Schaltern), wichtige Gespräche oder auch nur Telefonate, insbesondere mit unvertrauten oder höhergestellten Personen – all das gerät zum inneren Spießrutenlauf und erzeugt schon lange im Voraus individuelle Muster der geschilderten Angstsymptome. Oft schließt sich dann ein Teufelskreis, weil die Angst beginnt, sich auf sich selbst, auf die Symptome der Angst zu beziehen: Hoffentlich bemerken die anderen meine Unsicherheit, mein Schwitzen, Zittern und Erröten nicht! So verstärkt die Angst vor den Angstsymptomen die Angstsymptome, und diese wiederum verstärken die Angst vor den Angstsymptomen.

Für viele Betroffene ist insbesondere das Essen oder Kaffeetrinken in Gesellschaft oder gar in der Öffentlichkeit ein großes Problem. Man befürchtet Ungeschicklichkeiten aller Art und die kritische Beobachtung durch die anderen. Allein die ängstliche Vorstellung, die Hände könnten beim Zum-Munde-Führen diverser Ernährungsgerätschaften zittern, bewirkt, dass diese tatsächlich zu vibrieren beginnen (eine solche sich selbst erfüllende Prophezeiung in Gang zu setzen gelingt sogar den meisten »Gesunden«).

Im Zeitalter von Computer und Internet wird es allerdings auch bei der sozialen Phobie zunehmend leichter, ein nahezu komplettes Vermeidungsverhalten zu organisieren. Manch ein Betroffener regelt seinen Konsum über Onlinebestellungen, pflegt vorzugsweise virtuelle Kontakte und lebt fast ausschließlich in der Scheinwelt von Computerspielen.

■ Generalisierte Angststörung

Doch dysfunktionales Denken vermag nicht nur die Angst vor realen Angstauslösern krankhaft zu übersteigern, es kann auch ständig neue, völlig unsinnige Verbindungen herstellen zwischen einer breiten Palette eher harmloser Sachverhalte und realen Angstvorstellungen. »Auf der Konferenz heute bin ich überhaupt nichts gefragt worden – bestimmt steh ich auf der Abschussliste«, »Mein Sohn hat heute wieder so eine lange Autofahrt vor sich – oh Gott, ich fürchte, er wird einen schlimmen Unfall haben!«, »Die Entwicklungen in Land X oder Y – ein Atomkrieg wird wohl kaum mehr zu verhindern sein! Und diese unglaubliche Schuldenmacherei – ohne eine Hyperinflation wird das nicht zu bewältigen sein, und dann sind alle meine Ersparnisse fürs Alter weg! Wahrscheinlich enden wir alle unter den Brücken, sofern dann überhaupt noch welche stehen!« So oder ähnlich spricht es im Kopf eines Patienten mit generalisierter Angststörung den ganzen Tag. Bei dieser Störung, die auch »Sorgenkrankheit« genannt wird, zeigt sich eine allgemeine Überängstlichkeit gegenüber künftigen Ereignissen und Gefahren. Die Betroffenen machen sich täglich über mehrere Stunden Sorgen in Bezug auf Alltagssituationen, wobei Gefährdungsstärke und -wahrscheinlichkeit sehr übertrieben werden. Häufig steht die Angst um Angehörige im Mittelpunkt. Alle im Kontext von (Dys-)Stress und Angst genannten Beschwerden können hier auftreten. Im Vordergrund stehen: lang anhaltende Anspannung und Nervosität, Ruhelosigkeit, Beklemmungs- und Kloßgefühle, Schwindel und Benommenheit, Kopfschmerzen und Schlafstörungen. Die Übergänge zu einer Depression sind fließend.

Die Sorgenkrankheit: allgemeine Überängstlichkeit in Alltagssituationen

■ Panikstörung und Agoraphobie

Der schlimmste Teufelskreis mit der intensivsten Aufsteigerung von Angst entsteht dann, wenn sich die Angst ausschließlich auf sich selbst fokussiert, sprich: wenn die Symptome der Angst selbst zum Gegenstand der Angst werden. Nun ist die Angst in der Lage, sich vollständig aus sich selbst zu speisen, ohne dass zusätzlich nährende Umweltgegebenheiten vorliegen müssten, gleich, ob real gefährlich oder nicht.

Das passiert, wenn starke, vor allem körperliche Symptome von Angst entstehen, ohne dass von der Vernunft her eine ausreichende Erklärung für sie gefunden werden kann, wenn Symptome also – wirklich oder scheinbar – aus heiterem Himmel kommen. Wenn

Teufelskreis: Angst vor den körperlichen Symptomen der Angst

Interpretation als Gefahr

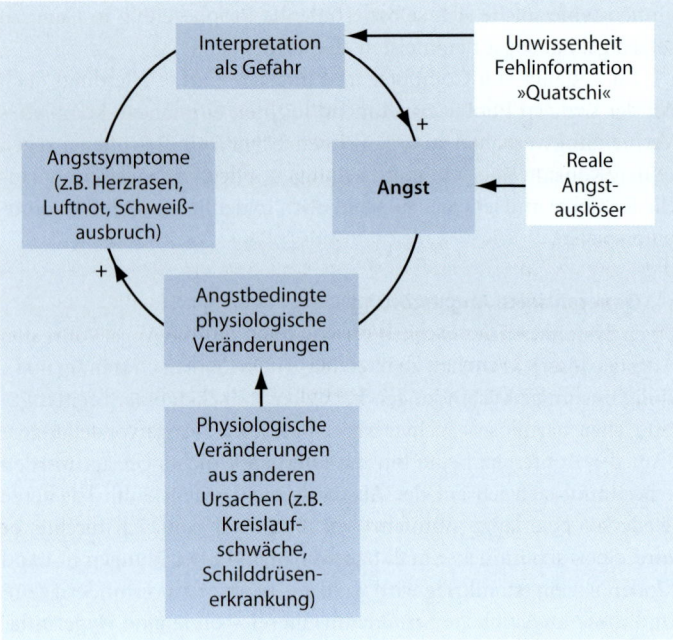

■ **Abb. 2.1** Der Teufelskreis »Angst vor der Angst«: Die Angst fokussiert ihre eigenen Symptome

man Herzklopfen, Zittern, Schweißausbrüche, Luftnot oder Schwindel und Benommenheit verspürt und keine Erklärung dafür hat, dann nimmt man das als Bedrohung wahr: Habe ich eine Krankheit? Droht ein Herzinfarkt? Werde ich verrückt? Das macht Angst und verstärkt die Symptome – der gefährliche Teufelskreis »Angst vor der Angst« ist geschlossen, der das Geschehen dann zur Panikattacke steigert (■ Abb. 2.1). Im Ergebnis wird nicht selten der Notarzt gerufen, der dann das Vorliegen eines Herzinfarktes auszuschließen hat.

Starker Angstanstieg in wenigen Minuten

Die Definition eines Panikanfalls ist erfüllt, sofern sich vier oder mehr der nachstehenden Symptome innerhalb von zehn Minuten entwickeln (nach Schmidt-Traub 2008, S. 7):

- Herzklopfen oder Herzrasen,
- Schwitzen,
- Zittern oder Beben,
- Gefühl der Kurzatmigkeit oder Atemnot,
- Erstickungsgefühle,
- Schmerzen oder Beklemmungsgefühle in der Brust,
- Übelkeit oder Magen-Darm-Beschwerden,
- Taubheit oder Kribbeln,
- Hitzewallungen oder Kälteschauer,
- Schwindel, Unsicherheit, Benommenheit oder Angst, einer Ohnmacht nahe zu sein,
- Gefühl von Unwirklichkeit oder Sich-losgelöst-Fühlen (Depersonalisation),

━ Angst, die Kontrolle zu verlieren oder verrückt zu werden,
━ Angst zu sterben.

In aller Regel halten die Beschwerden in dieser Intensität nicht länger als zehn Minuten, maximal eine halbe Stunde an.

Tatsächlich berichten nicht wenige Patienten, von ihrer ersten Panikattacke aus heiterem Himmel überfallen worden zu sein, ohne dass man auch nach längerem Nachforschen eine Ursache hätte finden können. Mit Sicherheit gibt es eine derartige grundlose Angst ohne »tiefer liegende« psychologische oder erlebnismäßige Ursachen (etwa ominöse dämonische Wünsche oder verdrängte Traumata im Unbewussten). Wenn es Herzstolpern oder Schilddrüsenüberfunktion gibt, dann gibt es auch Überaktivitäten des zerebralen Angstzentrums, die aus Fehlfunktionen auf rein organischer Ebene entstehen. Das könnte z. B. genetische Mitursachen haben – generell spielen vererbte Dispositionen bei Angsterkrankungen eine bedeutende Rolle. Zu diesen begünstigenden Veranlagungen zählt auch eine besonders hohe Sensibilität für Vorgänge im Körperinneren: Die Folgen potenzieren sich noch durch ein ängstlich-vermeidendes Lauern auf Angst- und andere Beschwerden, sobald einmal der Teufelskreis »Angst vor der Angst« etabliert ist. Ferner können scheinbar unerklärliche Angstsymptome durch Konditionierungen im Zusammenhang mit zurückliegenden Traumata geweckt werden. Wenn jemand z. B. einen schweren Autounfall hatte, können noch Jahre später – etwa durch einen vielleicht gar nicht bewusst wahrgenommenen Geruch, der an verbrannten Gummi erinnert – Angstsymptome ausgelöst werden. (Bei der Konditionierung werden Erlebensinhalte, die entweder durch wiederholtes gemeinsames Auftreten oder durch ein Trauma in eine besondere Verbindung kommen, auch auf neuronaler Ebene durch Bahnung von Nervenzellverbindungen verknüpft.)

Weiterhin ist es möglich, dass die Auslöser angeborener Angstbereitschaften auf der Vernunftebene nicht als angemessen erkannt bzw. zugelassen werden können: »Das kann doch keine Angst sein! Wieso sollte man denn im Fahrstuhl oder im Kaufhaus Angst bekommen?«, »Die Leute tun mir doch nichts!«, »Frag meine Freunde – ich bin alles Mögliche, aber ganz sicher kein Angsthase!«

Und schließlich können die den Angstsymptomen zugrunde liegenden Körpervorgänge auch aus ganz anderen Gründen in Gang kommen: etwa bei Vorliegen anderer körperlicher Erkrankungen wie Schilddrüsendysfunktionen, Allergien oder Asthma oder beim Entstehen einer präkollaptischen Kreislauflage durch Hitze und stickige Luft (die Hautkapillaren weiten sich zwecks Wärmeabgabe, der Blutdruck fällt, das Herz beginnt zu rasen, Schwindel kommt auf etc.). Auch hierauf kann sich nun der Angst-vor-der-Angst-Kreislauf aufpropfen, sodass sich der Prozess verstärkt und verselbstständigt. Generell gilt: Besteht eine erhöhte Angstbereitschaft – aus welchen Gründen auch immer –, dann können beliebige Stressoren die »Angstrakete« zünden, sei es, dass der Partner mit Scheidung droht

Begünstigend: genetische Veranlagung, hohe Sensibilität für Körpervorgänge, frühere Traumata

Körperliche Funktionsstörungen und chronischer Dysstress als Auslöser

2

Rückzug aus öffentlichen Situationen

oder man für einen Projektabschluss über drei Monate 16-Stunden-Schichten fährt.

Wenn Sie, ohne dass Sie es vorhersehen und kontrollieren könnten, merkwürdige, heftige Anfälle bekommen, die Sie sich nicht erklären können und von denen Sie nicht wissen, wohin sie im Extremfall führen könnten – zu Ohnmacht, Herzinfarkt oder zum Irrewerden? –, und wenn Sie meinen, bei Eintritt eines solchen Extremfalls auf Leben und Tod auf ärztliche Hilfe angewiesen zu sein, wie werden Sie sich dann verhalten? Richtig, Sie werden alle Situationen vermeiden, von denen Sie glauben, dass sie Panikanfälle auslösen könnten oder in denen aus dem Auftreten von Panik Gefahr für Sie oder andere erwachsen könnte. Insbesondere werden Sie Situationen vermeiden, in denen bereits Panikanfälle aufgetreten sind, in denen es schwierig wäre, ärztliche Hilfe zu organisieren, und in denen Sie Gefahr liefen, sich vor den Augen vieler Fremder zu blamieren. Das betrifft insbesondere öffentliche Orte wie Kaufhäuser, Theater oder öffentliche Verkehrsmittel sowie enge, geschlossene Räume (z. B. Fahrstühle). Es gibt Patienten, die nicht mehr Auto fahren, weil Panik am Steuer zu einem Unfall führen könnte, und solche, denen ihr Auto Sicherheit gibt, weil sie mit ihm schnell einen Arzt erreichen können.

Ca. zwei Drittel aller Panikpatienten entwickeln diese sogenannte *Agoraphobie*. Im Extremfall weitet sich die Angst derart aus, dass sich Betroffene nicht mehr in der Lage sehen, ihre Wohnung oder ihr Haus zu verlassen.

❯ **Die Entstehungsmechanismen der Agoraphobie belegen auf das Deutlichste ein Prinzip, das im Zusammenhang mit Angst generelle Gültigkeit hat: Flucht und Vermeidung schaffen nur kurzzeitig Erleichterung, doch auf lange Sicht wachsen die Probleme immens.**

2.5 Funktionelle Störungen: Herzangstneurose und Angst vor anderen körperlichen Erkrankungen

Funktionsunregelmäßigkeiten sind bei biologischen Systemen alltäglich

Wir sind daran gewöhnt, dass Maschinen zu 100 % genormt sind und stets rund laufen. Wenn sie einmal zu stottern beginnen, dann kracht es auch bald, und sie bleiben ganz stehen. Bei biologischen Systemen wie unserem Körper ist das ganz anders. Jeder Organismus hat seine baulichen und funktionellen Eigenarten. Seine Prozesse und Parameter schwanken und schwingen immer in weiten Bereichen. Daraus resultiert seine Fähigkeit, sich an Umgebungsveränderungen anzupassen. Leichte, auch länger dauernde Funktionsunregelmäßigkeiten sind häufig und harmlos (»funktionelle Störungen«). Fast immer werden sie von der Elastizität der Selbstheilungskräfte irgendwann wieder »eingefangen«. Studien haben gezeigt, dass gesunde Erwachsene an ca. 180 Tagen im Jahr irgendwelche leichten funktionellen

Beschwerden haben (Kopf- oder Rückenschmerzen, Herzstolpern, Durchfall, Blähungen, Schlafstörungen u.v.m.). Voll ins Alltagsleben integrierte Menschen sind abgelenkt und weniger sensibel. Sie nehmen solche leichten Beschwerden zumeist nicht schwer oder bemerken sie vielleicht nicht einmal.

Probleme entstehen, wenn es aus irgendeinem Grund – ein Zeitschriftenartikel oder ein Todesfall im Bekanntenkreis – zu einer ängstlichen Fokussierung auf die Störung kommt. Nun kann eine Vielzahl von Teufelskreisen in Gang kommen: Schonung verstärkt die Störung und führt zu noch mehr Schonung; Rückzug lässt mehr Zeit zur Selbstbespiegelung, man entdeckt weitere Beschwerden und zieht sich noch mehr zurück; Angst steigert die Schmerzempfindlichkeit und Sensibilität, die Beschwerden werden als gravierend erlebt, und die Angst erstarkt weiter; die Ärzte finden nichts und reagieren genervt, das macht depressiv, und Depressionen fördern neue funktionelle Störungen etc.

Das ganze Leben beginnt sich um die Störung zu organisieren, die Probleme nehmen den gesamten Wahrnehmungshorizont ein, es ist zum Wahnsinnigwerden. Das ständige Belauern des eigenen Körpers wird regelrecht zum Lebensinhalt.

Stress, chronischer Dysstress, Depressionen und Angsterkrankungen können alle möglichen funktionellen Störungen auf der körperlichen Ebene auslösen oder verstärken – nennen wir noch einmal die häufigsten: Ein- und Durchschlafstörungen, Appetitlosigkeit, Gewichtsverlust, Übelkeit, Brechreiz, Völlegefühl, Blähungen, Aufstoßen, Magendruck und -krämpfe, Verstopfung oder Durchfall, Kopfschmerz oder Kopfdruck (wie ein Helm oder Reifen), Seh-, Hör- oder Riechstörungen, Druck oder Schmerz in der Herzgegend, Kreislaufstörungen, Gefühle von Atemnot, Kloßgefühl im Hals, Verspannungen, Gelenk-, Rücken- und Muskelschmerzen (meist nicht exakt festlegbar, oft wandernd), Blasenstörungen, Zungenbrennen, Mundtrockenheit, Hautüberempfindlichkeit, schwere Beine, Hitzewallungen, Kälteschauer, Störungen der Schweiß- und Tränensekretion (»tränenlose Trauer«), Nachlassen von sexuellem Verlangen und Potenz, allgemeine Missempfindungen am ganzen Körper usw.

Insbesondere die Panikstörung zeigt sich, wie beschrieben, überwiegend durch heftige Symptome auf der körperlichen Ebene, vor allem im Bereich Herz/Kreislauf/Atmung. Oft entstehen Druck und Schmerzen im Herzbereich. Tritt erstmals ein Panikanfall mit Herzbeschwerden auf, kann das Bild tatsächlich dem eines Herzinfarktes ähneln. Natürlich wird diese Situation bei einem vorinformierten Patienten die Angst stark anfachen, und auch der nun gerufene Notarzt geht vernünftigerweise zunächst vom Schlimmsten aus und unternimmt alles Nötige, um einen Herzinfarkt auszuschließen. In der Regel wird dies mit dem spektakulären Verfrachten des Patienten in die Notaufnahme eines Krankenhauses verbunden sein. Kann ein akuter Infarkt verneint werden, geht es darum, die auch weniger schlimmen »Herzanfällen« zugrunde liegende Koronare Herz-

Gefahr von Teufelskreisen

Vielfältige funktionelle Störungen

Herzangstneurose

2

krankheit (Verengung der Herzkranzgefäße) auszuschließen. Ist dies erfolgt, kann man nur hoffen, dass der Arzt nicht sagt »Sie haben nichts!«, sondern die Diagnose einer Panikstörung erwägt und ggf. durch eine Überweisung zum Fachmann abklären lässt. Leider erfolgt dies auch heute noch viel zu spät: Im Schnitt vergehen derzeit drei Jahre vom ersten Panikanfall bis zur korrekten Diagnose. In diesem Zwischenreich der Unsicherheit können die Ängste der Betroffenen ungehemmt wuchern. Und natürlich fokussieren sie sich auf mögliche Herzerkrankungen. Immer wieder wird der Notarzt gerufen. »Da muss doch etwas mit meinem Herzen sein! Bestimmt haben die Ärzte etwas übersehen!« Was nun entstanden ist, trägt den Namen »Herzangstneurose«.

Ähnliche Prozesse können natürlich auch in Bezug auf andere funktionelle Beschwerden ablaufen. Erscheinungsbild und Muster der Beschwerden von psychischen und funktionellen Störungen sind vor allem im subjektiven Erleben der Betroffenen extrem vielgestaltig. Jedes Symptom fühlt sich bei jedem etwas anders an. Kein seriöser Arzt oder Psychologe kann in jedem Einzelfall stichhaltig erklären, warum dies nun genau so ist, wie es gerade ist. Wenn Sie Zweifel haben, ob Ihre Beschwerden wirklich einer der hier diskutierten Diagnosen zuzuordnen sind, können Sie weitere Bücher zurate ziehen, in denen eine Vielzahl von Betroffenen ausführlich über ihre Beschwerden berichtet (z.B. Müller-Rörich et al. 2007).

Vernünftiges Ziel: bedrohliche Erkrankungen ausschließen

Was ein guter Arzt aber kann, ist, wie wir eben im Zusammenhang mit der Herzangstneurose besprochen haben, das Vorliegen ernsthafter, lebensbedrohlicher Erkrankungen ausschließen. Die Medizin ist weit davon entfernt, alle Störungsformen verstanden zu haben und sie sicher erkennen und behandeln zu können. Was die Medizin aber recht gut verstanden hat, ist, woran wir sterben. Seit Jahrhunderten landen an solchen Erkrankungen Verstorbene auf den Seziertischen der Pathologen. Wirklich gefährliche körperliche Erkrankungen, die mit dem oben genannten Spektrum von Beschwerden in Verbindung stehen könnten, gibt es gar nicht so viele, und ihre Kardinalsymptome sind Ihrem Hausarzt bekannt. Diese relativ wenigen Krankheiten lassen sich sicher ausschließen. Ist dies erfolgt, können Sie sehr sicher sein, dass Ihre Beschwerden entweder Stresssymptome sind oder funktionelle Störungen, die durch Dysstress oder andere psychische Erkrankungen ausgelöst und unterhalten werden.

> **Bedrohliche Erkrankungen ausschließen**
> Wenn Sie neben Ihren psychischen Problemen körperliche Beschwerden haben, dann gehen Sie zum Arzt Ihres Vertrauens und stellen ihm die folgenden drei Fragen:
> 1. »Welche ernsthaften Erkrankungen könnten mit den von mir berichteten Beschwerden in Verbindung stehen?« (Unterziehen Sie sich der notwendigen Diagnostik, um diese Krankheiten auszuschließen.)

2. »Ist es notwendig oder angeraten, diese Untersuchungen zu wiederholen, und wenn ja, wann?«
3. »Welche Veränderungen im Spektrum meiner Beschwerden wären es genau, die begründet Anlass zur Sorge bieten würden und erneute Untersuchungen zur Folge hätten?«

Schreiben Sie sich die Antworten auf, und diskutieren Sie sie mit Ihrem Arzt, bis Sie alles verstanden haben.

Von nun an versuchen Sie, allen Veränderungen, die sich gemäß diesen Antworten im Rahmen des Harmlosen bewegen, ohne Angst zu begegnen. Gerade wegen ihrer funktionellen und damit harmlosen Natur neigen die hier beschriebenen Beschwerden zu einem raschen Wechselspiel, was Intensität, Ort und Verlaufs- und Kombinationsmuster angeht. Üben Sie, auf eine förderliche Weise mit diesen Beschwerden umzugehen. Nehmen Sie förderliche innere Haltungen ein, wie sie im Folgenden beschrieben werden. Suchen Sie Ihren Hausarzt oder einen Internisten wirklich nur dann auf, wenn dies den Absprachen im Kontext der oben genannten drei Fragen entspricht.

Förderlich mit harmlosen funktionellen Störungen umgehen

Eine Frage gilt es noch anzusprechen: Bei welchen Beschwerden oder Problemen im psychischen Bereich sollten Sie unbedingt einen Fachmann – einen Psychiater bzw. einen ärztlichen oder psychologischen Psychotherapeuten – aufsuchen?

Wann Sie zu einem Psychiater oder Psychotherapeuten gehen sollten

Nun, ein erster Grund könnte sein, dass Sie sich nach den bisherigen Symptomschilderungen nicht sicher sind, ob Ihre Problematik mit den in diesem Buch behandelten Diagnosen in ausreichendem Maße erfasst ist. Das gilt besonders dann, wenn Sie Phänomene bei sich wahrnehmen oder Vertrauenspersonen Sie auf Phänomene aufmerksam machen, die in ihrer Qualität nicht Bestandteil des »normalen« psychischen Erlebens sind: Wahnvorstellungen, Stimmenhören, Halluzinationen u. Ä.

Einen Fachmann sollten Sie auch dann aufsuchen, wenn Ihre Beschwerden ein Ausmaß erreichen, das Sie daran hindert, den zur Sicherung Ihrer Zukunft erforderlichen Aktivitäten im privaten oder beruflichen Bereich nachzukommen. Insbesondere gilt das natürlich, wenn ernsthafte Selbsttötungsabsichten aufkommen sollten. Und schließlich wäre es gut, sich auch dann Hilfe zu holen, wenn Ihre von diesem Buch oder anderen Quellen inspirierten Selbsthilfeversuche über längere Zeit keinen Erfolg zeigen.

Raus aus der Talsohle: wieder handlungsfähig werden

3

3.1   Vertrauen aufbauen: Besserung ist möglich

Ein starkes Kohärenzgefühl macht Schmerz und Leid erträglich

Worum geht es? Was ist das Ziel? Schmerz und Leid vollständig aus der Welt zu schaffen? Das wäre wohl unrealistisch. Und ist es überhaupt nötig? Können Menschen nicht immensen Schmerz und gewaltiges Leid ertragen? Gibt es nicht sogar Menschen, die auch unter extrem schmerzhaften und entbehrungsreichen Bedingungen noch glücklich sein können? Denken Sie an Menschen, die Kriege oder Konzentrationslager durch- und überlebt haben. Oder denken Sie an Eremiten, die freiwillig extreme Askese auf sich nehmen. Was unterscheidet erträgliches Leid von unerträglichem Leid? Nun, in der modernen Psychologie wird dieser entscheidende Unterschied als *Kohärenzgefühl* bezeichnet. Über ein hohes Kohärenzgefühl zu verfügen heißt, sein Leben in hohem Maße als verstehbar, sinnhaft und positiv gestaltbar zu erleben. »Kohärenz« bedeutet so viel wie »Zusammenhang«. Wenn ich über ein starkes Kohärenzgefühl verfüge, stehen die meisten Aspekte des Lebensflusses für mich also in logischen, nachvollziehbaren Zusammenhängen, die es mir ermöglichen, positiv verändernd einzugreifen.

> **Kohärenzgefühl und Gesundheit**
> Ein starkes Kohärenzgefühl gilt heute als der wichtigste und umfassendste psychologische Gesundheitsfaktor. Kurz und vereinfacht: Je stärker das Kohärenzgefühl, desto größer sind die Chancen, körperlich und psychisch gesund zu bleiben, und desto größer ganz sicher auch die Chancen auf Glück und Erfolg.

Ein Beispiel für die Bedeutung des Kohärenzgefühls bei psychischen Problemen hatten wir schon im Zusammenhang mit Panikattacken angesprochen: Hier sind ja nicht »Beschwerden« wie Herzklopfen, Schwitzen oder Hyperventilation der Kern des Problems. Die gleichen Empfindungen hätte man ja z. B. auch unmittelbar nach einem 200-m-Sprint und würde sie im Falle eines Sieges sogar voller Glücksgefühl genießen. Das Kernproblem, auf das man mit Panik reagiert, ist die zerrissene Kohärenz: dass diese Phänomene unerwartet und grundlos auftreten, dass man nicht weiß, was sie bedeuten, was aus ihnen wird und wie man mit ihnen umgehen sollte.

Depressionen verstehen und ihnen einen Sinn geben

In vielen Fällen leichter bis mittelschwerer Depression ist es nicht anders: Für gar nicht so wenige tiefsinnige Intellektuelle war und ist eine gewisse Depressivität durchaus ein persönliches Qualitätssiegel. So wie wir alle Herzklopfen für eine angemessene Reaktion des Körpers auf einen 200-m-Sprint halten, so sehen sie in Depressivität eine angemessene Reaktion der Psyche auf die vielen negativen Entwicklungen in unserer Welt und Gesellschaft. Wenn man in dieser Weise depressive Phasen als einen notwendigen und ehrenvollen Teil des eigenen Schicksals sieht, wird man viel weniger darunter leiden, ja manchmal wird man der Melancholie sogar eine bittere Süße abgewinnen und sich darin genießen können. Und vor allem eröffnet diese

Situation Handlungsmöglichkeiten: Man kann für die eigenen Werte und Ideale kämpfen, um die Welt ein Stück besser zu machen.

Offenbar ist es sinnvoll, zwischen einer Ausgangsproblematik und einer Eskalationsproblematik zu unterscheiden. Die Ausgangsproblematik ist in den meisten Fällen wahrscheinlich aushaltbar und wird ja oft auch über Jahre ertragen. Die eigentlichen Probleme beginnen erst, wenn das Kohärenzgefühl verloren geht: Vielleicht hat man über längere Zeit versucht, etwas zu verändern, und hatte dabei keinen Erfolg. Dann wachsen natürlich die Zweifel, ob man sich selbst und seine Lebenssituation überhaupt richtig versteht (»Gibt es nicht womöglich doch ein tief verborgenes Kindheitstrauma? Oder bin ich gar in einem früheren Leben von den Kreuzrittern gefoltert worden?«). Nun kommen schnell eskalierende Teufelskreise in Gang: Man wird immer hektischer und verzweifelter und hat noch weniger Erfolg. Erst jetzt verschlechtert sich das Befinden in den Bereich des kaum Aushaltbaren hinein, und es wird immer schwerer, die Frage nach dem Sinn zu beantworten. Oft ist es erst diese Eskalationsproblematik, die eine Erkrankung im medizinischen Sinne hervortreibt.

Ausgangs- und Eskalationsproblematik

Was wäre aus dieser Sicht dann die erste und wichtigste Maßnahme? Nun, Ihr Kohärenzgefühl wieder aufzubauen, die Teufelskreise zu durchbrechen und die Eskalationsproblematik zum Abklingen zu bringen. Dazu ist erstens erforderlich, dass Sie sich ein Verständnis für Ihr Problem erarbeiten, besser noch ein Verständnis davon, wie Gehirn und Psyche grundsätzlich funktionieren. Eine ausführliche Beschreibung und Bedienungsanleitung für Ihr Psycho-Cockpit finden Sie in diesem Buch und in den weiterführenden Büchern zur Psychosynergetik (s. die Literaturempfehlungen am Schluss des Buches).

Sich psychologisches Grundwissen aneignen

❯ **Die Psyche ist eine Benutzeroberfläche, sie ist das Cockpit, das uns die Evolution zur Selbststeuerung eingerichtet hat. Die wichtigen Schalter und Hebel in diesem Cockpit sollten Sie kennen und beherrschen lernen.**

Anschließend müssen wir zweitens Ihr Vertrauen darauf stärken, dass auch Sie eine mehr oder weniger durchgreifende Besserung Ihrer Beschwerden erreichen können. Vor allem sollten Sie hier verstehen und lernen, wie man aus eskalierenden Teufelskreisen aussteigt.

Aus Teufelskreisen aussteigen und die Sinnmomente stärken

Und drittens schließlich geht es darum, die wichtigsten Sinnmomente Ihres Lebens wieder freizulegen, bewusst zu machen und nach Möglichkeit auch neue herzustellen.

Mit der Unterstützung dieses Selbsthilfeprogramms sollten die meisten von Ihnen den Neuaufbau ihres Kohärenzgefühls in wenigen Wochen schaffen können. In der Regel wird das mit einer deutlichen Minderung des Leidensdrucks einhergehen. Die Eskalationsproblematik klingt ab. Zurück bleibt die Ausgangsproblematik, mit der Sie schon länger gelebt haben und die Sie, ausgestattet mit neuer Hoffnung, wahrscheinlich noch eine Weile aushalten können. Im nächsten Schritt wird es dann darum gehen müssen, Ihre Lebenssituation und Ihre Denk- und Verhaltensgewohnheiten langfristig zu verändern. Dann ist vor einem Zeithorizont von sechs Monaten bis zu drei Jahren

Die Eskalation zum Abklingen bringen, an den Ausgangsproblemen arbeiten

3

Gefühle sind dem direkten Willenszugriff entzogen – und das ist gut so!

Gefühle als virtueller Lohn für notwendiges Verhalten

Gefühle indirekt durch Denken und Verhalten beeinflussen

Die Verhaltenstherapie nutzt die Zusammenhänge zwischen Gefühlen, Denken und Verhalten systematisch

auch eine durchgreifendere Verbesserung der Ausgangsproblematik zu erwarten. All das besprechen wir noch ausführlicher. Fürs Erste wollen wir versuchen, Ihr Grundvertrauen darauf zu stärken, dass auch bei Ihnen eine Besserung Ihrer Beschwerden möglich ist.

Was ist eigentlich der Kern des Problems? Warum gibt es psychische Störungen? Nun, der Knackpunkt ist: Wir können unsere Gefühle nicht direkt mit unserem Willen verändern. Schade, nicht wahr? Wäre doch schön, wenn das ginge. Man fühlt sich irgendwie schlecht. Dann lässt man einfach die positiven Gefühle spielen wie einen Muskel, und schon ist man wieder glücklich. Denkste! Seien Sie froh, dass das nicht funktioniert. Wohin das führen würde, sehen Sie am Drogenkonsum. Hier kann man sich ja auf sehr einfache Weise quasi im chemischen Kurzschluss gute Gefühle »machen«. Im Ergebnis gibt man alle anstrengenden und lebensunterhaltenden Handlungen in der Außenwelt auf und frönt nur noch seiner Sucht. Selbst wenn diese Substanzen keine Gifte für den Körper wären, würden so die Existenzgrundlagen des Einzelnen und der Gesellschaft zerstört.

Das verweist uns auf den evolutionspsychologischen Sinn von Gefühlen: Sie wurden uns von der Evolution in die Psyche gepflanzt – als Lohn für ein Verhalten, das für die Existenzsicherung des Einzelnen notwendig und förderlich ist: Wenn wir uns fettige und süße Sachen in den Mund stopfen, erleben wir Wohlgeschmack, wenn wir uns zur Fortpflanzung anschicken, empfinden wir sexuelle Lust, wenn wir harmonische, energiesparende Bewegungen ausführen, erleben wir Funktionslust wie z. B. beim Tanzen oder Skifahren etc.

Damit ist klar: Wir können unsere Gefühle zwar nicht direkt mit unserem Willen, aber indirekt über unser Verhalten beeinflussen. Übrigens gilt das auch für das innere Verhalten, also für Vorstellen, Erinnern, Verstehen, Wissen und Denken.

Wenn jemand z. B. eine Geschwulst irgendwo an seinem Körper entdeckt, wird er, sofern er einiges über Krankheiten wie Krebs weiß, große Angst bekommen. Erhält er nach der Biopsie dann einen Anruf von seinem Arzt, der ihm mitteilt, dass das Ganze völlig harmlos ist, schlägt sein Erleben in Erleichterung und Freude um. Die Änderung eines kleinen Gedankenelements bewirkt einen dramatischen Umschwung im Fühlen.

Verhalten und Denken können wir recht gut mit unserem Willen beeinflussen. Ich kann mich entscheiden, mir neues Wissen anzueignen, und mir in der Folge bewusst förderliche Denk- und Verhaltensgewohnheiten antrainieren. Wenn dies so ist, wäre es natürlich gut, wenn wir einiges über die Zusammenhänge zwischen Denken, Verhalten und Gefühlen wüssten. Wir könnten dieses Wissen dann nutzen, um gezielt und systematisch psychische Störungen zu lindern oder zu beseitigen.

Die moderne Psychologie weiß in dieser Hinsicht tatsächlich eine ganze Menge. Insbesondere die Evolutionspsychologie und die Positive Psychologie leisten hier wichtige Beiträge, und die Verhaltenstherapie versucht dieses Wissen in Hilfsstrategien zur Behandlung psychischer Erkrankungen umzusetzen (die von mir unter dem Label »Psychosynergetik« erarbeiteten Konzepte sind der Versuch einer Integration von Kognitiver Verhaltenstherapie und akzeptanz-/achtsamkeitsbasierten Verfahren auf der Grundlage eines systemisch-evolutionistischen Weltbildes). Für keine andere Psychotherapieform gibt es so viele wissenschaftliche Wirksamkeitsnachweise. Das sollte Ihnen Mut machen.

Übrigens zeigt sich immer mehr, dass die Grundprinzipien von Verhaltenstherapie und Psychosynergetik sehr alt sind. Sie finden sich schon in alten Weisheitslehren, insbesondere in der antiken Stoa und im Buddhismus. In den letzten Jahren hat sich hier ein wachsender und beide Seiten bereichernder Austausch entwickelt. Vielleicht ist es an dieser Stelle einmal erlaubt, eine Art »Autoritätsbeweis der Erfahrung« zu führen.

Der buddhistische Mönch und Autor Matthieu Ricard kennt die Welt des Westens und des Ostens. Nach einem Studium der Molekularbiologie in Paris ging er nach Tibet und wurde ein Vertrauter des Dalai Lama. Er kennt die Geschichte des Buddhismus und ist mit vielen Meistern persönlich gut bekannt. Außerdem blickt er auf Jahrzehnte eigener Übungs- und Meditationspraxis zurück. Bei ihm und anderen Meditationsmeistern konnte mit modernen bildgebenden Verfahren gezeigt werden, dass durch buddhistische Lebenspraxis die Aktivität in jenen Zentren des Gehirns, in denen positive Gefühle lokalisiert sind, dramatisch gesteigert werden kann. In seinem Buch *Glück* schreibt Matthieu Ricard: »Wenn wir über Jahre hinweg beharrlich versuchen, unsere Gedanken zu bändigen, negativen Emotionen Einhalt zu gebieten und positive zu nähren, werden unsere Bemühungen zweifellos zu Ergebnissen führen, die zunächst unerreichbar schienen« (Ricard 2009, S. 58). Und ich darf hinzufügen: Weniger spektakuläre Ergebnisse können Sie durchaus schon in Wochen oder Monaten schaffen.

Ihr Gehirn ist ein Organ, das in der Lage ist, durch die Steuerung von Aufmerksamkeit und Verhalten seine eigene Struktur zu verändern (die Hirnforschung nennt das »Neuroplastizität«). Über kaum etwas waren die Hirnforscher erstaunter: Selbst bei älteren Menschen ziehen Veränderungen der Funktion gravierende Veränderungen der festen Gehirnstrukturen nach sich. Auch das sollte Ihnen Mut machen.

Stoa und Buddhismus als Vorläufer

Was durch langjährige konsequente Übungs- und Mediationspraxis erreichbar ist

Neuroplastizität

> **Verhaltensgewohnheiten ändern, persönliches Wachstum erreichen**
> Es geht darum, in kleinen, realistischen Schritten Ihre Energiebilanz zu verbessern und Ihre Handlungsmöglichkeiten auszuweiten. Entscheidend ist, dass Sie all diese Energie dann nicht wieder in die Erfüllung Ihrer realen und vermeintlichen äußeren Verpflichtungen investieren. Sie sollten einen Teil davon ab-

3

zweigen: zum Aufbau von Selbstmanagementkompetenz, für die gezielte und systematische Veränderung Ihrer Denk- und Verhaltensgewohnheiten sowie für die Förderung Ihres persönlichen Wachstums. Glauben Sie mir: Das muss keine Pflichtübung sein oder bleiben. Sie können lernen, dies als eine spannende Aufgabe zu erleben, die Ihnen ein Leben lang Freude macht.

3.2   Akzeptanz

Teufelskreis: Druck erzeugt Gegendruck

Wenn ich Ihnen sage: »Denken Sie nicht an einen Elefanten!« – was haben Sie dann vor Augen? Richtig, einen Elefanten. Wenn Sie gegen etwas kämpfen, das Sie in sich tragen, dann stärken Sie es, indem Sie ihm Energie zuführen. Druck erzeugt Gegendruck. Das ist der Zentralmechanismus bei vielen der Teufelskreise, die wir schon angesprochen haben. Wer die Symptome der Angst angstvoll zu beseitigen trachtet, steigert die Angst nur. Wer gegen eine Depression mit den falschen Mitteln und Erwartungen ankämpft, verschlechtert seine Stimmungslage nur weiter, weil er Energie verbraucht und erfolglos bleibt. Wer sich von einer Wand unabänderlicher Tatsachen bedroht fühlt und immer wieder gegen diese Wand anrennt, steigert nur seinen Schmerz.

Akzeptanz reduziert den Gegendruck – der Teufelskreis bricht zusammen

Sie müssen also das, wogegen Sie kämpfen, erst einmal annehmen. Wenn man sein Leid berührt und umarmt, so sagen die Buddhisten, dann schmilzt es dahin wie Eis in der Sonne. Sehr treffend wird das auch von der Treibsandmetapher eingefangen: Wer im Treibsand zu versinken droht und versucht, sich durch hektisches Strampeln freizukämpfen, der versinkt nur immer schneller. Die einzig hilfreiche Strategie ist paradox: Man muss sich auf den Rücken legen, stillhalten und sich möglichst breitmachen, d. h. gewissermaßen die größtmögliche Berührung mit dem Gegner suchen und das mit Ruhe akzeptieren.

Sie sollten also Akzeptanz lernen – Akzeptanz in Bezug auf einzelne Beschwerden, auf das Faktum Ihrer Erkrankung und eine Vielzahl unangenehmer Lebensumstände, wozu auch der eine oder andere bleibende Verlust gehören mag. Viele Ihrer Probleme werden sich bessern oder sogar verschwinden, allein dadurch, dass Sie nicht mehr gegen sie kämpfen, sondern sie akzeptieren. Und wenn sich etwas tatsächlich als unabänderliche Tatsache erweist, nun, dann ist Akzeptanz ohnehin die einzige Haltung, mit der man überleben kann.

Gefahren ausschließen und Beschwerden akzeptieren

Zunächst gilt es, auf gedanklicher Ebene den Weg zu tief gehender Akzeptanz freizumachen. In Bezug auf Ihre Beschwerden und Symptome heißt das: Schließen Sie, wie besprochen, mithilfe Ihres Arztes aus, dass gefährliche körperliche Erkrankungen dahinterstecken, und erarbeiten Sie sich ein Verständnis für die Natur dieser Beschwerden. Machen Sie sich immer wieder bewusst: Es handelt sich um funktionelle Beschwerden, die prinzipiell rückbildungsfähig sind.

Es droht keine Gefahr. Sie begrenzen sich selbst, bevor Schaden entstehen könnte, weil die Grundlagen des körperlichen Regelkreises ja intakt sind. Mir ist weder aus eigener Praxis noch aus der Literatur ein Fall bekannt, in dem die Befürchtungen eines Panikpatienten bezüglich möglicher Anfallfolgen (Schlaganfall, Herzinfarkt, Wahnsinnigwerden etc.) Wirklichkeit geworden wären. Das ist wie bei einem Auto, bei dem man im Leerlauf das Gaspedal durchtritt. Es scheppert furchterregend, aber es passiert nichts, weil Belastungen dieser Art bei der Konstruktion einkalkuliert wurden. Das Gleiche gilt für die Beschwerden im Rahmen leichter und mittelschwerer Depressionen; und auch an den Symptomen einer schweren Depression als solchen kann man nicht sterben, wenngleich natürlich bei einer Eskalation und einem nicht optimalem Umgang mit der Erkrankung Suizide leider nicht selten sind. Auch für Depressionen und Burnout gilt also: Die Symptome für sich genommen sind nicht gefährlich. Sie sind behandlungs- und rückbildungsfähig.

> **Für die meisten psychischen Störungen gilt: Ist die Eskalationsproblematik abgebaut und ein ausreichendes Kohärenzgefühl wiederhergestellt, werden die Ausgangsbeschwerden wieder als aushaltbar erlebt, wenn nicht dauerhaft, dann zumindest für längere Zeitspannen.**

Sie haben vielleicht schon ein Jahr oder gar vier Jahre mit Ihren Symptomen gelebt. Dann schaffen Sie es auch noch vier oder sechs Monate. Sie müssen nicht gleich morgen weg sein. Sie haben genügend Zeit, verschiedene Strategien der Selbsthilfe und der professionellen Hilfe zu testen. Selbst wenn Sie sich dabei ungeschickt anstellen oder all das nur eingeschränkt helfen sollte: Entwickeln Sie Vertrauen in die Selbstheilungskräfte Ihres Körpers. Die Weisheit von Jahrmillionen der Evolution ist in Ihren Körper eingeflossen. Wenn Sie aufhören, gegen sich selbst zu kämpfen, dann wird es irgendwann sogar ganz von allein besser werden. Fast alle Störungen, von denen in diesem Buch die Rede ist, haben eine Tendenz zur Selbstheilung. Nicht umsonst werden Depressionen heute als »depressive Episoden« bezeichnet, und auch Angststörungen klingen fast immer mit dem Älterwerden ab (der Erkrankungsgipfel liegt in der Dekade zwischen 30 und 40 Jahren). Alles in der Natur ist rhythmisch: Ihr Atem und die Jahreszeiten. Auf jeden Winter folgt ein Frühling. Auf jede Phase des psychischen Leidens folgt eine Besserung.

Was kann helfen, die generelle Tatsache zu akzeptieren, dass man an einer psychischen Störung oder Erkrankung leidet? Nun, psychische Störungen sind sehr häufig und verbreiten sich immer mehr. Ca. 25 % aller Deutschen haben irgendwann im Laufe ihres Lebens einmal Angstprobleme, und ca. 20 % erleben eine depressive Episode. Sie sind also gewissermaßen in guter Gesellschaft. Tatsächlich hatten und haben auch viele berühmte Menschen psychische Probleme – etwa Darwin, Goethe und selbst Freud. Die aus Prinzip melancholisch-depressiven Intellektuellen hatten wir schon erwähnt.

Vertrauen in die Selbstheilungskräfte des Körpers entwickeln

Psychische Probleme sind häufig und kein Stigma

3

Depressive Verstimmungen können eine adäquate Reaktion auf Missstände sein

Nutzen Sie Ihre Probleme als Wachstumschance

Die Geschichte von Akbar und Birbal

Wer weiß, wozu es gut ist?

Im Grunde zeigen Ihre Probleme also nur, dass Sie ein kluger, engagierter und sensibler Mensch sind. Es gibt ja leider sehr viele außerordentlich bedrückende Entwicklungen in unserer Gesellschaft und in der Welt. Trotz vieler Vorzüge sind auch unsere westlichen Wohlstandsgesellschaften nicht wirklich darauf ausgerichtet, den Menschen glücklich zu machen. Unter solchen Umständen einmal krank zu werden, ist also gewissermaßen auch ein bisschen gesund.

Darüber hinaus kann man in Problemen und Leid auch immer Chancen für Selbstentwicklung und inneres Wachstum sehen. In der Auseinandersetzung mit Ihren Problemen können Sie Wissen und Fähigkeiten erwerben, die Ihnen später einmal von großem Nutzen sein könnten. Es ist möglich, dass es Ihnen dadurch in späteren Jahren gelingt, sehr viel mehr Tiefe und Erfüllung in Ihr Leben zu bringen. Vielleicht geraten Sie auf ganz neue Wege, die Sie ohne Ihr Problem niemals betreten hätten. Vielleicht werden Sie einmal als Coach und Berater für Freunde oder Angehörige ganz wichtig sein. Möglicherweise sagen Sie in 20 Jahren: »Diese Depression damals war das Beste und Wichtigste, was mir im Leben je zugestoßen ist.«

Hierzu passt die Geschichte von dem orientalischen Herrscher Akbar und seinem listigen Wesir Birbal – eine der gehaltvollsten Weisheitsgeschichten, die ich kenne:

Auf der Jagd bricht sich Akbar einen Finger. Um ihn zu trösten, sagt Birbal zu seinem schimpfenden Herrscher: »Hoheit, niemals wissen wir Menschen, was für uns im Letzten ein Glück oder ein Unglück ist.« »Verschone mich mit deinen platten philosophischen Sprüchen!«, ruft Akbar wutentbrannt, wirft seinen Wesir in einen vertrockneten Wüstenbrunnen und reitet allein weiter. Dabei gerät er in die Hände eines wilden Wüstenstammes, der gerade ein Menschenopfer vorbereitet. Akbar befindet sich schon in größter Gefahr, als der Medizinmann des Stammes den gebrochenen Finger entdeckt. Er weist Akbar als Opfer zurück, weil dem Stammesgott gemäß altem Brauch nur vollkommene Menschen als Opfer zumutbar seien. Nach seiner Freilassung holt Akbar seinen alten Wesir wieder aus dem Brunnen und entschuldigt sich bei ihm für das Leid, das er ihm angetan habe. Doch Birbal antwortet listig: »Ihr braucht Euch nicht zu entschuldigen, Hoheit. Ihr habt mir kein Leid angetan. Im Gegenteil, Ihr habt mir das Leben gerettet. Hättet Ihr mich nicht in den Brunnen geworfen, wäre wohl ich geopfert worden. Wer weiß schon, was uns im Letzten zum Glück oder Unglück gereicht.«

»Wer weiß, wozu es gut ist«, sagt der Volksmund gern bei solchen Gelegenheiten. Ein Ereignis, das wir als Unglück empfinden, könnte ein noch größeres Unglück von uns abgehalten haben oder uns in Zukunft neue Chancen eröffnen, ohne dass wir das heute wissen können. Das bezieht sich nicht nur auf die Tatsache, dass Sie derzeit psychische Probleme haben. Wir sollten uns dieses Bewusstsein in Bezug auf alle Schicksalsschläge erhalten, die zur unabänderlichen Tatsache geworden sind, auch wenn das weit hergeholt klingen mag: Sie haben Ihren Arbeitsplatz verloren? Vielleicht hätten Sie bald einen schweren Arbeitsunfall gehabt. oder Sie könnten den tollen neuen Job nicht bekommen, der sich in nächster Zeit für Sie auftun wird. Sie haben bei einem Bankencrash die Hälfte Ihrer Ersparnisse verloren und konnten jenes tolle Haus nicht kaufen, das Sie schon im Auge hatten? Nun, dann werden Sie auch nicht schwer verletzt, wenn in einem halben Jahr ein brutaler Einbrecher dort einsteigt. Aufgrund Ihrer psychischen Problematik haben Sie vielleicht eine Urlaubsreise nicht gemacht – und saßen deshalb nicht in jenem defekten Leihwagen, der die Böschung herabgestürzt ist.

Weit hergeholt? Nun, nicht selten übertrifft das Leben die blühendste menschliche Fantasie. Nach jedem Flugzeugabsturz zeigen die Medien Menschen wie von einem anderen Stern, die den Flieger aufgrund eines ärgerlichen Missgeschicks verpasst hatten. Wer weiß, wovor uns unsere Missgeschicke schon bewahrt haben? Vielleicht klingt das nur deshalb so weit hergeholt, weil wir es meistens nicht erfahren …

Was Sie aber sicher wissen, ist: Sie sind am Leben, Ihre Beschwerden können gebessert werden, und Sie haben noch alle Chancen auf ein tiefes, wahres und erfülltes Leben. Seien wir dankbar dafür. Denken Sie immer wieder einmal an die Geschichte von Akbar und Birbal – wer weiß, wozu es gut ist? Wobei – klingt das nicht ein wenig zu schicksalhaft? In den meisten Fällen hängt der weitere Verlauf ja in hohem Maße auch von unserer Aktivität ab. Vielleicht wäre es besser zu sagen: Wer weiß, wodurch man es ins Gute wenden kann? Es ist Ihre Entscheidung.

> **In Bezug auf die Vergangenheit stehen nur die Tatsachen fest. Die Bedeutung dieser Tatsachen aber wandelt sich in Abhängigkeit davon, was wir im Hier und Jetzt tun oder nicht tun, und in Abhängigkeit von den Sichtweisen, die wir uns durch Lernen eröffnen oder nicht.**

Dankbar sein für das, was wir haben

Ein weiterer Aspekt: Äußere Verluste und Einschränkungen tragen immer das Potenzial in sich, uns näher an das heranzuführen, was im Leben wirklich wichtig ist, uns die Kompetenz zu lehren, im Hier und Jetzt mit dem, was ist, Zufriedenheit zu erlangen. Den Arbeitsplatz zu verlieren, vom Partner verlassen zu werden, sein Vermögen zu verlieren und sozial »abzusteigen« – natürlich ist all das verdammt hart. Aber es muss Ihr Leben nicht zerstören, es beraubt Sie nicht der Möglichkeit, nach einer Phase der Verarbeitung und Anpassung wieder ein glückliches und erfülltes Leben zu führen. Die moderne Glücksforschung hat gezeigt, dass Lebenszufriedenheit nur bis zu maximal 20 % von äußeren Umständen abhängt. 80 % stammen aus inneren Quellen. Studien zeigen immer wieder, dass die Menschen in ärmeren Ländern oft glücklicher sind als die Bewohner reicherer Staaten. So geben etwa arme Inder in Kerala eine höhere Lebenszufriedenheit an als die Menschen im reichen Japan. Der zur Erlangung einer hohen Lebenszufriedenheit erforderliche äußerlich-materielle Lebensstandard ist nicht sehr hoch. Er ist in einem reichen Land wie

Versagungen verweisen auf das, was wirklich wichtig ist

3

Deutschland hoffentlich immer und für alle gegeben. Auf diese wichtigen Erkenntnisse werden wir in ► Kap. 6 noch ausführlich zurückkommen. Mit Sicherheit haben auch Sie die Fähigkeit, das Glücklichsein unter einfachen Lebensbedingungen zu lernen. Wenn es sein muss, können Sie das lernen. Aber Sie müssen es wollen – und das ist Ihre Entscheidung.

Darüber hinaus haben Studien gezeigt, dass Menschen ihre Gefühle nur sehr schlecht voraussagen können. Das meiste, vor dem Menschen sich fürchten, macht sie dann doch nicht unglücklich, wenn es eintritt. Das meiste, was sich Menschen wünschen, steigert am Ende doch nicht ihr Glück, wenn sie es haben. Wo wir auch stehen, unsere Sehnsucht geht immer zum anderen Ufer – das wusste schon Laotse. Richten Sie immer wieder bewusst Ihren Blick in akzeptierender Dankbarkeit auf das, was ist, auf das, was Sie haben. Entkräften Sie bewusst all die illusionären Fantasien, wie wundervoll das Leben sein könnte, wenn Sie dies oder jenes nicht verloren hätten oder dies oder jenes noch erreichbar wäre.

Aufgabe Nehmen Sie sich eine halbe Stunde Zeit, und sammeln Sie Sichtweisen und Argumente, die Ihnen das Akzeptieren Ihrer Probleme ermöglichen. Versuchen Sie, daraus einige prägnante Kernsätze zu formulieren, und schreiben Sie diese auf.

3.3   Achtsamkeit

Die Gedanken beruhigen und das Sein berühren

Ziel des vorigen Abschnitts war es, das im Sturm der Verzweiflung knatternde Gewebe Ihrer Gedanken dadurch zu beruhigen, dass es in geordnete Falten gelegt wird, zu einem Muster, das Ihrem gegenwärtigen Sein auf eine positive Weise entspricht. Nun geht es darum, durch diesen Gedankenvorhang hindurchzutreten, um wieder dem Sein selbst zu begegnen und zu lernen, es unmittelbar zu berühren.

Unser Erleben hängt von unseren Bewertungen ab

Es kann einen in großes Erstaunen versetzen, wie stark unser Erleben elementarer Körperempfindungen von unserer gedanklichen Bewertung abhängt. Wenn ich plötzlich Muskelschmerzen spüren würde, bekäme ich Panik und würde sofort im Internet recherchieren, was für eine schreckliche Krankheit wohl dahintersteckt. Wenn ich aber am Tag zuvor im Fitnesscenter war, genieße ich diesen Schmerz regelrecht. Ich spanne meine Muskeln öfter bewusst an, um den Muskelkater zu spüren, denn er sagt mir: Du hast hart trainiert, jetzt wachsen deine Muskeln. Auf einer natürlich ungleich bedeutungsschwangereren Ebene geht es vielleicht manchen Frauen mit dem Geburtsschmerz auch so.

> **Aus einem positiven Kontext heraus können wir offenbar selbst Empfindungen als neutral oder gar angenehm erleben, die eher eine negative Qualität in sich tragen.**

- **Fallbeispiel: Einbahnung eines »Angstkomplexes« aus negativen Vorstellungen, Gedanken und Gefühlen**

Ich erinnere mich an einen Patienten, der mit einer Mischung aus mittelschwerer bis schwerer Angst und Depression in unsere Klinik kam. Seine Beschwerden hatten ca. drei Monate vorher mit dem Aufkommen sogenannter benigner Faszikulationen begonnen – spontanen Zuckungen von kleineren Muskelanteilen, die bei diesem Patienten vor allem in den Beinen und phasenweise praktisch ununterbrochen auftraten. Solche Faszikulationen sind meist harmlos, können aber auch der Beginn einer schweren und am Ende tödlichen Erkrankung sein. Zum Zeitpunkt der Klinikaufnahme konnte man sagen: Mit neunzigprozentiger Wahrscheinlichkeit sind die Beschwerden harmlos, und je mehr Zeit vergeht, ohne dass weitere Symptome hinzukommen, desto geringer wird das Restrisiko. Wahrscheinlich wird sich die Symptomatik mit der Zeit etwas bessern, eine Restsymptomatik wird wohl bestehen bleiben. Das beruhigte den Patienten ein wenig, das Leiden bestand aber fort: »Wie soll ich denn damit leben? Jedes Zucken ist doch wie ein Peitschenhieb! Einen Schatten im Röntgenbild kann man mal für eine Stunde vergessen, aber *das* nicht. Das geht doch ohne Pause. Das ist ja schlimmer als jede chinesische Tropfenfolter!«

Wir machten einen Spaziergang in der ländlichen Klinikumgebung, setzten uns auf eine Bank und beobachteten einige sehr schöne junge Pferde, die hinter einem Gatter herumtollten. Eines dieser wundervollen Tiere blieb für einige Zeit ganz in unserer Nähe, und so konnte ich zufällig ganz ähnliche Faszikulationen in den Muskeln des Pferdes sehen. Der Patient musste das verblüfft bestätigen. »Hm«, überlegte ich laut, »das Pferd hat offenbar alles andere als eine Depression. Wieso leiden Sie unter diesem Zucken und das Pferd kein bisschen?« »Hm. Vermutlich, weil das Pferd nicht nachdenken kann, nichts weiß von schlimmen Krankheiten und vom Tod.« »Aber dass Sie nicht mehr vom Tode bedroht sind, wissen wir doch jetzt. Inzwischen leiden Sie aber furchtbar unter der puren Empfindung des Zuckens – das Pferd jedoch bemerkt es scheinbar nicht einmal.« »Hm …«

Im Laufe dieser Unterhaltung und weiterer Gespräche wurde dem Patienten deutlich, welche Rolle unbemerkte Fehlfunktionen unserer Denkmaschine bei der Entstehung und Ausbreitung von psychischem Leid spielen. Zu Anfang hatte die an sich harmlose und von der Empfindungsqualität her nicht sonderlich quälende Symptomatik Lawinen katastrophisierenden Denkens losgetreten, die sich mit entsprechend schrecklichen inneren Vorstellungen und Todesangst verbanden. Der Patient rannte vor der Symptomatik innerlich und äußerlich schreiend davon (u. a. nahm er Tabletten, die die Muskelaktivität dämpften) und ließ es zu, dass sich die Symptomatik per Konditionierung immer fester mit einem Komplex aus schrecklichen Gefühlen, Vorstellungen und Gedanken verband. Er kam in einen Grundmodus, in dem er sich und seinen Körper ständig ängstlich und mit wachsender Sensibilität

3

belauerte. Sobald es irgendwo zuckte, ging die Angstbombe hoch. Weil er dem freien Lauf ließ, wurden die neuronalen Bahnungen immer fester, schneller und weitgreifender, und so wurde die Sprengkraft dieser Angstbombe immer größer. Schließlich zerstörte sie das ganze normale Leben. Erschöpfung und Hoffnungslosigkeit machten sich breit und führten in die Depression.

Ein positiv-akzeptierendes Gedankenkonstrukt erarbeiten

Nach dem Verstehen dieses Prozesses galt es nun, ihn bewusst, systematisch und in kleinen Schritten wieder umzukehren. Zuerst musste ein Gewebe positiv-akzeptierender Gedanken, wie im letzten Unterkapitel beschrieben, hergestellt werden, das der Patient in prägnanten Sätzen zu Papier brachte. Hierzu gehörte das Wissen um die Harmlosigkeit der Beschwerden und die Erkenntnis, dass man Restrisiken nirgendwo im Leben ausschalten kann. Um sein neues, zehnprozentiges Restrisiko zu kompensieren, kaufte sich der Patient eine Bahncard und ließ bei längeren Fahrten öfter mal das Auto stehen. Er dachte an die Geschichte von Akbar und Birbal und machte sich immer wieder bewusst, dass die vermeintlich tödliche Erkrankung zu einem potenziellen Lebensretter geworden war. Er verinnerlichte eine Reihe positiver Umdeutungen, so versuchte er z. B., die Faszikulationen als Zeichen einer besonderen jugendlichen Vitalität zu sehen, verbunden mit dem Bild des jungen, verspielten Pferdes. Ich schlug ihm vor, die Gesamtstörung als einen Freund und Zen-Meister zu begrüßen, der in sein Leben getreten war, um ihn Achtsamkeit zu lehren. Achtsamkeit? Was ist das nun wieder?

> **Das Konzept der Achtsamkeit**
> Das Konzept der Achtsamkeit entstammt der östlichen Lebenskunst und meint eine nicht reflektierende, nicht wertende und nicht intendierende Einswerdung des Bewusstseins mit seinem Gegenstand, ein absolutes Gewahrsein im Hier und Jetzt, wobei geistige Aktivitäten wie Erinnern, Denken oder Vorstellen allmählich zum Erliegen kommen. Man schiebt das Denken und Grübeln quasi aus dem Bewusstseinsfenster, indem man es vollständig mit unmittelbaren Wahrnehmungen füllt und gleichmütig-akzeptierend eins mit ihnen wird.

Akzeptanzgedanken aktivieren und eine Haltung der Achtsamkeit einnehmen

Die zentrale Übungsaufgabe für den Patienten bestand nun darin, immer wieder kritische Distanz zu dem oben geschilderten Angstkomplex aufzubauen, den neuen, positiven Gedankenkomplex zu aktivieren und aus diesem heraus in einer achtsamen Haltung auf seine Beschwerden zuzugehen, sie vorsichtig zu berühren, die Berührungsfläche allmählich zu vergrößern, um immer länger und weitgehender angstfrei eins mit ihnen zu werden. Der Patient fühlte sich daran erinnert, wie er als Kind Kontakt zum Hamster eines Nachbarjungen aufgenommen hatte: Zuerst hatte er sich vor dem Tier geängstigt. Dann traute er sich in die Nähe, um es anzuschauen. Schließlich stupste er den Hamster mit dem Finger an, und am Ende spielte er begeistert mit dem possierlichen Tierchen. In ähnlicher Weise gelang es ihm nun auch, seine Symptome anzunehmen und sie in kleinen Schritten in einen neuen, positiven inneren Kontext »hineinzukonditionieren«. Zugleich verlor die Angstbombe ihre Sprengkraft. Das Achtsamkeitstraining half ihm übrigens auch, das depressive Grübeln insgesamt aus dem Kopf zu bekommen und sich wieder auf andere, positive Aktivitäten zu konzentrieren. Damit waren die Teufelskreise durchbrochen, und die Depression klang ab.

Heute, vier Jahre später, ist er immer noch erstaunt, wie sehr sich sein Erleben der Symptome gewandelt hat. Die Symptome sind nun auf eine ganz andere, eher kurios-randständige Weise in seine Wirklichkeit eingebunden, als sie das in seiner alten Angstwelt waren. Sie haben dabei einen unglaublichen Bedeutungswandel erfahren und »fühlen sich auch auf dramatische Weise anders an«. »Heute kann ich wohl so damit umgehen, wie seinerzeit das Pferd auf der Koppel. Ich beginne zu ahnen, was die alten Zen-Meister meinten, wenn sie sagten: Lebe, wie ein Vogel fliegt.«

Was immer Sie an Symptomen und Beschwerden haben – versuchen Sie, auf ähnliche Weise damit umzugehen: Schaffen Sie einen positiven gedanklichen Kontext, und durchschreiten Sie diesen in Achtsamkeit auf die Beschwerden hin. Durchlaufen Sie diese inneren Schritte immer und immer wieder. Hier einige Metaphern, die Patienten für diese achtsamen Begegnungen mit ihren Beschwerden geprägt haben: sie umarmen, mit ihnen mitschwingen, sich in sie hineinfallen lassen, sich ihnen anheimgeben, sich mit dem Rücken an sie anlehnen, um Arme und Beine für die Bewältigung der Zukunft frei zu haben.

> Das Erleben der Symptome so weit wie möglich ins Positive wandeln

Ganz sicher wird es nicht in Bezug auf alle Symptome, die wir in ▶ Kap. 2 erläutert hatten, möglich sein, das Erleben so weit ins Positive zu verkehren wie in dem eben geschilderten Fall. Aber eine deutliche Besserung ist so gut wie immer erreichbar, und das ist ja auch nur ein erster, wichtiger Schritt, dessen Folgeschritte wir noch besprechen. Denken Sie nur einmal daran, wie angenehm man selbst schwere Erschöpfungszustände erleben kann, etwa nach einer anstrengenden Bergwanderung oder bei einer Grippeerkrankung, wenn man dann endlich einmal vor seinem Gewissen legitimiert ist, tagelang im Bett zu liegen und nichts zu tun außer fernzusehen, zu lesen und Pralinen zu essen.

▪ Mit Achtsamkeit gegen das Grübeln

Akzeptanz und Achtsamkeit helfen nicht nur in Bezug auf das unmittelbare Erleben der Symptome psychischer Störungen. Wie oben schon angedeutet, ist Achtsamkeit auch ein gutes Mittel, um das allgemeine negativistische Grübeln aus dem Kopf zu bekommen, das zur Eskalationsproblematik aller psychischen Störungen gehört. Ich erinnere mich an eine Patientin in unserer Klinik, die mir Folgendes berichtete: Wenn es ihr schlecht gehe, dann nehme sie immer die Dornenwege, die sie im Waldesdickicht hinter der Klinik ausgemacht

> Erzwungene Achtsamkeit

3

habe. Danach gehe es ihr immer deutlich besser, ohne dass sie so recht erklären könne, wieso. Tatsächlich gab es dort lange, von Dornengestrüpp mehr oder weniger zugewachsene Wege. Beging man sie, musste man permanent aufpassen und mit Geschick die Zweige zur Seite biegen, um nicht verletzt zu werden. Diese Wege, so könnte man sagen, erzwangen ein hohes Maß an Achtsamkeit – jedes Verlassen des Hier und Jetzt wurde sofort mit Schmerz bestraft. Grübeleien über die schlimme Vergangenheit, die Furchtbarkeit der Symptome und die schreckliche Zukunft hatten da keinen Raum. Außerdem war man in Bewegung, an der frischen Luft und in der Natur. Die Befindensbesserung der Patientin ist damit gut erklärt. Wir lernen daraus: Machen Sie Spaziergänge in der Natur, und üben Sie Achtsamkeit – sollten Sie grade keinen Dornenweg finden, eignen Sie sich zwei oder drei Übungen aus der Vielzahl möglicher Achtsamkeitsübungen an, und praktizieren Sie sie.

Nach dem geordneten Falten des Wissensvorhangs müssen wir diesen, wie oben schon erwähnt, auf das unmittelbare Sein hin durchschreiten.

Das begriffliche Denken kann uns vom Sein entfremden

Die meisten Menschen können ihren Atem länger anhalten als ihr Denken, und viele sind mit den Inhalten ihres Denkens unkritisch und in höchstem Maße identifiziert. Sie sind sich nicht bewusst, dass das Denken nur Landkarten zeichnet, und halten die Karte für das Land. Sie sehen nur noch die Begriffsmuster auf ihrem Denkvorhang und vergessen die Fülle des Seins dahinter. Sie hasten durch die Welt, sind mit ihren Gedanken in der Vergangenheit oder in der Zukunft, und das Sein begegnet ihnen nur noch in der ärmlichen Verkleidung ihrer Meinungsschubladen und verzerrenden Vorurteile. Doch wie schon die Geschichte von Akbar und Birbal zeigt: Sein und Werden sind unendlich viel reicher und überraschender, als alle unsere Konzepte und Theorien von der Welt es je werden sein können. Unser Denken liefert nur Hilfskonstruktionen, die immer unvollständig und verzerrend sind und nicht selten auch gänzlich falsch. Bleiben wir uns dessen immer bewusst, und trachten wir danach, hinter den Begriffen der Fülle des Seins in Staunen und Demut zu begegnen.

Haben nach dem Erlernen der Sprache die Prozesse des begrifflich-assoziativen Denkens erst einmal eine gewisse Komplexität gewonnen, entfalten sie schnell ein Eigenleben. Da wir nicht gelernt haben, differenziert mit unseren Erkenntnisinstrumenten umzugehen, wuchern diese Eigendynamiken zumeist unkontrolliert und chaotisch und bringen viel Leid hervor, insbesondere – darauf werden wir noch genauer eingehen – die Eskalationsspiralen bei psychischen Störungen. Es gilt zu lernen, das Chaos des Denkens durch Wissen, Verstehen und förderliche Geisteshaltungen zu ordnen. Und es gilt zu lernen, es dort, wo es unnütz ist, stört oder gar Leid erzeugt, auch eine Zeit lang abzuschalten. Eben das ist eines der Hauptziele von Achtsamkeitsübungen, die in den östlichen Lebenslehren überwiegend mit den unterschiedlichen Formen von Meditation zusammenfallen.

■ Atemmeditation

Eine einfache Meditationsübung zum Einstieg geht so: Sie setzen sich auf einen Stuhl oder ein Meditationskissen und nehmen eine aufrechte Körperhaltung ein (sofern Sie keine Neigung zu schnellem Einschlafen haben, können Sie sich auch hinlegen). Konzentrieren Sie sich auf das Heben und Senken Ihrer Bauchdecke beim Ein- und Ausatmen. Füllen Sie Ihr gesamtes Bewusstseinsfenster mit den Empfindungen, die der Atemvorgang auslöst. Versuchen Sie, sich so vieler Empfindungsfacetten wie möglich bewusst zu werden: Was spüren Sie in Ihrer Nase, im Brustkorb, im Bauchbereich? Versuchen Sie, mit gleichmütiger Gelassenheit im Hier und Jetzt zu bleiben und alles zu registrieren, was Sie empfinden und was geschieht. Anfangs wird es immer wieder passieren, dass Gedanken aufkommen, die Sie aus dem Hier und Jetzt in die Vergangenheit oder die Zukunft entführen. Sobald Sie das bemerken, entschmelzen Sie sich von Ihren Gedanken, stellen sich als neutraler, gelassener Beobachter neben sie und lassen sie vorbeiziehen wie die Wolken am Himmel. Kehren Sie dann zu den Empfindungen Ihrer Atmung zurück. Um die Position als neutraler Beobachter zu festigen und Ihren inneren »Quatschautomaten« durch Leerbeschäftigung vom Denken abzuhalten, können Sie Ihre Bewusstseinsinhalte auch kurz benennen: »Atmung, Auto, Erinnerungen, Uhrticken, Atmung, Atmung, Nachbarn, Atmung« etc. Oder Sie zählen die Atemzüge von 1 bis 10 und dann wieder von vorn. Experimentieren Sie damit! Bauen Sie dies mithilfe eines Meditationslehrers oder weiterführender Literatur aus (z. B. Bodian 2000).

Sich achtsam auf alle Empfindungen beim Ein- und Ausatmen konzentrieren

■ Achtsamkeit im Alltag

Der ganz gewöhnliche Alltag bietet eine Fülle von Möglichkeiten, Achtsamkeit zu üben. Da sind zunächst die viel gehassten »Erhaltungstätigkeiten«: Zähne-, Fenster- und Schuheputzen, Abwaschen, Bügeln etc. Wenn man sich hierauf achtsam konzentriert und versucht, eine gewisse Eleganz, Rhythmus und Harmonie in seine Bewegungen zu bringen, dann kann man diesen lästigen Pflichten durchaus Genuss abgewinnen.

Begegnen wir den vielen oft unscheinbaren, bei näherem Hinsehen aber wunderschönen Dingen des Alltags mit Achtsamkeit: dieser gigantischen Wolkenformation, dem schön gemusterten Stein dort, dem Schmetterling auf der Blüte am Wegrand. Wir sollten uns ein permanentes Bewusstsein vom Wunder des Seins erhalten und jedem Ding in seiner Einzigartigkeit begegnen, ehe es in der alles gleichmachenden Begriffsschublade verschwunden ist (»Ja, Wolken – wie alle Tage, na und?«).

Noch wichtiger ist das natürlich in Bezug auf Menschen. Gestatten Sie es Ihrem Quatschautomaten nicht, Ihre Mitmenschen einfach in Schwarz-Weiß-Kategorien zu sortieren und abzuhaken: ein Spinner, ein Schlitzohr, ein Langweiler, eine Eso-Tusse etc. Jeder Mensch ist ein einzigartiges, unendlich reiches Universum, das mit einigen wenigen Verstandeskategorien nicht erfassbar ist. Lassen Sie den an-

Achtsamkeit für Alltagstätigkeiten, die Natur und die Mitmenschen

3

deren möglichst ganz und unmittelbar auf sich wirken, und seien Sie achtsam in Bezug auf die Gefühle, die dabei in Ihnen entstehen.

Selbsterfahrung: Achtsamkeit für innere Zustände

Achtsamkeit ist nicht nur ein Wert in sich, weil sie den Geist beruhigt, sie ist auch eine entscheidende Inspiration für alle höheren, begrifflichen Erkenntnisprozesse. Das gilt insbesondere für die Achtsamkeit gegenüber eigenen inneren Zuständen. Üben Sie auch diese. Welche Empfindungen und Gefühle nehmen Sie in sich wahr? Was löst Freude und Zufriedenheit bei Ihnen aus? Was ärgert Sie? Wann überschreiten Sie Grenzen, insbesondere die einer gesunden Belastung? Beziehen Sie dies in Ihre allgemeinen Achtsamkeitsübungen ein, und nehmen Sie es später immer wieder einmal als Ausgangspunkt für Ihre Selbstreflexion: Wie kann ich diese Erfahrungen deuten vor dem Hintergrund meines psychologischen Wissens, das ich mir z. B. über dieses Buch erworben habe? Was sagt mir das über mich und meine individuellen Eigenheiten?

Entspannungsmomente

Nutzen Sie Achtsamkeit auch zwischendurch immer wieder bewusst für kurze Entspannungsphasen mitten im Alltagsstress, z. B., indem Sie eine kleine Pause machen, eine möglichst entspannte Haltung einnehmen und vertieft ein- und langsam ausatmen. Bei jedem Ausatmen lassen Sie sich »tiefer sinken« (durch Entspannung die Muskeln »schwer« machen). Versuchen Sie, Ihr Denken durch Achtsamkeit für 10 bis 30 Sekunden zum Schweigen zu bringen, um innerlich zur Ruhe zu kommen.

Woran merken Sie, dass Sie auf dem richtigen Weg sind? Nun, an so kleinen Dingen wie: Wenn sich jemand bei Ihnen entschuldigt, weil er Sie habe »warten« lassen, dann fragen Sie ganz erstaunt: »Warten? Was meinen Sie damit? Ach, ich erinnere mich. Nein, so etwas tu ich schon lange nicht mehr. Ich habe mich achtsam meines Seins erfreut. Es war eine wunderbare Viertelstunde. Haben Sie Dank dafür.«

■ **Aufgaben**

Hier noch einmal die sich aus diesem Teil des Kapitels ergebenden Übungen, zusammengefasst und erweitert:

Den Kampf gegen sich selbst beenden

Bauen Sie den positiven Gedanken- und Assoziationskontext aus, in dem Sie Ihre Verluste, Probleme und Beschwerden akzeptierend aufheben können. Schreiben Sie diese positiven Gedanken und Assoziationen auf, und verdichten Sie sie auf einige prägnante Kernsätze (z. B.: »Ich erlebe den Geburtsschmerz einer tieferen und reicheren Persönlichkeit – wer hoch hinauswill, muss von tief unten Schwung holen, so wie Delfine, die aus dem Wasser schnellen«). Aktivieren Sie diesen Kontext möglichst oft, und berühren Sie aus ihm heraus immer wieder mit Achtsamkeit Ihre Beschwerden und Symptome. Beenden Sie den sinnlosen und kraftzehrenden Kampf gegen sich selbst, und geben Sie sich Ihren Beschwerden anheim wie ein Bär seinem Winterschlaf. Stärken Sie das Vertrauen darauf, dass alles in der Welt dem Wandel unterworfen ist, Leben in Rhythmen verläuft und Ihre Beschwerden mit der gleichen Sicherheit vergehen werden wie der letzte Schnee in der Sonne des Frühlings.

Versuchen Sie, sich das folgende Ritual anzugewöhnen: Treffen Sie sich morgens und abends zu einem »Termin mit sich selbst«. Führen Sie die oben vorgeschlagene Atemmeditation oder ein ähnliches Verfahren durch (Autogenes Training, Tai-Chi, Yoga o. Ä.).

Üben Sie möglichst oft in Ihrem Alltag Achtsamkeit. Nehmen Sie sich das bei jedem morgendlichen »Termin mit sich selbst« aufs Neue vor, und resümieren Sie Ihre Erfahrungen beim abendlichen »Termin mit sich selbst«: Wie oft hab ich daran gedacht? Wie ist die Umsetzung gelungen? Was kann ich morgen anders machen, um die Ergebnisse zu verbessern? Z. B. täglich eine halbe Stunde spazieren gehen und diese Zeit explizit der Übung von Achtsamkeit widmen? Oder eine elektronische Uhr kaufen, die jeweils zur vollen Stunde piept und mich daran erinnert, für einen Moment achtsam zu sein?

In Bezug auf alle Übungen dieses Buches gilt: Haben Sie Geduld und Nachsicht mit sich. Die Eigendynamiken unseres Bewusstseins und Denkens sind sehr stark, entsprechend schwer ist es, Achtsamkeit über längere Zeit aufrechtzuerhalten. Begegnen Sie auch dem Zusammenbruch Ihrer Achtsamkeit mit gleichmütiger Achtsamkeit. Führen Sie den Fokus Ihrer Aufmerksamkeit mit der gleichen nachsichtigen Liebe zum Übungsgegenstand zurück wie ein Vater sein kleines Kind, das die Spielsachen nicht aufräumen will.

Termine mit sich selbst
vereinbaren

Achtsamkeit im Alltag üben

> **Üben Sie Geduld und Nachsicht mit sich selbst**
> Psychische Veränderung gelingt nur in kleinen Schritten über längere Zeiträume. Gerade ansteigende Linien gibt es nur in Mathematiklehrbüchern. Ein gutes Bild für psychische Besserung ist eine Zickzacklinie, die allmählich ansteigt. Menschen sind keine Maschinen. Nichts von dem, was wir sind und tun, ist in einem mathematisch-mechanischen Sinne perfekt. Die Perfektion des realen Lebens ist der »schmutzige« Kompromiss.

Sicher, es gibt Situationen im Leben und im Beruf, wo hochgradige Perfektion günstig oder gar notwendig ist – aber eben nur dort. Ansonsten heißt Leben, sich durchzuwursteln. Wir müssen lernen, dieser Tatsache mit Güte und Liebe ins Auge zu sehen.

Bei vielen – vor allem bei älteren – Patienten ist die erbarmungslose Selbstunterwerfung unter einen allumfassenden mechanistischen Perfektionismus eine der Hauptursachen ihrer Störung. Für sie gilt der Satz: »Meine Depression ist die Lehrerin, die mir Nachsicht und Güte im Umgang mit mir selbst beibringen soll.« Lernen Sie Ihre Schwächen lieben, sie sind es, die Sie menschlich machen.

3

3.4   Positive Gefühle stärken, Energie gewinnen

▪ **Passives und aktives Genießen**

Ein Hauptziel von Akzeptanz und Achtsamkeit ist es, zusätzliche, durch unnötige Eskalationsprobleme entstehende Energieverluste zu verringern. Gemäß der Psychologik der Psychosynergetik besteht der nächste Schritt nun darin, die Produktion psychischer Energie wieder hochzufahren.

Positive Gefühlsenergie durch die Befriedigung von Erbbedürfnissen

Woraus und wie entsteht »positive Gefühlsenergie«? Wie einführend schon gesagt: Indem wir die Dinge tun, die nach Maßgabe der Evolution für unsere Vorfahren überlebensförderlich waren. Dafür haben sich angeborene Bedürfnisse entwickelt, und wenn wir diese befriedigen, entstehen positive Gefühle und Energie. Hier einige Beispiele für Aktivitäten, die zu großen Teilen auf diesen einfachen Erbbedürfnissen beruhen: Schokolade essen, sich in ein Café oder ein Restaurant setzen, in die Sauna oder zur Massage gehen, sich ein Wellness-Wochenende in einem Spa gönnen, einen Thriller im Fernsehen oder im Kino sehen, einen Spaziergang in der Natur machen, ein Duftbad nehmen, Zärtlichkeiten oder gar andere Dinge mit dem Partner austauschen, mit Freunden kochen, in die Disco gehen etc.

Vielleicht sagen Sie jetzt: »Ach, dazu hab ich weder Lust noch Kraft. Und wenn ich's mach, dann hab ich keine Freude daran, das ist doch gerade mein Problem!« Nun, das ist ein berechtigter und wichtiger Einwand, auf den wir noch ausführlich eingehen.

Passives Genießen als erster und einfachster Schritt

Dennoch sind Aktivitäten wie die eben genannten die am einfachsten zugänglichen Energiequellen (vorausgesetzt, dass die notwendigen äußeren Rahmenbedingungen vorhanden sind). Sie haben mit *passivem Genießen* zu tun: Man muss allenfalls eine kleine Menge Aktivierungsenergie aufbringen und kann sich dann gewissermaßen auf ein tieferes Energieniveau fallen lassen. Wenn Sie eine schwerere Form der Depression haben, sollten Sie es zuerst mit solchen Aktivitäten versuchen. Welche haben Ihnen früher einmal Spaß gemacht? Wofür sind die Rahmenbedingungen vorhanden oder leicht herzustellen? Nehmen Sie diese Aktivitäten beharrlich immer wieder auf, und üben Sie dabei die förderlichen inneren Haltungen, die wir gleich noch besprechen.

Aktives Genießen: Harmoniegefühle bei hoch geordneten Abläufen

Etwas mehr Aktivierungsenergie kosten Beschäftigungen, die auf unserer Fähigkeit zu *aktivem Genießen* beruhen. Auch diese Fähigkeit hat evolutionspsychologische Wurzeln. Unsere in den Baumwipfeln kletternden Affenvorfahren mussten sehr schwierige und komplexe Bewegungsmuster mit hoher Zuverlässigkeit erlernen. Deshalb pflanzte ihnen die Evolution einen inneren Lehrer ins Gehirn, der flüssige, harmonische und energiesparende Bewegungsfolgen mit positiven Gefühlen belohnt – der Fachmann spricht von »motorischer Funktionslust«. Tier- und Menschenkinder ergehen sich deshalb nimmermüde in einer Vielfalt von Bewegungsspielen und können dabei ihre Koordinationsfähigkeit perfektionieren. Aus demselben Grund haben auch wir Erwachsenen Freude am Tangotanzen oder Skifahren.

Mehr noch: Dieser innere Lehrer belohnt hoch geordnete mentale Prozesse, bei denen eine Vielzahl von Teilmomenten in bestimmten Mustern ineinandergreifen. Das spielt nicht nur bei Bewegungen eine Rolle, sondern auch beim Wahrnehmen oder Denken. Deshalb können wir Menschen Freude an Musik oder Ornamenten haben, und deshalb können Wissenschaftler ihre Theorien als schön empfinden und genießen wie Sinfonien.

> **Mentale Funktionslust**
> Neben der motorischen Funktionslust, die schon die Affen erfreut, gibt es beim Menschen eine umfassende mentale Funktionslust, die hohe Ordnung auf allen Ebenen innerer Prozesse umgreift, bis hin zu dem guten Gefühl »eins mit sich« zu sein. Es entstehen allgemeine »Stimmigkeits- und Harmoniegefühle«, die sich unabhängig vom konkreten Inhalt ähnlich anfühlen.

Aus diesen Quellen des aktiven Genießens speist sich die Freude an Tätigkeiten wie Sport, Tanz, Musikhören oder besser noch Musizieren. Aktivitäten wie Tai-Chi, Malen oder Schachspielen gehören ebenso dazu wie der Besuch von Museen oder Ausstellungen – insbesondere dann, wenn dies vor einem entsprechenden Interessen- und Wissenshintergrund geschieht. Das Lesen von anspruchsvoller Literatur, Sachbüchern oder Biografien kann viel Freude machen, wie auch die Beschäftigung mit Philosophie, Geschichte oder gar Mathematik.

Wenn komplexe und anspruchsvolle Betätigungen dieser Art gut gelingen, kommt es oft dazu, dass man voll im Tun aufgeht, dass man eins wird mit der Tätigkeit, dass man Raum, Zeit und sich selbst vergisst. Der amerikanische Psychologe Mihaly Csikszentmihalyi nennt diese Zustände »Flow«. Gemäß seinen Forschungen sind sie das Geheimnis des Glücks: Menschen, die sich als sehr glücklich einschätzen, haben ziemlich oft solche Flow-Momente.

Im gelingenden Tun aufgehen: Flow

Eine sehr schöne Beschreibung des Flow-Zustandes in der Literatur fand Csikszentmihalyi in einer Passage des Romans *Anna Karenina* von Lew Tolstoi, in der der reiche Landbesitzer Lewin von seinem Leibeigenen Tit lernt, mit einer Sense zu mähen:

Tolstoi: Flow beim Grasmähen

» Lewin verlor jedes Bewusstsein der Zeit und wusste absolut nicht mehr, ob es spät oder früh war. In seiner Arbeit ging jetzt eine Veränderung vor sich, die ihm höchsten Genuss bereitete. Mitten in der Arbeit hatte er Augenblicke, in denen er vergaß, was er tat; es ward ihm leicht zumute, und in diesen Augenblicken war sein Streifen gerade so gleichmäßig und schön wie Tits. Kaum aber besann er sich darauf, was er tat, und wollte sich Mühe geben, es besser zu machen, als er gleich die ganze Schwere der Arbeit fühlte und sein Streifen

3

schlecht ausfiel. (…) Und immer häufiger kamen jene Augenblicke des halb unbewussten Zustandes, in dem man nicht daran zu denken brauchte, was man tat. Die Sense mähte von selbst. Das waren glückliche Augenblicke.
(*Anna Karenina*, Dritter Teil, Kap. 4. u. 5., zit. nach Csikzentmihalyi 2004, S. 85) **«**

An frühere Interessen und Hobbys anknüpfen, in Bewegung kommen

Zumindest aus besseren Zeiten werden sicher auch Sie solche Flow-Erlebnisse kennen. Bei welchen Beschäftigungen traten sie auf? Was waren – auch in weiter zurückliegenden Jahren – Ihre Hobbys und Interessen? Versuchen Sie, daran anzuknüpfen! Mit einiger Geduld kommen Sie vielleicht wieder in die Nähe von Flow-Momenten. Beginnen Sie doch mit körperlichen Aktivitäten wie Joggen, Walken, Schwimmen oder Fahrradfahren. Die antidepressive Wirkung von Ausdauersport ist in Studien belegt und entspricht der von antidepressiven Medikamenten. Starten Sie mit geringen Belastungen. Es geht nicht um Leistung, sondern darum, wieder in Bewegung zu kommen. Verabreden Sie sich mit Freunden, um sich zu motivieren. Stimmungsverbessernd wirken auch Besuche von Museen oder Ausstellungen. Oder Sie setzen sich einfach in ein Straßencafé, um zu lesen und die Leute zu beobachten.

Lesen ist eine der wichtigsten Glücksquellen

Apropos Lesen: Es gibt wohl keine Kulturtechnik, die von größerem und universellerem persönlichem Nutzwert sein könnte! Mal ganz abgesehen von dem Wissen, das Sie sich auf diese Weise aneignen können, bietet Lesen Ihnen die Möglichkeit, jederzeit überall ohne größeren Aufwand die Ordnung in Ihrer Psyche zu steigern und damit Ihre Stimmung quasi von innen heraus zu verbessern. Vor kurzem sah ich ein Interview mit einer jungen Schweizer Schriftstellerin. Sie berichtete, in ihrer nicht sehr schönen Kindheit oft depressiv gewesen zu sein. Was sie gerettet habe, sei das Lesen gewesen. Sie sei noch heute davon fasziniert, dass man allein dadurch, dass man stundenlang auf graues Papier starre, in andere, schönere Welten entfliehen könne. Sollten Sie – aus welchen Gründen auch immer – bisher nicht zu den Vielllesern gehören, dann holen Sie das nach. Lesen ist eine Fähigkeit, die man trainieren kann wie jede andere Kompetenz auch. Beginnen Sie mit einfacheren Texten zu Themen, für die Sie das größte Vorinteresse mitbringen, oder auch mit vergnüglicher Unterhaltungsliteratur. Gehen Sie an dieses Training heran wie an die Übung von Achtsamkeit. Führen Sie mit der gelassenen Güte eines liebenden Vaters Ihren kindlich herumtollenden Aufmerksamkeitsfokus immer wieder zum Text zurück. Es ist nicht wichtig, wie viele Seiten Sie schaffen, wichtig ist nur, dass Sie eine halbe Stunde über Ihrem Buch sitzen, wenn Sie sich das so vorgenommen hatten. Wenn Sie gelassen bleiben, dann wird Ihre Aufmerksamkeit irgendwann beginnen, sich immer öfter und länger in den Text einzuklinken. Leben, wie ein Vogel fliegt, sagte der Zen-Meister. Sollte Ihnen das noch schwerfallen, fangen Sie einfach kleiner an: Leben wie eine Leseratte.

■ Förderliche Haltungen

Nun, all das ist natürlich für jemanden, der psychische Probleme hat, viel leichter gesagt als getan. Wenn Sie depressiv sind, werden Sie wahrscheinlich sagen: »Zu all dem kann ich mich nicht mehr aufraffen, und Spaß macht es eh keinen.« Da ist etwas dran, aber es ist nicht die ganze Wahrheit. Dass es sich für Sie so anfühlt, dafür ist in erster Linie das Eskalationsgerede Ihres inneren Quatschautomaten verantwortlich – nennen wir den doch am besten kurz »Quatschi« (wie der Psychologe Jens Corssen es vorgeschlagen hat).

Der Quatschi schreit: »Oh nein! Ich bin soo kaputt! Das ist ja alles so furchtbar! Das hat alles überhaupt keinen Sinn! Ich schaff das nicht! Es macht sowieso keine Freude!« usw. Und wenn Sie diesem Kerl erlauben, so etwas zu schreien, dann fühlt es sich für Sie tatsächlich so an. Hier zeigt unser Denkapparat seine idealisierende, übertreibende und zuspitzende Funktion, was dann auch Ihre Gefühle zuspitzt, nur eben in die falsche Richtung. In Wahrheit ist es so: Sie sind mittelgradig depressiv? Dann sind Sie vielleicht auf 60 % Ihres normalen Energielevels. Okay, so können Sie nicht auf das Matterhorn steigen oder einen stressigen Zwölf-Stunden-Arbeitstag bewältigen. Aber Sie können einen Spaziergang machen, sich in ein Café setzen oder einen Krimi lesen. Wenn Sie Ihrem Quatschi den Mund verbieten und es einfach tun würden, ohne darüber nachzudenken, dann ginge es schon. Es fällt Ihnen vermutlich deutlich schwerer als früher, aber wenn Sie langsamer machen, schaffen Sie es.

Wenn Sie mit Geduld und in achtsamer Gelassenheit über längere Zeit einfach immer wieder versuchen, Aktivitäten nachzugehen, die Ihnen früher Freude und Genuss bereitet haben, dann springt der Energiegenerator irgendwann auch wieder stotternd an. Denn mit Tätigkeiten verhält es sich wie mit chemischen Reaktionen (und solche werden dabei ja auch *en masse* aktiviert): Zuerst muss man ein eher kleines Quantum Aktivierungsenergie hineinstecken, und dann bekommt man eine sehr viel größere Energiemenge heraus. Um das in ein prägnantes Bild zu bringen, könnten wir es als »Wasserrutschenprinzip« bezeichnen: Beim Hinaufklettern muss man sich vielleicht ein wenig anstrengen, dann aber geht es juchzend bergab, und man wird überreich belohnt. Auch Sie werden bald wieder die altbekannte Erfahrung machen: Welche Aktivität es auch immer ist, mit der Sie missmutig beginnen – danach fühlen Sie sich besser. »Der Appetit kommt mit dem Essen«, sagt schon der Volksmund.

Sollten Sie noch zu den Generationen gehören, die streng nach den Prinzipien der protestantischen Arbeitsethik erzogen wurden, dann schreit Ihr Quatschi wahrscheinlich auch etwas wie: »Genießen! Wo gibt's denn so was? Wer nicht arbeitet, hat schon gar kein Recht aufs Herumfaulenzen! Tu was Nützliches! Ganz sicher kann nur eine Therapie hilfreich sein, die hart und schwer ist und garantiert nichts mit Freude zu tun hat.« Sollten Sie Stimmen dieser Art hören, dann wäre das ein Hinweis auf wichtige Mitursachen Ihrer Depression. Es wäre gut, wenn Sie sich einmal ganz grundsätzlich Gedanken über

Darf ich vorstellen? Das ist »Quatschi« …

… er macht vieles schlimmer, als es ist

Das Wasserrutschenprinzip

Leistungsdenken aufgeben

3

Sinn und Zweck Ihrer Existenz machen würden. Wir werden darauf in ► Kap. 6 noch ausführlich zu sprechen kommen.

> **Werden Sie vom Leistungsdenken versklavt?**
> Wir sind nicht, um zu tun, wir tun, um zu sein. Wir leben nicht, um zu leisten. Wir leisten, um zu leben und Freude daran zu haben. Das Leben auf der Erde dient keinem höheren kosmischen Zweck, es ist Zweck in sich, Selbstzweck. Das kann aber nur heißen: Der letzte Sinn unserer Existenz ist der Selbstgenuss des Bewusstseins (wozu allerdings gemäß den Prägungen unserer Natur ein gesundes Maß an Arbeit, Leistung und Einsatz für andere einen unverzichtbaren Beitrag leistet).

Dies wirklich zu verstehen und zu verinnerlichen ist ein zentraler Baustein der Behandlung und Vorbeugung psychischer Störungen, wie sie im Folgenden vertreten wird. Versuchen Sie, sich den inneren Freiraum für Freude und Genuss schon hier und jetzt so weit wie möglich zu eröffnen.

Die Dinge mit Freude tun

Dazu gehört auch: Widerstehen Sie allen Impulsen, Ihre Genussaktivitäten unter den gewohnten Leistungsgesichtspunkten auszuführen. Wenn Sie wandern, walken oder joggen, geht es nicht um die Verbesserung von Weiten oder Zeiten. Wenn Sie ein Museum besuchen, geht es nicht um den Erwerb abrufbereiten Wissens. Einziges Ziel ist, das Genießen wieder zu lernen. Lassen Sie sich im Bewusstsein Ihrer Freiheit treiben. Versuchen Sie mit Gelassenheit und Geduld, sensibel zu werden für die innere Stimme, die Ihnen sagt, was Ihnen in diesem Moment und in dieser Situation gut tut. Für Menschen, die jahrelang nach den Vorgaben und Erwartungen anderer gelebt haben, braucht es hier nicht selten einen längeren Lernprozess. Haben Sie Geduld mit sich.

Ebenso hinderlich wäre es, wenn Sie sich unter Druck setzen und sich bei jeder Aktivität mit Ungeduld innerlich belauern würden: Geht es mir jetzt schon besser? Wo sind denn nun die positiven Gefühle? Ich walke doch jetzt schon eine halbe Stunde! Mit den positiven Gefühlen ist es wie mit Vögeln – wenn man sie fangen will, fliegen sie davon. Manchmal verscheucht man sie schon, wenn man nur einen Moment zu lange nach ihnen schaut.

»Schwacher-Stern«-Effekt

Vielleicht ist Ihnen das folgende Phänomen schon einmal aufgefallen: Wenn Sie Ihren Blick nachts direkt auf einen nur schwach leuchtenden Stern fokussieren, dann verschwindet dieser (im Zentrum der Netzhaut haben die Farbrezeptoren die höchste Dichte, während die Schwarz-Weiß-Detektoren in einem Ring um das Zentrum herum konzentriert sind). Schauen Sie jedoch knapp an diesem Stern vorbei, sehen Sie ihn wieder. Ähnlich ist es mit den Gefühlen: Viele positive Gefühle, insbesondere jene, die mit Flow-Momenten zusammenhängen, sind nicht so intensiv und umgrenzt wie angeborene Negativgefühle, etwa Ärger oder Eifersucht. Leichte Positivgefühle summieren sich oft über längere Zeit, und am Ende des Tages fühlt man sich dann »irgendwie gut« und sagt im Rückblick: »Ach, es war doch eigentlich ganz schön.« Der lauernde Blick nach innen verbrennt diese zarten Keime des Positiven. Hinzu kommt: Ist der Blick nach innen gerichtet, können natürlich die äußeren Auslöser positiver Gefühle – etwa die Reize einer Landschaft – nicht zur Wirkung kommen. Wir könnten dies als »Schwacher-Stern«-Effekt bezeichnen.

> **Geduldig bei der Sache bleiben**
> Verstehen Sie alle Aktivitäten des Genießens zunächst als eine Übung in Akzeptanz und Achtsamkeit: Ich tue, was ich mir vorgenommen habe. Es muss nicht gleich heute oder morgen und auch nicht nächste Woche durchgreifend besser werden. Es genügt mir zu wissen, dass die Besserung irgendwann mit Sicherheit eintritt. Ich warte nicht darauf und habe auch sonst keine Erwartungen. Die Freude wird sich einstellen, wenn ich gerade nicht auf sie warte.

Die Konsequenz ist: Bei allem, was ich tue, bemühe ich mich darum, entspannt, harmonisch, rhythmisch und energiesparend vorzugehen. Beim Staubsaugen, beim Gehen, beim Zähneputzen und beim Joggen. In Achtsamkeit versuche ich alle äußeren Sinnesempfindungen wie auch die aus dem Tun resultierenden Körperempfindungen aufzunehmen. Ob mir das Ganze guttut oder nicht, entscheide ich erst nach längeren Phasen der Aktivität. Der Appetit kommt mit dem Essen. Was ich mir vorgenommen habe, bringe ich zu Ende. Ich tue es, wie ein Tier es tun würde, ohne darüber nachzudenken.

Der Appetit kommt mit dem Essen

Im Grunde gilt es also auch hier immer wieder, den folgenden uns schon bekannten Zweischritt zu durchlaufen: Erstens durch Ordnen der Gedanken den Quatschi schläfrig machen und ihn dann zweitens beiseiteschieben, um in einer Haltung der Achtsamkeit in unmittelbaren Kontakt mit dem Sein und Werden im Hier und Jetzt zu treten.

Wenn Sie die hier besprochenen Herangehensweisen und inneren Haltungen mit einiger Geduld üben, dann werden sich über kurz oder lang auch Erfolge einstellen.

3.5   *Ich* und *Selbst*, Stress und Flow

An dieser Stelle eröffnet sich eine günstige Gelegenheit zu einem kleinen theoretischen Exkurs, in dem ein einfaches Schema der Verhaltensregulation erläutert werden soll, das viele der bisher besprochenen Phänomene zusammenfassend erklärt (◘ Abb. 3.1). Der Quatschi heißt hier »*Ich*« – unser reflektierendes, wertendes und intendierendes Bewusstsein (der Quatschi ist gewissermaßen eine destruktive Form des *Ich*). Wenn wir z. B. im Zustand von Achtsamkeit oder Flow »ganz« sind, dann gibt es nur unser *Selbst*, wir sind ganz *Selbst*.

Lernen mit dem Ich

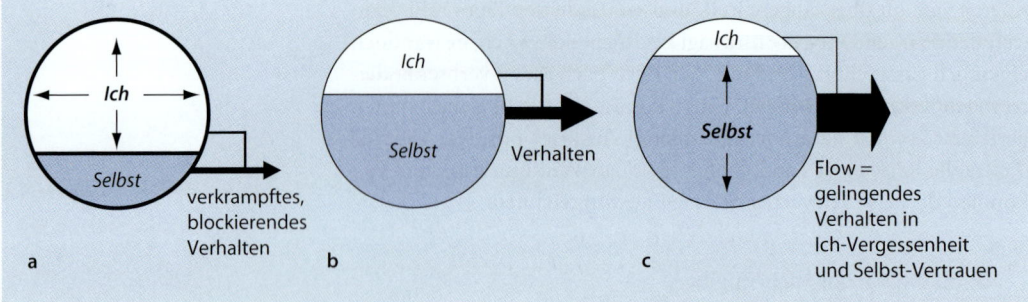

□ Abb. 3.1 Grundschema der Verhaltensregulation: Die Zusammenarbeit von *Ich* und *Selbst* im Stress (**a**), beim Lernen (**b**) und im Flow (**c**)

Sobald wir aber beginnen, uns selbst zu reflektieren, sobald sich die innere Instanz meldet, die etwas gut oder schlecht findet, sobald sich eine bewusste, umgrenzte Willensanstrengung bildet, um das Ist dem Soll anzugleichen – sobald all diese Dinge geschehen, spaltet sich vom *Selbst* ein mehr oder weniger großes *Ich* ab (wenn die Begriffe *Ich* und *Selbst* im hier definierten Sinne benutzt werden, sind sie kursiv gedruckt). Und das ist eine durchaus zweischneidige Sache: Einerseits brauchen wir das *Ich*, insbesondere zum Lernen. Das ist in □ Abb. 3.1b dargestellt. Beim Lernen müssen wir uns zwischendurch immer wieder bewerten und bewusst korrigieren. Weil das bewusste *Ich* aber nur wenige Informationen gleichzeitig verarbeiten kann, geht das ziemlich langsam und stockend. Denken Sie nur daran, wie Sie Stück für Stück einen Vortrag einüben oder auf dem »Idiotenhügel« das Skifahren lernen.

Flow: gelingendes Tun in *Ich*-Vergessenheit und *Selbst*-Vertrauen

Mit wachsendem Können entspringt das Verhalten dann zunehmend automatisiert dem *Selbst,* und das *Ich* kann sich weitgehend zurückziehen. Jetzt kommen wir immer mehr in den Bereich von □ Abb. 3.1c: Flow als gelingendes Tun in *Ich*-Vergessenheit und *Selbst*-Vertrauen (für Achtsamkeit ergäbe sich ein ähnliches Bild, nur dass der Verhaltens-Output hier geringer wäre).

Hyperreflexion, Blockierungen, Teufelskreise, Stress

Schlimm kann es werden, wenn äußere Probleme auftreten und unser psychischer Apparat dann noch zusätzliche innere Probleme schafft, indem er sich nun in sich selbst verheddert – das zeigt □ Abb. 3.1a. Das in Selbstkompetenz nicht ausgebildete *Ich* hat bei Problemen immer die Tendenz, sich auszuweiten und nach Möglichkeit alles unter seine bewusste Kontrolle zu bringen (Hyperreflexion und Hyperintention). Weil dies aber positive Rückkopplungen in Gang setzt und die Informationsverarbeitungskapazität des bewussten *Ich* im Vergleich zum *Selbst* nur sehr schmal ist, kommt es schnell zu Teufelskreisen und reflexiven Blockierungen.

Die Mechanismen der Eskalationsproblematik

Wenn Sie während einer Skiabfahrt das Gefühl haben, dass etwas nicht richtig läuft, und nun versuchen, irgendein Detail mit dem aufschießenden *Ich* bewusst zu verändern, kann es sein, dass der Flow zusammenbricht und Sie stürzen. Wenn Sie während eines Vortrags plötzlich das Gefühl bekommen, dass Sie vom Publikum abgelehnt werden, »ploppt« das *Ich* auf, um zu korrigieren – und schon reißt Ihnen der Faden. Nun steigt der Stress, und Sie blockieren mit hochrotem Kopf vollständig. Auch alle im Zusammenhang mit psychischen Störungen beschriebenen Eskalationsprobleme sind im Grunde auf diese Mechanismen zurückzuführen. In übermäßiger und unfunktionaler Selbstbespiegelung bewertet das *Ich* Phänomene des *Selbst* negativ und verstärkt sie dadurch, was in einen eskalierenden Teufelskreis führt. Das Problemlöseverhalten gelingt nun noch weniger, und wir haben den nächsten Teufelskreis. Stress und negative Gefühle schaukeln sich auf und steigern den Druck im *Ich*, wodurch das *Selbst* quasi erdrückt wird.

In diesem Bild könnte man Angststörungen als »Explosion des *Ich*« verstehen und Depressionen als »Implosion des *Selbst*«. Das eine kann das andere erzeugen oder verstärken, zumeist bestehen beide Phänomene mehr oder weniger stark parallel. Ziel ist es natürlich, den Zustand in ◘ Abb. 3.1a möglichst vollständig zu vermeiden und im Pendeln zwischen b und c möglichst oft und lange im Bereich von c zu sein. Es wäre toll, wenn es uns gelingen könnte, möglichst viel von dem, was wir im Alltag zu tun haben, im Flow zu erledigen. Die inneren Voraussetzungen hierfür zu schaffen ist das erklärte Ziel der Psychosynergetik. Förderlich hierfür ist erstens alles, was das *Ich* entbläht – das nennen wir innere Befreiung. Und förderlich ist zweitens alles, was das *Selbst* aufbaut – dies heißt inneres Wachstum. Diese grundlegenden Prozesse der Persönlichkeitsentwicklung können wir hier nur in Teilen ansprechen, umfassend werden sie in weiterführenden Büchern behandelt (Hansch 2008, 2009). Eine spezielle Bedeutung haben Befreiungstechniken wie die paradoxe Intention oder die Arbeit mit Worst-case-Szenarios, die es erlauben, aus den in ◘ Abb. 3.1a dargestellten Teufelskreisen auszusteigen. Darauf wird noch ausführlicher eingegangen.

Innere Befreiung und inneres Wachstum

▪ Aufgaben

Nun aber zu den Übungsaufgaben, die sich aus diesem Kapitel ergeben: Ich empfehle Ihnen, einen Wochenplan für Ihre Aktivitäten anzulegen. Bestimmen Sie einen Zeitpunkt, z. B. den Sonntagvormittag, an dem Sie gewohnheitsmäßig Ihre Aktivitäten für die kommende Woche planen. Sie haben ja schon etwas einzutragen: Ihren morgendlichen und abendlichen »Termin mit sich selbst« (▶ Kap. 11). Wenn es Ihnen sehr schlecht geht, dann planen Sie zunächst überwiegend Aktivitäten aus dem Bereich »passives Genießen« und versuchen, aus dem Bereich »aktives Genießen« ein Mindestmaß an körperlicher Bewegung mit aufzunehmen – wenigstens einen ausgedehnten Spaziergang pro Tag.

Wochenplan anlegen

Je besser es Ihnen geht, desto stärker beziehen Sie den Bereich des aktiven Genießens ein. Versuchen Sie hier insbesondere, Ausdauersport und Lesen als Quellen von Zufriedenheit auf- und auszubauen. Gehen Sie nach dem Prinzip der kleinen Schritte vor. Setzen Sie sich

Verhaltens- statt Ergebnisziele

3

Verhaltens-, nicht Ergebnisziele. Nehmen Sie sich vor, 30 Minuten zu walken, nicht 5 km. Planen Sie, 30 Minuten zu lesen, nicht 50 Seiten.

Als Nächstes sollten Sie sich überlegen, welche Tätigkeiten unbedingt erfolgen müssen, um Schaden von Ihrer Zukunft abzuhalten. Dazu gehört z. B., Ihren Arbeitgeber über das Nötigste zu informieren, dringende Rechnungen zu bearbeiten, Termine telefonisch oder brieflich zu verschieben, das Unverzichtbare in Sachen Hygiene und Haushalt zu erledigen etc. Reduzieren Sie solche Aktivitäten auf das wirklich Unverzichtbare, und tragen Sie sie gut verteilt in Ihren Wochenplan ein.

Machen Sie sich bei all dem die oben besprochenen inneren Haltungen bewusst, und üben Sie diese. Gerade auch einfache Hausarbeiten eignen sich hervorragend für das Training von Achtsamkeit.

Vereinbarungen mit sich selbst einhalten

Üben Sie darüber hinaus das Einhalten Ihrer Vereinbarungen mit sich selbst. Wenn Sie sich etwas vorgenommen haben, dann versuchen Sie unbedingt, es auch zu Ende zu bringen. Stellen Sie den energiefressenden inneren Quatschautomaten durch eine Haltung der Achtsamkeit ab. Versuchen Sie, eventuelle Negativgefühle anzunehmen und auszuhalten. Nach dem Gelingen werden sie durch Positivgefühle aufgewogen. Wenn es trotzdem sehr schwer wird, dann planen Sie fürs nächste Mal kleinere Schritte. So lernen Sie, Ihre Kräfte richtig einzuschätzen, üben Selbstdisziplin und gewinnen Selbstvertrauen. Wenn es Vernunftgründe für eine bestimmte Aktivität gibt und wenn diese Aktivität Ihren Zielen und Werten entspricht, gibt es keinen Grund, sie gleich abzubrechen, wenn es sich einmal »nicht so gut anfühlt«. Komplexe Gefühlszustände können sehr wechselhaft und unzuverlässig sein. Zumeist kann man erst auf längere Distanz zuverlässig urteilen. Wenn sich die gewählte Aktivität jedoch auch nach einigen Wochen noch überwiegend »schlecht anfühlt« und es keinen Besserungstrend gibt, kann es allerdings sinnvoll sein zu fragen, ob sie wirklich zu einem passt.

Das Kernproblem: Energiemangelzustände und wie sie entstehen

4.1   Warum wir für Depressionen anfällig sind

Das Kernproblem bei den Angststörungen heißt »Teufelskreis«. Die Aufschaukelung dieser Teufelskreise bringt das *Ich* zur Explosion. Die wichtigsten Teufelskreise hatten wir in ▶ Kap. 2 schon besprochen – es folgen später in ▶ Kap. 7 und 8 noch einige Ergänzungen.

Depressionen als »strukturelle Energiemangelzustände«

Das Kernproblem bei Depression und Burnout heißt »struktureller Energiemangelzustand« – dieser Mangel an Substanz und Energie im *Selbst* bringt das *Selbst* zur Implosion. Hierauf sei nun genauer eingegangen. Unter »Energie« wollen wir hier die schon erwähnte »positive Gefühlsenergie« verstehen, die auf der psychischen Ebene so etwas wie der Treibstoff des Lebens ist. Sie ist der virtuelle Lohn, den die Evolution auf unserer psychischen Benutzeroberfläche implementiert hat, um uns auf ein überlebensförderliches Verhalten auszurichten. Ist unser Energietank ausreichend voll, dann fühlen wir uns gut, zufrieden und glücklich. Wir haben genügend Kraft, unsere Lebensprobleme zu bewältigen.

Unser psychischer Apparat wurde für Steinzeitbedingungen konstruiert …

Bei unseren Primaten- und Steinzeitvorfahren war dies wohl zumeist noch recht einfach. Ihr psychischer Apparat war für die natürlichen Lebensbedingungen konstruiert, unter denen sie lebten. Soweit ich weiß, werden bei Tieren, die in artgerechter Umwelt leben, keine depressionsähnlichen Erkrankungen beobachtet.

Dann entwickelten sich Sprache und begriffliches Denken. Eine kulturelle Evolution kam in Gang und gewann eine sich selbst beschleunigende Eigendynamik. Und von jetzt an wurden die Dinge sehr viel schwieriger.

… und passt nicht mehr zu unseren kulturellen Lebensbedingungen

Der psychische Apparat wurde komplexer und störanfälliger, und die zunehmend kulturgeprägten Lebensbedingungen unterschieden sich immer gravierender von der steinzeitlichen Lebenswelt. Hieraus entstand eine Anfälligkeit unseres psychischen Apparates für latente Energiemangelzustände. In so einem Zustand fühlen wir uns unwohl, erschöpft und auch von kleinen Schwierigkeiten überfordert. Kommen dann Teufelskreise in Gang, kann das Ganze zu Depression oder Burnout mit mehr oder weniger starken Angstproblemen eskalieren.

Deshalb: Anfälligkeit für Energiemangelzustände

Zumindest vier wichtige Teilursachen dieser grundsätzlichen Anfälligkeit für die Entwicklung von Energiemangelzuständen seien kurz angesprochen.

Erstens: Auf der Ebene unserer Erbbedürfnisse entsteht positive Gefühlsenergie, wenn es uns gelingt, ein drängendes Bedürfnis zu befriedigen. Wenn man an einem heißen Tag sehr durstig ist und dann ein kühles Bier trinkt, geht es einem richtig gut. Unser psychischer Apparat ist so justiert, dass unter Steinzeitbedingungen eine ausreichende Anspannungs-Entspannungs-Dynamik zustande kam: Hungerzeiten und Zeiten der Fülle, in Gefahrensituationen andere retten oder selbst gerettet werden, permanente Konflikte und Lösungen in einem dichten sozialen Netz, in dem jeder in jeder Lebensphase seinen festen Platz und eine klare Rolle hatte.

Unsere kulturellen Lebensbedingungen führen nun dazu, dass diese natürliche Befriedigungsdynamik unserer Erbbedürfnisse zum Erliegen kommt, mit der Folge, dass weniger Energie aus ihnen »herausgemolken« wird. Ein Teil unserer Erbbedürfnisse wird permanent auf höchstem Niveau befriedigt – etwa unsere Nahrungs- und unsere Sicherheitsbedürfnisse. Ein anderer Teil bleibt chronisch unterbefriedigt – in einer Zeit hoher Mobilität und wachsender Vereinzelung betrifft dies bei vielen Menschen die sozialen Bedürfnisse. Kulturtechniken wie Fastentage, Bungee-Jumping, Actionthriller oder virtuelle Gemeinschaften im Internet können dies nur zum Teil kompensieren.

Die Anspannungs-Befriedigungs-Dynamik unserer Bedürfnisse ist gestört

Ein zweites gravierendes Problem ist uns in Form der Konzepte *Ich* und *Selbst* bereits begegnet. Tiere sind nur *Selbst* – ihr Verhalten reguliert sich instinktiv allein aus dem *Selbst* heraus. Über diese Ebene lagert sich beim Menschen nun mit dem *Ich* noch die Ebene der bewussten Verhaltenssteuerung. Über die Probleme, die sich allein aus der unterschiedlich großen Informationsverarbeitungskapazität beider Ebenen ergeben, hatten wir im letzten Abschnitt von ▶ Kap. 3 bereits gesprochen (»reflexive Blockierung«). In überwiegend vertrauten Verhaltenssituationen sollten wir lernen, das *Ich* zu reduzieren und in Flow oder Achtsamkeit aus dem *Selbst*, »aus dem Bauch heraus«, zu handeln. Beim Lernen sowie in neuen Verhaltens- und Entscheidungssituationen aber, in denen wir Zeit zum Überlegen haben, muss natürlich das *Ich* mit Bewusstsein und Vernunft die Führungsinstanz bleiben. Im Sinne des oben Gesagten geht es darum, dass das *Ich* eine »Kontrolle zweiter Ordnung« erlernt: Es muss auch wissen, wo es stört, und lernen, sich dort zurückzunehmen.

Abstimmungsprobleme zwischen Kopf und Bauch

> ❯ Damit das *Ich* diese Führungsrolle übernehmen kann, müssen wir unseren psychischen Apparat auf der Ebene des Bewusstseins verstehen und konzeptualisieren. Unser *Ich* braucht ein möglichst adäquates Modell vom *Selbst*, ein korrektes Selbstmodell. Wir müssen Begriffe und Konzepte darüber haben, wie unser psychischer Apparat aufgebaut ist und funktioniert.

Wenn ich eine Empfindung oder ein Gefühl habe, muss ich es verstehen und benennen können, muss wissen, welches Bedürfnis dahintersteht und wie ich dieses Bedürfnis in meiner komplexen kulturellen Umwelt befriedigen kann. Das ist einerseits ein menschheitsgeschichtlicher Lernprozess: Im Mittelalter beispielsweise haben die Menschen sexuelle Erregung als Teufelsbesessenheit gedeutet und sind ihr u. a. mit Beten und Bibellesen begegnet – heute wissen wir über die Evolutionspsychologie der Sexualität eine Menge Besseres. Gleichwohl ist der Erkenntnisweg der Psychologie noch lange nicht abgeschlossen, gerade die so wichtige Evolutionspsychologie ist eine noch recht junge Forschungsdisziplin. Und dieser Lernprozess muss dann natürlich auch von jedem Einzelnen nachvollzogen werden. Jedem Menschen sollte Gelegenheit gegeben werden, sich das für sein Selbstmanagement relevante Wissen auf dem Stand seiner Zeit aneig-

Wir brauchen ein Schulfach »Persönliche Meisterschaft«

4

Viele Erbgefühle sind heute falsch ausgerichtet

nen zu können. Daran hapert es in höchstem Maße. Es gibt in unserer Kultur keine Instanz, die diese Vermittlungsarbeit leisten würde (deshalb plädiere ich für die Einführung eines Schulfaches »Persönliche Meisterschaft«). Die meisten Menschen haben in Sachen Selbstmanagement nur sehr unzureichende Kompetenzen, und das führt natürlich auch zu einem schlechten Energiemanagement.

Drittens: Je weiter wir auf diesem Weg der Selbsterkenntnis kommen, desto mehr wird eines deutlich: Die Diskrepanzen zwischen den fest verdrahteten Funktionen in unserem *Selbst* und den Erfordernissen unserer kulturellen Lebenswelt sind riesig und wachsen. Das hat sich leider noch nicht wirklich herumgesprochen. Gerade in Psychokreisen hört man immer noch so unsinnige Sätze wie: »Gefühle lügen nicht.« Und wie sie das tun! Fast alle unsere negativen Erbgefühle sind heute kaum mehr als eine glatte Lüge. Unter Affen können Wut und Aggression viele soziale Probleme lösen – unter Menschen eskalieren, vervielfältigen und perpetuieren sie dagegen die Konflikte. Unter steinzeitlichen Bedingungen bewirkt ständiger Appetit die Anlage sinnvoller Fettpolster als Notvorsorge, in entwickelten Wohlstandsgesellschaften führt er zu Übergewicht und den entsprechenden Folgeerkrankungen. Eifersucht vermag die biologische Funktion von Beziehungen zu sichern, die kulturell-geistige Dimension aber wird von ihr zerstört. Angst vor Raubtieren hilft uns nicht mehr viel, und Angst in Fahrstühlen ist ziemlich abwegig, während die Angst vor Tempo 200 besser erheblich stärker wäre. Ekel wäre hilfreicher, wenn er sich auch auf Alkohol oder Tabakqualm beziehen würde. Gier nach Luxus und Status ist für die Ausbreitung der Gene auf dem Affenfelsen gut, macht uns Menschen als Kulturwesen aber unglücklich usw. – die Liste ließe sich endlos fortsetzen.

Wir müssen lernen, uns von Erbgefühlen zu entschmelzen

Diese gravierende Fehlpassung zwischen unseren Erbgefühlen und unserer Lebenssituation führt zu erheblichen psychischen Problemen und zwischenmenschlichen Konflikten – umso mehr, als sie den meisten Menschen nicht oder wenig bewusst ist. Erbgefühle werden als so zentral empfunden, dass es unheimlich schwer ist, nicht in eine totale Identifikation mit ihnen zu geraten. Wenn wir aber ein Bewusstsein hierfür entwickeln, können wir kritische Distanz und kulturelle Gegenkräfte in unserer Psyche aufbauen, die die falsch ausgerichteten Instinkte korrigieren.

Unser Gehirn ist anfällig für Rückkopplungen (»Teufelskreise«)

Viertens: Die Evolution ist überhaupt ein schlechter Konstrukteur. Sie kann alte Strukturen kaum mehr korrigieren, muss immer wieder neue anbauen und all dies in sich wandelnde Funktionszusammenhänge einbinden. Schon unser Körper ist deshalb eine ziemlich vermurkste Konstruktion: Die Netzhaut ist falsch herum ins Auge eingebaut, Wirbelsäule und Hüftgelenke taugen nicht für den aufrechten Gang, Speiseröhre und Luftröhre überkreuzen sich, was Jahr für Jahr Hunderte von Erstickungstoten kostet, usw. Das betrifft auch das Gehirn: Als das Schlafzentrum justiert wurde, waren die Hirnrinde und das Denken noch nicht erfunden. Deshalb können Menschen schlecht abschalten, deshalb klagen 30 % aller Erwachsenen über

The energy formula table:

Energie =	Körperl.-genet. Faktoren	+	$\dfrac{\text{Äußerer Lohn}}{\text{Gewöhnung}}$	+	Innerer Lohn	−	Stressoren		
							Denk-muster	x Verhal-tens-muster	x Talente Kompe-tenzen Wissen

■ **Abb. 4.1** Die Energieformel: Wie positive Gefühlsenergie entsteht und wie sie verbraucht wird

Schlafstörungen. Vor allem ist das Gehirn ein höchstgradig vernetztes System, was die Gefahr positiver Rückkopplungen mit sich bringt. Bei dem überkomplexen Durcheinander in unserem Gehirn kommen diese Rückkopplungen auch schnell in Gang (in Form der vielfältigen Teufelskreise, von denen schon so oft die Rede war). Das ist, als würden in einen Proberaum immer mehr Lautsprecher und Mikrofone hineingestellt – dann fängt es immer irgendwo an zu pfeifen.

Unter anderem diese vier Gründe bescheren dem modernen Durchschnittsmenschen in seiner modernen Lebenswelt eine erhebliche Disposition für psychische Störungen und Energiemangelzustände. Diese manifestieren sich, sobald ungünstige individuelle und soziale Umstände als Auslöser hinzukommen. Jeder dritte Deutsche leidet irgendwann einmal in seinem Leben an einer psychischen Störung, und die Häufigkeit nimmt zu.

4.2   Die Energieformel

Was ist nun mit »ungünstigen individuellen Umständen« gemeint? Dies können wir uns anhand der folgenden »Energieformel« verdeutlichen, die vereinfacht die wichtigsten Beiträge zu unserem psychischen Energiehaushalt darstellt (■ Abb. 4.1). Die erste Halbformel vor dem Minuszeichen steht für die Quellen von psychischer Energie, die andere Hälfte für die Verbraucher dieser Energie. Aus dem Verhältnis von Produktion und Verbrauch ergibt sich die Füllung Ihres Energietanks.

Lassen Sie mich die Formel kurz als Ganzes erläutern, um dann ausführlicher auf die einzelnen Terme einzugehen. Jeder von uns hat einen genetisch festgelegten Ausgangsenergielevel (körperlich-genetische Faktoren): Der eine ist von Natur aus ein eher dröger Kaltblüter, der andere ein Energiebündel. »Äußerer Lohn« meint die positive Gefühlsenergie, die wir durch die Befriedigung unserer Erbbedürfnisse gewinnen – kurz gesagt: alles, was mit dem Genießen von sinnlichem Luxus und Status zu tun hat (hierzu gehören auch die Aktivitäten, die wir in ▶ Kap. 3 unter dem Stichwort »passives Genießen« aufgeführt hatten). Dieser Beitrag wird allerdings durch Gewöhnungsprozesse immer wieder reduziert: Wenn Sie sich ein neues Smartphone gekauft haben, sind Sie einige Wochen lang happy, aber schon bald gehen Sie

Die Energieformel im Überblick

4

damit genauso routiniert um wie mit Ihrem alten. »Innerer Lohn« steht für positive Gefühle, die aus der Betätigung hoch geordneter innerer Strukturen resultieren, also aus der Befriedigung »geistig-kultureller Bedürfnisse«, für die wir im vorigen Kapitel unter »aktives Genießen« schon Beispiele gegeben haben (Klavierspielen, Lesen etc.). Diese inneren Glücksquellen sind unbegrenzt entwickelbar und unterliegen kaum Gewöhnungseffekten. Wie wir heute wissen, entspringen ca. 80 % der Lebenszufriedenheit inneren Quellen.

Nun zu den Energieverbrauchern, die wir unter dem Begriff »Stressoren« zusammenfassen: die Summe aller Probleme, Misslichkeiten oder auch schwereren Fehlschläge, die uns im Alltag schlechte Gefühle machen. Doch wie schon angesprochen: Außenereignisse haben keine objektiv feststehende Bedeutung, wir geben ihnen die Bedeutung von innen heraus und bestimmen deshalb selbst, welche Gefühle sie auslösen. Ob ein Gewebeknoten bei mir Krebsangst erzeugt oder nicht, hängt von meinem Wissen ab, aber auch von meinen Lebenshaltungen und Denkmustern. Weitere Faktoren, die mit darüber bestimmen, inwieweit ich äußere Anforderungen als Stressoren erlebe, sind meine mir mehr oder weniger bewussten Verhaltensmuster, Talente und (fachlichen) Kompetenzen.

Mehr Energie

Die Hauptwege zu mehr Energie liegen jetzt offen zutage:

- die inneren Glücksquellen ausbauen,
- sich Stress reduzierende Lebenshaltungen erarbeiten und diese trainieren sowie
- bei objektiver Überforderung Entlastung von Stressoren schaffen.

Nur selten gibt es den einen entscheidenden Angelpunkt …

Gespeist von allzu einfachen und veralteten populärpsychologischen Vorstellungen, ist bei vielen Klienten die Idee verbreitet, es gäbe da den einen, entscheidenden »Punkt«, an den man irgendwie »herankommen« müsse, um Heilung erreichen zu können, ein längst vergessenes Trauma etwa oder ein verborgener Konflikt. Nun, das gilt allenfalls für bestimmte besonders gelagerte Fälle. Die meisten psychischen Störungen erwachsen aus dem Zusammenspiel mehrerer oder gar vieler Faktoren, ohne dass man im Einzelfall sagen könnte, welcher Faktor nun der »Hauptschuldige« ist. Entsprechend scheint es angeraten, in allen wichtigen Lebensbereichen, wo Defizite ausgemacht werden können, für positive Entwicklungen zu sorgen. So besteht zusätzlich die Chance auf Synergien, die in eine Aufwärtsspirale führen.

… meist muss man an mehreren Stellen etwas ändern

Unsere Energieformel hilft uns, das Augenmerk auf die wichtigsten Bereiche zu lenken, in denen etwas im Argen liegen könnte. Gehen wir also die Punkte im Einzelnen durch.

4.3   Körperlich-genetische Faktoren

Achten Sie einmal bewusst darauf, wie sehr sich unsere Ohren oder Nasen in Form und Größe unterscheiden. Noch unterschiedlicher sind wir in unseren psychischen Funktionen und Teilfunktionen, und zwar in allen. Da ist jeder von uns ganz außerordentlich eigen, und man sieht es von außen nicht. Das Gehirn ist eben kein Computer, und psychische Vorgänge sind keine algorithmischen Prozesse. Wir dürfen da nicht zu enge Normvorstellungen haben und andere nicht vorschnell in die Schubladen irgendwelcher Diagnosen stecken. Es gibt Menschen, die einfach von Natur aus grummeln und miesepetrig sind, Menschen, deren Gefühlsausschläge recht schwach ausfallen, und Menschen, die etwas träge und bequem erscheinen. Bei Männern ist die Gefühlsamplitude generell etwas flacher als bei Frauen.

> ■ **Fallbeispiel: Der coole Len**
> Der Psychologe Martin Seligman berichtet von einem Freund namens Len, der sehr begabt und in vielen Bereichen außerordentlich erfolgreich war, als Firmenchef im Finanzbereich ebenso wie als Bridge-Spieler. Doch Len wirkte verschlossen und hatte eine sehr flache Gefühlsamplitude. Nach einem Sieg in einem bedeutenden Bridge-Turnier zeigte er kaum mehr als ein flüchtiges Lächeln. Er selbst wäre mit sich und seinem Leben durchaus zufrieden gewesen, wenn nicht alle ihm immer einzureden versucht hätten, dass mit ihm etwas nicht stimme. Nach einem Sieg muss man sich doch richtig freuen! Das ist doch nicht normal! Die eher temperamentvollen amerikanischen Frauen fanden ihn zu unterkühlt, sodass ihm in der Liebe kein Glück beschieden war. Doch die Psychoanalytikerin, auf deren Couch er sich dann mehr als fünf Jahre lang immer wieder legte, fand kein Kindheitstrauma, und er ließ sich gottlob auch keines einreden.
> Seligman schreibt: »Fakt ist, dass bei Len vermutlich nicht viel verkehrt ist. Len ist von seiner Konstitution her am unteren Ende des Spektrums der positiven Affektivität angesiedelt. Die Evolution hat sichergestellt, dass ausreichend viele Menschen tief unten auf dieser Skala liegen, denn die natürliche Selektion hat viele Verwendungen für die Anwesenheit wie auch die Abwesenheit von Emotionen. Lens unterkühlte emotionale Art ist ein großes Plus in manchen Situationen. Ein Bridge-Meister zu sein, ein erfolgreicher Optionshändler und Vorstandsvorsitzender – all dies erfordert viel Kaltblütigkeit« (Seligman 2003, S. 69). Inzwischen ist Len übrigens glücklich mit einer Nordeuropäerin verheiratet.
> Sollten Sie Eigenheiten haben, die Sie selbst nicht stören und die anderen keinen Schaden zufügen, dann versuchen Sie, sie einfach zu akzeptieren. Dass andere anders sind und irgendwelche Normvorstellungen dagegensetzen, sollte keinesfalls ein Grund sein, dem Quatschi zu gestatten, Ihnen Leid einzureden.
> Leider gibt es aber auch körperlich-genetische Dispositionen oder Defekte im Gehirn, die zu schwerem Leiden führen. Was wir über

Die genetisch geprägten Eigenheiten unserer psychischen Funktionen

Harmlose Eigenheiten akzeptieren lernen

Psychische Störungen können körperlich-genetische Ursachen haben

4

die Angststörungen gesagt hatten, gilt auch hier: Es gibt Formen von Depression, die überwiegend oder gar ausschließlich körperlich begründet sind. Erfahrungen, Lernen und Verhalten spielen dann zwar für den Verlauf eine wichtige Rolle, nicht aber für die Verursachung der Erkrankung. Es ist wichtig, dies einzukalkulieren, weil es den Betroffenen in diesem Fall natürlich schaden würde, auf der Fahndung nach einem Kindheitstrauma zu bestehen. Hier sollte man nicht nach Fehlern und Schuld auf der Verhaltensebene suchen, sondern nach dem richtigen Medikament und dem förderlichsten Umgang mit der Störung.

> ❯ Es gibt also einen genetisch vorgegebenen Rahmen, in dem unsere Gefühle schwingen. Bei den einen ist er breiter (in der Tendenz bei Frauen), bei den anderen enger (bei vielen Männern), bei den einen liegt er weiter unten (»Miesepeter«), bei den anderen weiter oben (»Frohnatur«). Durch bewussten Umgang mit allen im Folgenden erläuterten Faktoren können wir erreichen, dass wir uns möglichst oft und lange im oberen Teil unseres Gefühls- und Energiefensters aufhalten.

4.4   Äußerer Lohn reduziert sich durch Gewöhnung

Äußerer Lohn: Konsum und Status

Alle positiven Gefühle, die aus Sinnesgenuss und Statusgewinn, aus dem Streben nach Luxus, Ruhm und Macht resultieren, bezeichnen wir als äußeren Lohn. Da sie überwiegend auf den jedem Menschen angeborenen Bedürfnissen beruhen, sind diese Gefühle relativ leicht zu erzeugen, sofern die äußeren Voraussetzungen gegeben sind. Wenn man gefrustet und erschöpft von der Arbeit kommt, ist es am Einfachsten, sich auf die Chaiselongue fallen zu lassen und sich den Inhalt einer Schachtel Pralinen in den Mund zu stopfen, während der Fernseher einen Thriller zeigt. Und aus einer leichten depressiven Verstimmung kommt man durch eine Shoppingtour oder ein Wellness-Wochenende in einem Spa meist schnell heraus. Gar nicht so wenige Menschen bauen ihr ganzes Lebenskonzept auf solchen äußeren Motiven auf. Das geht allerdings oft schief, weil der äußere Lohn gleich zwei Pferdefüße hat:

– Abhängigkeitspotenzial: Wenn wir ganz auf äußeren Lohn setzen, werden wir abhängig von äußeren Gegebenheiten. Wir müssen sicherstellen, dass wir immer genügend Geld haben und dass die Menschen um uns herum uns stets gewogen sind. Dabei ist man immer in Gefahr, sich selbst und das, was wirklich wichtig ist im Leben, zu verfehlen. Der eine verkauft seine Seele, der andere arbeitet sie sich aus dem Leib, und der dritte verleugnet sie durch Überanpassung an die Erwartungen anderer.

— Gewöhnung: An alles, was mit Luxus und Status zu tun hat, aber auch an Gegebenheiten wie Wetter und Landschaft gewöhnt man sich, und der positive Gefühlsnutzwert lässt nach. Irgendwann steigt man in den Porsche ebenso selbstverständlich ein wie früher in seinen Golf. Nach einem Umzug nach Mallorca meckert man irgendwann genauso über die Hitze, wie man früher über zu viel Regen gemeckert hat. Deswegen braucht man immer mehr und immer wieder Neues: nach dem Porsche den Bugatti, nach Mallorca Florida. Die Lust-Frust-Spirale muss sich immer weiterdrehen, und inneren Frieden findet man nie. Deshalb, so haben Studien ergeben, trägt äußerer Lohn nur maximal 20 % zu Glück und Lebenszufriedenheit bei; 80 % stammen aus inneren Quellen (innerer Lohn, förderliche Geisteshaltungen).

So kann also eine übermäßige Ausrichtung des Lebens auf äußeren Lohn einen Beitrag zur Depressionsentstehung leisten. Dies geht dann zumeist einher mit »innerer Leere«, d. h. einem Mangel an inneren Glücksquellen, und auch mit dysfunktionalen Lebenseinstellungen.

Aber auch ein *Mangel* an äußerem Lohn kann die Entstehung von Depressionen fördern, denn 20 % sind nicht *nichts*. Wie kann es zu einem solchen Mangel kommen? Nun, vor allem Menschen, die in Großstädten leben, rutschen manchmal in eine sehr sinnesreiz-arme Lebenslage hinein, insbesondere dann, wenn sie sozial isoliert und einsam sind. Sie kommen nicht mehr in die Natur, und es ent-geht ihnen der äußere Lohn, der ja auch immer Teil sozialer Bezie-hungen ist (sich einer Gruppe zugehörig fühlen und mit ihr Spaß haben, Zärtlichkeit, Sexualität). Übermäßige Arbeitsbelastung kann eine ähnliche Wirkung haben, egal, ob sie von außen auferlegt ist oder aus inneren Zwängen entsteht. Und natürlich führt auch mate-rielle Armut in einen Mangel an äußerem Lohn. Wenn man sich gar keine Konsumwünsche erfüllen kann, wenn es für die Fahrkarte ins grüne Umland nicht reicht und schon gar nicht für einen Fernurlaub, wenn man sich keinen Kinobesuch leisten kann und man sich, was den sozialen Status betrifft, immer ganz unten sieht, dann schafft das natürlich eine psychische Situation, die für Depressionen disponiert.

Fixierung auf äußeren Lohn ist schädlich …

… Zwangsaskese aber auch

Auf das richtige Maß kommt es an

Wie ist Ihre Situation in Sachen äußerer Lohn? Ja, geben Sie ruhig zu, dass Ihnen das wichtig ist. Ich will Ihnen den Konsum ja nicht ausreden. Wichtig ist nur: Verengen Sie Ihr Leben nicht auf Luxus und Status, identifizieren Sie sich nicht damit, bleiben Sie bereit zum Loslassen, denken Sie an die Devise, die schon über dem Tempel des antiken Delphi zu lesen war: medèn ágan – nichts im Übermaß. Nutzen Sie Sinnesgenuss und soziale Anerkennung klug zur Bereicherung Ihres Lebens.

Quellen äußeren Lohns bewusst erschließen

■ **Aufgaben**

Nehmen Sie sich eine Stunde Zeit, und meditieren Sie über folgende Fragen: Gönnen Sie sich genügend Sinnesfreuden? Nehmen Sie sich Zeit für Naturerlebnisse, und seien es auch nur regelmäßige Spaziergänge im Stadtpark? Wohnen Sie so naturnah, wie es Ihren Bedürfnissen entspricht? Besuchen Sie im Winter regelmäßig die Sauna, gehen Sie mal in eine Therme oder leisten sich eine Massage? Haben Sie Hobbys wie Tauchen, Segeln, Bergwandern oder Skifahren? Machen Sie regelmäßig Urlaub? Mehrere kürzere Urlaube sind psychoökonomisch sinnvoller als ein ganz langer. Planen Sie längerfristig, um bewusst von der Vorfreude profitieren zu können. Haben Sie gute Freunde, um all dies und anderes – z. B. Kochen – in Gemeinschaft genießen zu können? Leben Sie in einer harmonischen und anregenden Beziehung? Oder haben Sie wenigstens ein Haustier? Suchen Sie eine gute Balance zwischen der Vorsorge für die Zukunft (Sparen) und dem Leben im Hier und Jetzt. Gönnen Sie sich immer wieder auch mal einen kleinen Luxuseinkauf. Nutzen Sie das bewusst auch als Zugpferd, als Selbstbelohnung nach schwierigen oder anstrengenden Aufgaben, Projekten oder Lebensphasen. Platzieren Sie zur Selbstmotivation Fotos von Ihren Traumobjekten in Ihrer Wohnung. Kompensieren Sie Frust gern mit ein wenig äußerem Lohn, aber sensibilisieren Sie sich durch Askese, wenn die Quellen des inneren Lohns sprudeln (nehmen Sie z. B. ruhig ein paar Kilo zu, wenn Sie verlassen worden sind, aber fasten Sie, wenn Ihre Beziehung eine harmonische Phase hat). Überlegen Sie, wie Sie Ihre Situation in diesen Aspekten verbessern können, und ringen Sie sich zu konkreten Schritten und Planungen durch.

4.5   Innerer Lohn

Harmoniegefühle durch die Beherrschung komplexer Tätigkeiten

Wie wir inzwischen wissen, hat uns die Evolution einen inneren Lehrer für hoch geordnete Strukturen und Prozesse ins Gehirn gepflanzt. Dieser Lehrer hält uns dazu an, inneren Reichtum, innere Glücksquellen aufzubauen: hoch kohärente Gedächtnisstrukturen, in denen Wissen und Kompetenzen gespeichert sind – Wissen über Philosophie, Mathematik, Geschichte oder Politik, über Briefmarken, Vogel- oder Aquarienkunde oder die Befähigung zu tanzen, Geige zu spielen, Ski zu fahren, ein Flugzeug zu fliegen oder eine Bypass-Operation auszuführen. Immer wenn wir derartige Zentren innerer Ordnung aktivieren und ausbauen, spendet uns der innere Lehrer positive Harmoniegefühle.

Flow-Potenziale

Diese wachsenden Ordnungskerne im Gedächtnis bilden Flow-Potenzial: Bei all diesen Aktivitäten hat man die Chance, in Flow zu kommen, über eine mehr oder weniger lange Zeitspanne ins Jetzt gesaugt zu werden, sich selbst und seine Probleme zu vergessen und nach dem Wasserrutschenprinzip positive Gefühlsenergie zu gewinnen.

Natürlich wäre es optimal, wenn sich möglichst breite Überschneidungen zwischen Flow-Aktivitäten und den Erfordernissen der Berufstätigkeit herstellen ließen, wenn man also sein Hobby zum Beruf machen könnte oder umgekehrt.

Auf einer ganzheitlicheren Ebene kann sich auch das ganze Leben zu einer stimmigen Geschichte fügen. Dann spendet das Schwelgen in Erinnerungen positive Gefühle wie auch das Vorausträumen der Abrundung des Lebens zum Gesamtkunstwerk.

Durch ihre kohärente Einbindung in übergeordnete innere Strukturen werden aber auch Werte, Prinzipien und Lebenshaltungen verinnerlicht, mit Gefühl aufgeladen und damit von kaltem Wissen zu leidenschaftlichen Überzeugungen transformiert. Die Energien, die aus solchen kulturgeprägten Überzeugungen und dem von ihnen formierten Identitätskern erwachsen, können außerordentlich stark und lebensbestimmend werden. Denken Sie etwa an den bekannten englischen Astrophysiker Stephen Hawking, dem sein versagender Körper kaum mehr den Genuss von äußerem Lohn ermöglicht, der sich aber eine so reiche innere Welt aufgebaut hat, dass er in der platonischen Schönheit von Formelharmonien glücklich zu sein vermag. Denken Sie an Mönche, die sich für ein asketisches Leben entschieden haben, oder an politische Aktivisten, die sich von der Wucht ihrer Überzeugungen an den Rand des Todes tragen lassen. Bei ihnen finden wir jenes intensive Kohärenzgefühl, das es einem ermöglicht, auch stärkstem Schmerz und Leid zu trotzen und trotzdem glücklich zu sein.

All dies hat auch mit höheren Formen von Liebe zu tun. Man kann lernen, die Literatur, die Philosophie oder die Musik Bachs zu lieben. Eine ganzheitlich-kohärente Weltsicht erzeugt das Gefühl zu verstehen. Und Verstehen, so sagen die Buddhisten, erweckt Liebe. Das Verstehen des Seins einschließlich seiner negativen Seiten zeugt eine umfassende »Liebe zum Sein« (Maslow 1994).

> **Hohe Kohärenz durch verinnerlichte Werte und Prinzipien**

> **Die Liebe zum Sein**

> **Innerer Lohn: aus nie versiegenden Quellen schöpfen**
> Innerer Lohn erschöpft sich nicht in Gewöhnung. Seine Inhalte sind so komplex, dass sie sich ständig verändern und weiterentwickeln. Statt in Abhängigkeit zu führen, verhilft innerer Lohn zu Autonomie. Innere Komplexität ermöglicht in jeder Lebenssituation eine kontemplative Haltung, in der durch sparsamste Anstöße von außen oder auch nur durch die Kraft der eigenen Fantasie ein reiches Innenleben angeregt wird, aus dem man positive Gefühle gewinnen kann.

Es gibt nicht wenige Berichte von Menschen, die Jahre der Gefangenschaft vor allem dadurch überstanden haben, dass sie Bücher lasen oder selbst schrieben. Je stärker der innere Halt durch gut verinnerlichte Werte und Lebensprinzipien, desto besser kann man äußerem Anpassungsdruck widerstehen, desto weniger Stress erzeugen derartige Konfliktsituationen. In einer sich immer schneller wandelnden

> **Innerer Halt in schwierigen Zeiten**

4

Ressourcenmangel durch Fehlen von Entwicklungsanstößen

Zu hohe äußere Anforderungen

»Reizterror« durch die Medien

Welt ist nichts wichtiger als ein stabiler Kern, der Identität, Halt und Orientierung gibt.

Damit ist unschwer einzusehen: Eine Armut an Quellen inneren Lohns (Psychologen sprechen von »Ressourcenmangel«) ist eine der Hauptdispositionen für Depressionen. Wie kann es dazu kommen? Als Erstes sind da sicher mangelnde Entwicklungsmöglichkeiten im Kindes- und Jugendalter zu nennen. Wenn man in einem Haushalt ohne Bücher aufwächst, in dem permanent der Fernseher läuft, wenn man schon früh in den Sog von Computerspielen gerät und das soziale Umfeld von Bildungsferne geprägt ist, wenn kein Geld für den Tanzkurs oder den Geigenlehrer da ist, dann ist es natürlich schwer, geistig-kulturelle Bedürfnisse zu entwickeln.

Doch auch wer in seiner Kindheit und Jugend die Chance hatte, starke Quellen inneren Lohns zu entwickeln, ist nicht davor gefeit, dass diese im Erwachsenenleben versiegen. Vielleicht war es nicht möglich, einen Beruf zu finden, der den eigenen Interessen und Leidenschaften entspricht. Ein Beruf, in dem man sich als fremdbestimmt erlebt, bringt überbordende Belastungen mit sich. Hinzu kommen vielleicht die Familie, die Kinder und der Kredit fürs Haus. Und schon ist man in einer Situation, in der man rund um die Uhr äußeren Verpflichtungen nachzukommen hat. Wenn das über Jahre oder gar Jahrzehnte so läuft, dann verdorren die ureigenen Interessen und Hobbys.

In unserer Klinik sehen wir nicht selten Patienten, für die es ein Horror ist, sich eine Stunde ohne »Programm« auf ihrem Zimmer aufzuhalten. Sie haben verlernt, Muße zu haben, sich eigengetrieben mit sich selbst zu beschäftigen und Zufriedenheit aus ihrem Inneren zu schöpfen. Eigentlich ein schlimmer Befund.

Ein letzter Punkt: Die heutige Medienwelt untergräbt immer mehr die Möglichkeiten, Quellen inneren Lohns im Kontext eines kohärenten Weltbildes mit fest verinnerlichten Werten und Prinzipien zu entwickeln. Komplexes Wissen wird verbruchstückt, die medialen Reize immer stärker, schneller und primitiver. Selbst altgediente Intellektuelle bekennen, dass das Internet sie ungeduldiger und ablenkbarer macht, dass sie sich dabei ertappen, Bücher querzulesen oder von hinten zu beginnen. Bei heutigen Jugendlichen sind Lesefreude und die Kompetenz, auch komplexe Texte zu verstehen, im Sinkflug begriffen. So werden die Menschen zunehmend in die Abhängigkeit von äußeren Reizgebern konditioniert. Am Ende stehen innere Leere, Depression und womöglich der Konsum chemischer Drogen.

■ **Aufgaben**

Wie ist es bei Ihnen um die Quellen inneren Lohns bestellt? Haben Sie Hobbys oder Interessengebiete, die Sie die übrige Welt vergessen machen, wenn Sie nach Arbeitsschluss in sie eintauchen? Hilft Ihnen die Vorfreude darauf über schwierige Stunden hinweg? Geraten Sie zumindest bei manchen Ihrer beruflichen Aufgaben in Flow und gewinnen Kraft daraus? Haben Sie das Gefühl, über einen stabilen Identitätskern und eine kohärente Weltsicht zu verfügen? Wissen Sie, wer Sie sind? Verstehen Sie die Welt? Wissen Sie, wofür Sie stehen, sind Sie sich Ihrer Werte sicher? Gibt Ihnen das genügend inneren Halt?

Nehmen Sie sich Zeit, um über diese Fragen zu meditieren. Sollten auch Ihre Hobbys und Interessen unter der Flut an äußeren Belastungen verschüttgegangen sein, fragen Sie sich, welche Leidenschaften Sie früher hatten. Können Sie eine oder mehrere davon wiederbeleben? Gab es in den letzten Jahren immer mal wieder eine Stimme in Ihnen, die Ihnen zurief, dass Sie dieses oder jenes einmal ausprobieren sollten? Ich empfehle Ihnen, in jedem Falle mit dem Lesen zu beginnen und sich entsprechende Interessengebiete zu erschließen. Das wären kurz- und mittelfristige Projekte.

Interessen wiederbeleben

Die Entwicklung Ihres Identitätskerns, Ihres Weltbildes und Wertesystems wäre ein langfristiges, lebenslanges Projekt. Hierfür finden Sie in der weiterführenden Literatur zur Psychosynergetik ausführliche Anleitungen und Vorschläge. Es sei betont: Ich will Ihnen damit kein Weltbild oktroyieren, das Sie nachbeten sollen. Vielmehr ist es mein Anliegen, Ihnen gut begründete Vorschläge zu machen, mit denen Sie sich kritisch auseinandersetzen sollten, um Ihre eigenen Sichtweisen zu entwickeln.

Werte entwickeln

4.6 Stressoren

Im letzten Abschnitt ging es um die Frage, ob Ihr Identitätskern ausreichend stark und kohärent ist, ob die mit ihm verbundenen Werte, Prinzipien und Lebenshaltungen ausreichend gut verinnerlicht sind. Nur dann sind sie so stark mit Gefühlen aufgeladen, dass kraftvolles Handeln aus ihnen erwächst. Im zweiten Term unserer Energieformel steht die Frage im Mittelpunkt, wie förderlich diese Lebenshaltungen inhaltlich sind. Denn davon hängt ab, wie viel Stress Ihnen in der Auseinandersetzung mit Ihrer Umwelt entsteht.

Nach den Quellen von Energie in der ersten Halbformel wollen wir uns nun dem durch Stressoren bedingten Energieverbrauch zuwenden, dessen Hauptdeterminanten in der zweiten Halbformel dargestellt werden (vgl. ◘ Abb. 4.1).

Stressoren, so wollen wir es an dieser Stelle definieren, sind Wirkmomente, die als unangenehm erlebt werden und deren Bewältigung positive Gefühlsenergie kostet (weil sie für den Kampf aufgebracht werden muss oder weil sie durch die negative Gefühlsenergie neutralisiert wird, die der Stressor erzeugt). Dabei gibt es tausendundeine Möglichkeit, Stressoren zu klassifizieren, und all diesen Einteilungen haftet ein Moment der Willkür an. Versuchen wir es über den Daumen einmal so:

Stressoren verbrauchen positive Gefühlsenergie

- *Elementare Außenstressoren:* Kälte und Hitze, Lärm, Verletzungen, Hunger, Durst, Menschengedränge u.a.m. – das ist trivial. Verborgener und weniger trivial ist das schon angesprochene Fehlen der natürlichen Reize jener Steinzeitumwelt, für die

Eine mögliche Klassifikation

4

unsere Psyche gemacht ist – der Mangel an Naturerlebnissen, an sozialer Einbindung etc.

- »*Daily Hassles*«: Haushaltsarbeiten, kleine Missgeschicke, Pleiten, Pech und Pannen, Funktionsstörungen von Geräten, Störungen in sozialen Abläufen von der Telefonwarteschleife über den Verkehrsstau bis zur Zugverspätung, der Antrag auf Erteilung eines Antragsformulars und andere bürokratische Auswüchse. All das ist im Einzelnen nicht schlimm, bei einer Häufung aber kann daraus ein erheblicher Stresspegel resultieren.
- *Sozialsystemische Außenstressoren:* Verarmung, sozialer Abstieg, Arbeitslosigkeit, Arbeitsüber- oder Fehlbelastung, Reizüberflutung, Beschleunigung, Multitasking, Konflikte aller Art – vor allem in Partnerschaft und Familie –, Mobbing, Unübersichtlichkeit und immer schlechtere Kontrollierbarkeit von Lebenssituationen oder beruflichen Problemfeldern, Ungerechtigkeiten und große soziale Unterschiede, erlebte Frucht- und Wirkungslosigkeit eigener Anstrengungen, Ausbleiben von Lohn und Anerkennung, soziale Negativerscheinungen wie Kriminalität, Korruption, Extremismus u.a.m.
- *Kritische Lebensereignisse:* der Tod Nahestehender, Scheidung, Pensionierung, Entlassung, Insolvenz, Umzug, beruflicher Neueinstieg, Aufnahme einer Hypothek, Krieg, Naturkatastrophen, Unfälle etc.
- *Innenstressoren:* wiederkehrende traumatische Erinnerungen, körperliche Erkrankungen und funktionelle Störungen, chronische Schmerzen.

Aus einer anderen Perspektive kann man Stressoren auf einem Kontinuum einordnen, das sich zwischen zwei Polen aufspannt: An dem einen Pol stehen Wirkmomente, die von allen oder den meisten Menschen als Stressoren erlebt werden – eine Messerstichverletzung etwa oder Temperaturen von –50 °C. Dies beruht überwiegend auf universellen, angeborenen Dispositionen. Den anderen Pol bilden Wirkmomente, die von den meisten Menschen als neutral empfunden werden – z. B. eine Staubfluse in der Zimmerecke oder eine abfällige Bemerkung über eine bestimmte Partei. Nur eine mehr oder weniger kleine Zahl von Menschen erlebt in der Konfrontation mit diesen Momenten Stress aufgrund überwiegend gelernter, sehr individueller Dispositionen.

Der gesellschaftlich bedingte Stress wächst

Leider haben wir das Pech, in einer Phase der Entwicklung unserer Gesellschaft zu leben, die wahrscheinlich auch in Zukunft durch Schrumpfung, Sparen, Verteilungskämpfe, Wohlstandsverlust, Kulturverflachung und ein Auseinanderfallen der Gesellschaft gekennzeichnet sein wird. Entsprechend müssen wir davon ausgehen, dass die Stressbelastung in allen genannten Bereichen zunehmen wird. Warum dies so ist und was man, wenn überhaupt, auf gesellschaftspolitischer Ebene dagegen tun könnte, ist an anderer Stelle ausführlicher dargestellt (Hansch 2010).

> Es kann kaum ein Zweifel daran sein: Ein Stresspegel, der
> über der individuellen Schwelle der Verträglichkeit liegt,
> ist eine der Hauptursachen von psychischen Störungen
> aller Art, insbesondere von Burnout, Angststörungen und
> Depressionen. Und: Der Anstieg insbesondere des sozial-
> systemischen Stresspegels ist die treibende Kraft hinter der
> Zunahme psychischer Erkrankungen.

Aufgabe Nehmen Sie sich Zeit, Papier und Stift, und gehen Sie die einzelnen Bereiche Ihres Lebens einmal durch. Prüfen Sie, ob und in welchem Ausmaß die oben genannten oder auch andere Stressoren vorliegen. Welches sind die Hauptbelastungen, die Sie plagen? Falls Sie zu der Einschätzung kommen, dass Ihr Stresslevel zu hoch ist: Fällt Ihnen schon jetzt etwas ein, um hier Abhilfe zu schaffen? Könnten Sie Zusatzaufgaben abgeben, berufliche Aufgabenfelder wechseln? Schwelende Dauerkonflikte lösen? Vorhaben, die nicht ganz so dringend sind, ins nächste Jahr verlegen? Chronisch konfliktäre Beziehungen abbrechen? Ist Ihr Zeit- und Selbstmanagement verbesserungsbedürftig?

Wie steht es um die Stressbelastungen in Ihrem Leben?

4.7 Stressmodulatoren: Denk- und Verhaltensmuster, Talente, Kompetenzen und Wissen

Wir kommen in unserer Formel (vgl. ◻ Abb. 4.1) nun zu dem Term unter dem Bruchstrich. All diese Größen haben einen Einfluss darauf, welche Wirkmomente wir wie stark als Stressoren erleben, und sind deshalb auch geeignet, den Stresspegel von innen heraus zu reduzieren. Dies sind die schon angesprochenen erlernten Dispositionen, die uns für an sich neutrale Reize stresssensibel machen. Aber was erlernt ist, kann auch wieder verlernt werden. Und, wie schon mehrfach erwähnt: Wie wir auf äußere Wirkmomente gefühlsmäßig reagieren, wird sehr stark von unserem Denken beeinflusst. Ob uns ein Gewebeknoten oder ein Muskelzucken stresst oder nicht, hängt davon ab, ob wir das für ein Symptom einer gefährlichen Krankheit halten oder nicht. Ob wir uns von einer Staubfluse stressen lassen, steht und fällt mit unserer Auffassung davon, wie sauber es in einer Wohnung zu sein hat. Und unsere politischen Überzeugungen bestimmen darüber, ob wir uns über eine negative Bemerkung zu einer Partei ärgern oder nicht. Ob ein Außenreiz ein Stressor ist, hängt offenbar wenig oder gar nicht von seinen objektiven Eigenschaften ab, sondern von unserem subjektiven Umgang mit ihm, insbesondere von unseren gedanklichen Bewertungen.

Der Term unter dem Bruchstrich versucht, die wichtigsten Momente dieses »subjektiven Umgangs« zu erfassen. Beginnen wir von hinten, damit wir das wichtigste dieser Momente, die Denkmuster und Lebenshaltungen, am Schluss besprechen können.

Ob ein Außenreiz zum Stressor wird, hängt von unserer Bewertung ab

4

Je besser die Lebensnische zu Talenten und Charakter passt, desto weniger Stress

■   **Talente, Stärken und Charaktereigenheiten**

Hier geht es darum, wie gut das Profil der eigenen Stärken und Eigenheiten mit dem Profil der Anforderungen und Eigenschaften der privaten und beruflichen Lebensnische übereinstimmt. Ist diese Übereinstimmung groß, dann kann man die meiste Zeit über das tun, was man gerne tut, was man gut kann und womit man Erfolg hat. Die Lebenssituation passt zu den persönlichen Eigenheiten und Empfindlichkeiten: Wenn man z. B. ein bisschen geräuschempfindlich und neurotisch ist, aber das Glück hat, in einer ruhigen Gegend und in einem ruhigen Haus zu wohnen und ein Einzelbüro mit einer geräuschgedämmten Tür zu haben, werden die Nerven kaum strapaziert. Als Nachtmensch arbeitet man idealerweise in einem Gleitzeitmodell, sodass es reicht, wenn man um 10 Uhr im Büro ist. Bezüglich der Menschen, mit denen man zusammenlebt oder zu tun hat, stimmt die Chemie. So fühlt man sich wohl in der Gesellschaft, und die wenigen Konflikte, die auftreten, lassen sich konstruktiv regeln. Im Beruf ist man überwiegend mit Aufgaben beschäftigt, für die man sich interessiert oder die man sogar mit Leidenschaft erledigt. So kann man aus seiner Natur heraus leben, das Handeln entspringt dem *Selbst* wie von allein, und es gibt wenig Stress. Man surft gewissermaßen im »Dauerflow« auf den Wellen des Seins. Unter diesen Bedingungen bleibt der Stresspegel gering, selbst wenn die objektiven Belastungen und Leistungen hoch sind. Leider haben nicht allzu viele Menschen das Glück, sich ihr Leben dauerhaft so einrichten zu können. Zumeist gibt es Lebensbereiche, deren Anforderungen unseren natürlichen Neigungen mehr oder weniger stark widerstreben. Dann benötigen wir das *Ich*, das Anpassungsarbeit leisten muss und dabei Zusatzenergie verbraucht: »Oohhm, die Musik des Nachbarn stört mich nicht, ich stelle mir einfach vor, dass er jetzt glücklich ist und dass diese Energiewellen auch für mich gut sind. Oohhm.« Sind diese Diskrepanzen über mehrere Lebensbereiche hinweg beträchtlich, kann daraus ein sehr hoher Gesamtstresspegel resultieren, obwohl die »objektive« Stressorenbelastung in den einzelnen Teilbereichen normal ist. Sie können ja schon einmal beginnen, darüber nachzudenken: Was sind meine Stärken, Schwächen und Eigenheiten? Wie passt meine Lebenssituation zu diesem Profil? Ist die Passung schlecht? Wenn ja, was kann ich daran ändern?

Hohe Kompetenz reduziert Stress

■   **Kompetenzen**

Es liegt auf der Hand: Je mehr und je größere Kompetenzen man hat, desto weniger werden einen die dazugehörigen Aufgaben stressen, desto weniger Energie wird man für ihre Bewältigung brauchen. Es ist daher immer lohnend, in Schlüsselkompetenzen zu investieren, z. B. in persönliche Meisterschaft, was Sie ja gerade tun, oder in IT-Kenntnisse, Blindtippen mit 10 Fingern, Fremdsprachenkenntnisse usw.

- **Wissen**

Natürlich ist das schlichte Sach- und Faktenwissen ein wichtiger Faktor, der die Bewertung von Außenreizen beeinflusst. Wer glaubt, Mobilfunkmasten würden Krankheiten hervorrufen, wird Stress und Angst haben und damit vielleicht eine sich selbst erfüllende Prophezeiung in Gang setzen. Wer sich ans naturwissenschaftlich Nachweisbare hält, bleibt dagegen entspannt.

Wer das Richtige weiß, den macht vieles nicht heiß

- **Verhaltensmuster**

Viele unserer Verhaltensmuster bilden sich aus einem schwer entwirrbaren, hoch komplexen Wechselspiel zwischen Erbanlage, zufälligen Umwelteinwirkungen und gezielten Erziehungseinflüssen. Das beginnt schon zu einer Zeit, in der wir zu bewusstem Reflektieren noch gar nicht oder nur eingeschränkt fähig sind. Eine wichtige Dimension der Persönlichkeitsentwicklung ist, so hatten wir gesagt, die Rekonstruktion des *Selbst* mit seinen Erbbedürfnissen und Instinkten als Selbstmodell im Bewusstsein. In fließendem Übergang gilt das natürlich auch für unsere früh erlernten Verhaltensmuster, die uns nach dem Erwachen des Bewusstseins zunächst so vertraut sind, dass wir sie oft lange nicht bemerken, ja die so etwas wie einen blinden Fleck bilden können (das Auge sieht sich auch nicht selbst). Hier geht es nun erstens darum, sich dieser Muster bewusst zu werden und sich dann zweitens zu fragen, ob sie förderlich sind oder nicht und verändert gehören.

Sich früh geprägte Verhaltensmuster bewusst machen

Natürlich können solche Verhaltensmuster auch zur Entstehung von Depressionen disponieren. Und leider ist die Vielfalt nicht förderlicher Verhaltensmuster sehr groß – dafür sorgt schon die immer wieder angesprochene Tatsache, dass unsere Erbimpulse nicht mehr zu unserer kulturell-technischen Lebenswelt passen. Beschränken wir uns hier auf einige ganz wichtige Punkte.

Das wichtigste und wohl derzeit auch häufigste krank machende Muster könnte man »Außenorientierung mit Überanpassung« nennen. Als Verursachungsmomente kommen u. a. in Frage:

Außenorientierung mit Überanpassung: ein schädliches Muster

- Ein von Natur aus eher geringes Selbstwertgefühl, oft in Verbindung mit Introvertiertheit: Schon in Kindergartengruppen kann man beobachten, dass sich einige Kinder munter in den Vordergrund stellen und sich durchsetzen, andere dagegen still in der Ecke sitzen und sich das Spielzeug wegnehmen lassen. Das Selbstbewusstsein und damit zusammenhängende Verhaltensmuster haben eindeutig auch eine genetische Basis. Und natürlich spielen hier Dinge wie Aussehen, Größe, Körperkraft etc. auch eine wichtige Rolle.
- Erziehungseinflüsse wie eine »bedingte« elterliche Liebe, bei der die Botschaft vermittelt wird: »Wir lieben dich nur, wenn du machst, was wir sagen, und Leistung bringst.« Oder ein entwertender Erziehungsstil, bei dem das Kind immer wieder erfährt: So, wie du bist und die Dinge machst, ist es nicht richtig.

In der Folge entstehen Selbstunsicherheit, eine ängstliche Sorge, vom eigenen sozialen Umfeld nicht angenommen zu werden, ein Abhängigkeitsgefühl in Bezug auf soziale Wertschätzung und die Bereitschaft, unter Verleugnung des eigenen *Selbst* den Wünschen und Erwartungen des Umfeldes unbedingt zu Willen zu sein. Es kommt zu einer überstarken Unterwerfung unter äußere soziale Normen, u. a. unter die erbarmungslosen Standards der Leistungsgesellschaft.

Sozialer äußerer Lohn wird zur einzigen Energiequelle

Das Erringen sozialer Wertschätzung durch die Erfüllung äußerer Normen und Erwartungen wird zum Hauptlebensziel und zur Hauptenergiequelle – eine Form des äußeren Lohns mit all den Nachteilen, die wir besprochen haben.

Das Ergebnis ist eine schlechte Energiebilanz. Menschen mit solchen Verhaltensmustern haben durch ihre Überanpassung keine Zeit und Gelegenheit, sich selbst zu finden, auf die innere Stimme zu hören, ihren ureigenen Impulsen, Interessen und Bedürfnissen zu folgen, einen festen Identitätskern »auszusintern« und die so wichtigen Quellen inneren Lohns in Zahl und Umfang wachsen zu lassen. Es wird deshalb zu wenig Energie produziert. Der Energieverbrauch hingegen ist gesteigert: Abhängigkeit erzeugt Druck, Druck steigert die innere Reibung und damit den Energieverbrauch, weil vieles in Anspannung und unter Stress erledigt wird. Der Stress wird vermehrt durch permanente Entscheidungsunsicherheit, weil der innere Halt eines Identitätskerns und der dort verinnerlichten Werte fehlt.

Helfersyndrom und Sissy-Syndrom

Natürlich resultiert aus dieser inneren Konstellation die Gefahr einer permanenten Überforderung. Dies zeigt sich etwa beim »Helfersyndrom«, der zum Ausbrennen führenden Sucht, gebraucht zu werden. Oder bei Frauen mit »Sissy-Syndrom«, die in permanenter Unrast alles tun, was ihrer Klischeevorstellung von einer erfolgreichen modernen Frau entspricht: im Fitnessstudio trainieren, Yogakurse belegen, Business-English- oder Reitstunden nehmen etc. Dies alles tun sie nicht aus ureigener Neigung und für inneren Lohn, sie tun es im Dienst an einer äußeren Fassade, von der sie glauben, dass sie beim Umfeld gut ankommt. Aber auch die »Anschleimer« oder »Prügelknaben« gehören in diesen Kontext: Menschen, bei denen man spürt, dass sie aus innerer Schwäche gefallen wollen, aber damit oft das Gegenteil erreichen – sie werden abgelehnt.

Bei Menschen mit dem Verhaltensmuster »Außenorientierung mit Überanpassung« bekommen Außenmomente also in viel höherem Maße den Charakter starker Stressoren als bei anderen, weniger außenorientierten Menschen.

■ **Aufgaben**

Was sind Ihre Eigenheiten, Ihre Stärken und Schwächen?

Welche individuellen Ausprägungen oder Eigenheiten Ihrer Verhaltensmuster sind Ihnen bewusst? Nehmen Sie sich eine Stunde Zeit zum Schreiben, und notieren Sie auch alles, was Ihnen von anderen Menschen früher einmal dazu gesagt wurde – als Lob, vielleicht auch als Tadel. Überlegen Sie sich, wie Sie vertrauenswürdige Freunde oder Verwandte dazu befragen können: sie anrufen, eine E-Mail schreiben, ein Treffen vereinbaren? Nutzen Sie die Gelegenheit zu einem Panoramablick in Sachen Selbsterkenntnis, und stellen Sie Fragen wie: »Was bin ich in euren Augen für eine(r)? Was für einen Charakter habe ich? Wo seht ihr meine Stärken und Schwächen? Was für Eigenheiten hab ich, die mich von anderen unterscheiden? Nehmt ihr Reaktions- und Verhaltensweisen an mir wahr, die es mir in bestimmten Lebenssituationen schwerer machen als anderen? Was, glaubt ihr, würde in Sachen Beruf, Lebensaufgabe und Lebensform zu mir passen?« Bitten Sie um schonungslose Offenheit, und sichern Sie zu, dass Sie kritische Anmerkungen nicht übel nehmen werden, sondern als positive Herausforderung betrachten, einen konstruktiven Umgang mit Kritik zu üben (s. dazu ▶ Kap. 9).

Hilfestellungen beim Auffinden Ihrer Talente und Stärken finden Sie bei der Positiven Psychologie (Seligman 2003; Buckingham & Clifton 2002). Mit der Korrektur früh geprägter Verhaltensmuster, die im späteren Leben zu psychischen Störungen führen, hat sich vor allem die Schematherapie beschäftigt (ein ausführliches Selbsthilfebuch hierfür: Young & Klosko 2008).

Hat man Stress fördernde Verhaltensmuster entdeckt, ist zu prüfen, ob sie von entsprechenden nicht förderlichen Denkmustern stabilisiert werden. Wie das im Falle des Musters »Außenorientierung/ Überanpassung« aussehen könnte, besprechen wir gleich. Im nächsten Schritt gilt es, sich förderliche Denkmuster zu erarbeiten, sie zu verinnerlichen und ein dazu passendes förderliches Verhalten in kleinen Schritten einzuüben. Bei all dem helfen die folgenden Kapitel.

Nach stabilisierenden Denkmustern suchen

■ **Denkmuster und Lebenshaltungen**
Natürlich eignet dem Denken ein höherer Grad an Bewusstheit und Reflektiertheit als manchen äußeren Verhaltensmustern. Dennoch spielen bei jedem Denkakt große unbewusste Bereiche des psychischen Apparates eine zentrale Rolle. Viele unserer Denkmuster wurden früh von Bezugspersonen übernommen, ohne dass wir lange darüber reflektiert hätten, ob sie richtig sind oder zu uns passen. Sie sind so gut verinnerlicht, dass sie bei der Begegnung mit Außenereignissen blitzschnell und automatisiert ablaufen und unsere Gefühlsreaktion mitprägen, ohne dass uns das bewusst würde.

Automatisierte Denk- und Bewertungsmuster

Ein Beispiel: Vor Jahren hatte ich Ärger mit einem Nachbarn, der eine immens wattstarke Heimkinoanlage direkt unter meinem Arbeitszimmer betrieb. Sobald die Bässe zu vibrieren begannen, schoss mein Stresspegel nach oben, ich war wütend und arbeitsunfähig. Wenn Sie mich damals gefragt hätten, ob diese Reaktion etwas mit Denkmustern zu tun haben könnte, so hätte ich das rundheraus verneint – mit dem Hinweis auf eine angeborene reflektorische Reaktion. Dann aber meinte ich, einmal einen Urlaub in einem Clubhotel ausprobieren zu müssen. Nach ca. zehn Tagen hatte ich ein wichtiges Aha-Erlebnis. Ich fand mich abends auf dem Bett liegend beim Lesen eines anspruchsvollen Sachbuchs und bemerkte: »Es ist ja hier genauso laut wie daheim, wenn die Anlage des Nachbarn läuft.« (Anima

Intuitive Erwartungshaltungen

4

teure und Urlauber probten gerade ein Musical in der unmittelbaren Nachbarschaft.) »Aber hier hat es dich all die Tage nicht gestört, du hast es selbst beim Lesen kaum bemerkt, du konntest dich konzentrieren und es ausblenden!« Was war der Unterschied zwischen beiden Situationen? Nun, offenbar hatten sich gedankliche Überzeugungen und Bewertungen zu unbewusst-intuitiven Erwartungshaltungen verdichtet, die dann die emotionale Reaktion bestimmten. Daheim wirkte unterschwellig die Erwartung: »In meinen vier Wänden hab ich das Recht auf absolute Ruhe. Wer das nicht respektiert, ist ein Übeltäter und gehört reglementiert. So etwas ist eine Unverschämtheit, über die man sich nur aufregen kann.« In der Hotelanlage dagegen war mir intuitiv klar, dass es laut werden würde. Entscheidend ist: Es war nicht der Außenreiz als solcher, der die Gefühle erzeugte, sondern es waren meine Erwartungshaltungen und die unter ihnen verborgenen Gedanken. Stress erzeugende Denkmuster dieser Art gilt es aufzuspüren, auf ihre Sinnhaftigkeit zu befragen und ggf. durch förderliche Geisteshaltungen zu ersetzen.

Ein wichtiges Stichwort, unter das man in der Verhaltenstherapie Stress erzeugende Denkmuster fasst, heißt »Muss-Vorstellungen«. Eben hatten wir ja schon eine kennengelernt: »Im Haus muss Ruhe herrschen!« Bei Muss-Vorstellungen wird die idealisierende und zuspitzende Wirkung des Denkens deutlich. Oft knüpfen sie an angeborene Dispositionen an, nehmen Zeitgeistmeinungen oder Erziehungseinflüsse auf und werden dann im Denken verabsolutiert und gesteigert.

> **Das Muss erzeugt inneren Druck, der steigert die innere Reibung, der Energieverbrauch wächst, und die Leistung sinkt.**

Muss-Vorstellungen und ihre negativen Wirkungen

Stellen Sie sich vor, auf dem Boden läge ein Brett, das 10 m lang und 20 cm breit ist. Sie hätten überhaupt kein Problem, darüberzulaufen, Sie würden das hundertprozentig ohne Störung schaffen. Wenn dasselbe Brett nun aber über einer tiefen Schlucht läge, sähe die Sache anders aus. Hier gäbe es bei vielen Menschen ein erhebliches Risiko, die Nerven zu verlieren und abzustürzen. Da spielt die Angst eine Rolle, aber auch das zuspitzende Denken mit seinem Muss, das nun in die Situation eintritt: Es muss, muss, muss alles, alles klappen. Das *Ich* bläht sich maximal auf, will auch das Allerletzte noch unter die bewusste Kontrolle bekommen und erzeugt so viel Druck, dass das *Selbst* in Gefahr gerät zu versagen (vgl. ▶ Abb. 3.1a in ▶ Kap. 3). An der im Kern ja kinderleichten objektiven Anforderung hat sich überhaupt nichts geändert, der Stress ist vollständig *Ich*-gemacht. Das »Muss« gehört zu den toxischsten Produkten, die das Denken in den Köpfen der Menschen erzeugt. Ausgehend von unseren Erbbedürfnissen, entsteht in unserem Denken eine Überfülle an Erwartungen, die Stress erzeugen, wenn sie zum Muss verabsolutiert werden.

Muss-Vorstellungen in Bezug auf das Glück

Verkürzt gesagt, sind die Gier nach Luxus und Status die stärksten angeborenen Antriebe vieler Menschen. Das ist der Nährboden zweier zentraler Gruppen von Muss-Vorstellungen. Die erste knüpft unser Glück an Bedingungen: Um glücklich sein zu können, muss ich unbedingt Folgendes haben bzw. erreichen: Reichtum, Luxus, diese oder jene Position, einen Partner mit den und den Eigenschaften, etc.

Die zweite wichtige Gruppe von Muss-Vorstellungen knüpft unser Selbstwertempfinden an Bedingungen. Damit ich mich als wertvoller Mensch fühlen kann, muss unbedingt Folgendes gegeben sein: Ich muss sehr nützlich sein, darf keine Fehler machen, muss von allen anerkannt und geliebt werden, muss eine hohe Leistung bringen, muss alle meine Pflichten erfüllen etc. Besonders Muss-Vorstellungen aus dieser Gruppe treten mit dem oben besprochenen Verhaltensmuster »Außenorientierung/Überanpassung« häufig in eine sich wechselseitig stabilisierende Entwicklungsbeziehung.

Nun, es liegt auf der Hand, dass viele dieser Forderungen unrealistisch sind und vom Leben nicht erfüllt werden können. Damit sind Stress und Leid vorprogrammiert. In ▸ Kap. 6 werden wir besprechen, wie man diese Muss-Vorstellungen aus dem Kopf bekommt. Unterdessen können Sie ja schon einmal damit beginnen, nach jenen Muss-Vorstellungen zu fahnden, die in Ihrem Kopf den meisten Druck machen.

Aufgabe Achten Sie in den nächsten Tagen und Wochen einmal bewusst darauf, in welchen Situationen Sie unter Stress und Druck geraten. Vielleicht führen Sie sogar ein Gefühlstagebuch, in das Sie jeden Abend eintragen, was Sie emotional bewegt hat, um darüber zu reflektieren. Sie fühlten sich bei einem abendlichen Zusammensein mit Kollegen unwohl? Hatten Sie ein Projekt noch nicht abgeschlossen? (»Man muss erst mit der Arbeit fertig sein, ehe man Spaß haben darf.«) War es das, oder steckt etwas anderes dahinter, z. B.: »Als guter Ehemann darf man nichts alleine unternehmen und muss abends bei seiner Frau sein.« Oder hat Ihnen jemand die Show gestohlen? (»Ich muss immer die Hauptrolle spielen und der brillanteste Unterhalter sein.«) Versuchen Sie auf diese Weise herauszufinden, welche drei bis fünf Haupt-Muss-Vorstellungen hinter Ihren negativen Gefühlen stecken.

■ **Denkfehler**

Weitere Stress erzeugende Funktionsstörungen unseres Denkapparates lassen sich am besten unter die Kategorie »Denkfehler« zusammenfassen – hier die vielleicht wichtigsten.

Evolutionärer Negativismus Evolutionspsychologisch sind wir auf Gefahrensuche programmiert. Diejenigen unserer Steinzeitvorfahren, die hinter jedem Knacken im Busch einen Tiger vermuteten, hatten einfach mehr Nachkommen als die Leichtsinnigen. In unserem heutigen Denken schlägt diese Tendenz in der Form durch, dass wir an Sachverhalten oder Personen oft erst – und manchmal nur – die negativen Seiten suchen und finden.

Muss-Vorstellungen in Bezug auf das Selbstwertgefühl

Von welchen Muss-Vorstellungen werden Sie versklavt?

Die Gefahrensucher überlebten

Achten Sie einmal bewusst auf Ihren inneren Dialog. Fast alle Sachverhalte und Personen sind so komplex, dass sie neben negativen auch immer viele positive Facetten aufweisen. Sie können üben, Ihrem Quatschi entgegenzutreten, wenn er wieder nur das Haar in der Suppe sucht, und ihn auf das Positive verweisen.

Die zuspitzenden Wirkungen des Denkens

Überverallgemeinern und Übertreiben »Was für einen grauenvollen und unverzeihlichen Fehler hab ich da gemacht! Ständig mach ich alles falsch! Nur mir passiert so etwas! Ich bin doch ein Versager auf der ganzen Linie! Und war schon immer einer! Und werde immer einer sein! Das kann nur schlimm enden! Unter welcher Brücke gingen doch gleich die Rohre vom Heizkraftwerk durch? All diese schrecklichen Entwicklungen in der Welt – das kann nur in der totalen Katastrophe enden! Zahnarzt, Magenspiegelung und dieser verdammte Vortrag vor 30 Leuten – das ist alles so grauenvoll, das kann ich nicht aushalten!« Es gibt Menschen, die es ihrem Quatschi gestatten, ständig solches Zeug zu labern. Die Wissenschaft hat einen Zusammenhang zwischen derartigen Denkmustern und Depressionen festgestellt.

Einen Schritt zurücktreten, eine realistische Sichtweise einnehmen

Nun, ich denke, wir müssen das nicht ausbuchstabieren – Sie sehen selbst, wo es hier im Argen liegt. Schwarz-Weiß gibt's im Leben nur selten. Die meisten Sachverhalte sind mit Zwischentönen adäquat beschrieben. Wenn Sie üben, Ihren inneren Dialog bewusster zu gestalten, dann werden Sie Ihren Quatschi immer öfter beim Übertreiben erwischen. Treten Sie innerlich einen Schritt zurück, und bemühen Sie sich bewusst um eine differenzierte und realistische Beschreibung der Tatsachen: »Ja, das war wohl ein Fehler, aber man kann ihn ausbügeln, und selbst Tom ist das schon passiert, und der ist ja bekanntlich ein Könner auf diesem Gebiet. Ich werde das eben üben müssen.«

Ja, vieles läuft leider sehr schief in der Welt. Aber wir vergessen meist, dass es auch immer wieder positive Überraschungen gibt. Die Eskalation des Kalten Krieges in die Atomapokalypse ist ausgefallen. Und wer hätte es 1988 für möglich gehalten, dass die Bürger der DDR schon ein Jahr später würden nach Amerika fliegen können? Also sollte man am besten tun, was man tun kann, und insgesamt aus Prinzip optimistisch bleiben: Komplexe Entwicklungen lassen sich nicht linear voraussagen. Jede krisenhafte Zuspitzung kann ein Vorbote des Sprungs in eine positive Qualität sein. Und wenn ich mit Angst und Schmerz akzeptierend und achtsam umgehe und die unbedingte Bereitschaft entwickle, mich negativen Empfindungen zu stellen, dann kann ich all das sehr wohl aushalten.

Mit Achtsamkeit das Positive ausschöpfen, das man hat

Ständiges Vergleichen »Wo man auch steht, die Sehnsucht geht immer zum anderen Ufer«, wusste, wie gesagt, schon Laotse. Das größere Auto des Nachbarn, die höhere Position des Bruders, die Arbeitsbedingungen im Betrieb einer Bekannten, die Natur in Australien – es ist überall besser, wo wir nicht sind. Erinnern Sie Ihren Quatschi an den Gewöhnungsmechanismus bei äußerem Lohn, wenn er Ihnen wieder das kaputtredet, was Sie haben. Sie wissen: Die Nulllinie des Erlebens pegelt sich per Gewöhnung immer in der Mitte der Lebenssituation ein, in der man gerade ist. Ein Australier entwickelt wegen fünf Regentagen im Jahr das gleiche Maß an Ärger wie Sie wegen 50 Regentagen. Außerdem kommt man mit dem Vergleichen nie an ein Ende, denn der Nachbar Ihres Nachbarn hat bestimmt ein noch größeres Auto. Wenn Sie sich nicht auf das konzentrieren, was Sie *nicht* haben, sondern auf das, was Sie haben, und wenn Sie üben, dem, was Sie haben, mit Achtsamkeit zu begegnen, dann werden Sie dem, was Sie haben, sehr viel mehr positive Gefühlsenergie abgewinnen können als die meisten anderen Menschen dem, was sie »mehr« haben. Verinnerlichen und üben Sie das.

Personalisieren Insbesondere Menschen mit schwachem oder momentan angeschlagenem Selbstwertgefühl neigen dazu, mehrdeutige Äußerungen und Situationen negativ auf sich zu beziehen. »Oh Gott, der Chef hat mich eben nicht gegrüßt! Ich muss irgendeinen Riesenfehler gemacht haben! Unter welcher Brücke …« – na ja, Sie wissen schon. Wir können üben, solche Fehlschlüsse zu bemerken und uns wahrscheinliche oder zumindest mögliche Alternativen bewusst zu machen: »Vielleicht hat er schlecht geschlafen, oder er hat mich nicht bemerkt. Womöglich hat er ja selbst einen Fehler gemacht, steht unter Druck und hat den Tunnelblick.«

> **Sich mögliche Alternativen bewusst machen**

Inneres Aufschaukelungschaos Von dem österreichischen Psychotherapeut Paul Watzlawick (1994, S. 35) stammt die folgende bekannte Geschichte, die hier in eigenen Worten wiedergegeben wird. Ein Mann will ein Bild aufhängen und stellt fest, dass er keinen Hammer hat, um einen Nagel einzuschlagen. Er beschließt, sich vom Nachbarn einen zu borgen. Doch dann kommen ihm Zweifel. Es könnte ja sein, dass der Nachbar ihm den Hammer gar nicht leihen will. »Gestern hat er mich so auffallend flüchtig gegrüßt«, denkt der Mann, »vielleicht, weil er es eilig hatte, aber vielleicht hat er ja auch irgendwas gegen mich. Dabei habe ihm doch gar nichts getan. Leute wie dieser Nachbar können einem das Leben zur Hölle machen! Möglicherweise bildet er sich auch noch ein, ich sei auf ihn und seinen dämlichen Hammer angewiesen! Na warte, Freundchen, jetzt reicht's!« Wutentbrannt klingelt er am Haus nebenan. Kaum öffnet sich die Tür, schreit der Mann auch schon los: »Behalten Sie doch Ihren gottverdammten Hammer!«

Diese Geschichte zeigt sehr deutlich, wie sich negative Gedanken und Gefühle in Teufelskreisen aufschaukeln und völlig von der Realität lösen. In ähnlicher Weise steigern sich Menschen in unwirkliche Horrorszenarien hinein, die verletzende Erinnerungen oder befürchtete künftige Katastrophen betreffen. Das ist, als würde man beim Auto die Handbremse anziehen, das Gaspedal durchtreten und die Kupplung schleifen lassen. Eine Unmenge von Energie wird in inne-

> **So steigern wir uns in unsinniges Leid hinein**

4

**Hemmendes Denken durch
förderliches ersetzen**

rer Reibung verpulvert. An diesem Punkt sind wir dann schon der Eskalation von der latenten zur manifesten Depression nahe. Hier helfen Bewusstheit, innere Klarheit und das Einüben einiger grundlegender innerer Algorithmen (s. dazu ► Kap. 10).

Die meisten dieser unreflektiert übernommenen oder sich spontan bildenden Denkmuster verstärken Stress und kosten viel Energie. Aber wie aus den letzten Aufgaben schon ersichtlich war, haben wir natürlich auch hier die Möglichkeit, uns bewusster zu verhalten und zu entwickeln.

Ein erster wichtiger Schritt wäre, nicht förderliche Denkmuster aufzudecken, zu verstehen, warum sie unfunktional sind, und sich in Korrektur dessen dann förderliche Lebenshaltungen zu erarbeiten.

Wie bin ich beispielsweise mit dem Konflikt umgegangen, den ich mit meinem lauten Nachbarn hatte? Nun, natürlich habe ich mit ihm geredet, und wir fanden zu einigen eingrenzenden Absprachen (dreimaliges Klopfen gegen das Heizungsrohr hieß: »Lärm stört, Anlage bitte leiser drehen!«). Zugleich habe ich mir aber zwei recht universelle förderliche Geisteshaltungen für die Situation zurechtgeschnitten:

1. *Probleme sind Wachstumschancen:* Ärger und Wut sind in kulturellen Lebenszusammenhängen fast immer nutzlos und schädlich. Ich will üben, mich grundsätzlich nicht mehr aufzuregen, und jedes Problem sofort darauf befragen, für welche äußere oder innere Kompetenz ich es als meinen Trainer begrüßen darf. In meinem Fall waren das Konzentrationsfähigkeit und Lärmtoleranz. Solange man nicht reich genug ist, um sich ein frei stehendes Haus am Stadtrand mit schalldichten Räumen bauen zu können, muss man sich eine gewisse Geräuschtoleranz als wichtige innere Kompetenz erhalten: Immer und überall kann es zu Geräuschbelästigungen kommen, vom Rasenmäher über die Eröffnung einer Baustelle bis hin zur laut vor der Bürotür hin- und herstöckelnden Sekretärin. Und meist passiert das gerade dann, wenn man ganz schnell noch etwas Wichtiges und Schwieriges bearbeiten muss.

2. *Expandierende Identifikation:* All unser Leid entspringt letztlich unserem egoistischen Primaten- und Quatschi-Ego. Aber unser Geist ist groß und frei. Wir müssen uns nicht mit unserem Ego identifizieren und seine Wünsche verabsolutieren. Wir sind Knoten in einer vernetzten Welt, und es ist unsere Entscheidung, mit welchem Ausschnitt dieser Ganzheit wir uns jeweils identifizieren. Dann kann man alles, was für das Quatschi-Ego negativ, für diese Ganzheit aber positiv ist, sehr viel besser integrieren und positiv annehmen. Im vorliegenden Fall habe ich mich als Teil einer Hausgemeinschaft definiert, der sehr unterschiedliche und in ihren Eigenarten gleichberechtigte Menschen angehören. Entsprechend braucht jeder etwas anderes für sein Glück, und es ist für alle gut, wenn alle möglichst glücklich sind (anderenfalls fliegt man womöglich mit in die Luft, weil ein depressiver Nachbar den Gashahn aufdreht). Entsprechend gilt es, Kompromisse

zu finden und sich mitzufreuen, wenn man merkt, dass es den anderen gut geht.

Ich erarbeitete mir einen hohen Grad an Überzeugtheit von der Richtigkeit und Förderlichkeit dieser Haltungen. Sie wurden kohärent eingewoben in den komplexen Gesamtkontext meiner Lebensphilosophie. Wann immer der Sound von unten wieder anhob, übte ich, den folgenden Algorithmus konsequent und präzise in mir ablaufen zu lassen: »Innerlich sofort auf Abstand gehen und klar entscheiden: Verändern oder akzeptieren? Wenn verändern, dann konsequent handeln und z. B. ans Heizungsrohr klopfen. Wenn akzeptieren, dann die oben genannten stressdämpfenden Haltungen bewusst machen und sich in Achtsamkeit wieder auf das konzentrieren, was gerade an Aufgaben zu erledigen ist.«

Wenn wir lernen würden, in ähnlicher Weise auch mit anderen oder gar den meisten der uns begegnenden Stresssituationen umzugehen, dann könnten wir unsere Energiebilanz deutlich ins Positive verschieben.

Damit ist unsere Energieformel vollständig besprochen. Die Aufgaben haben Ihnen Anregungen gegeben, wichtige Aspekte Ihres Energiehaushalts zu reflektieren. Die folgenden Kapitel und die am Ende des Buches aufgeführte Literatur vertiefen die Möglichkeiten, hier Verbesserungen zu erreichen.

Nehmen wir nun noch einmal die Konzepte Depression und Burnout gesamthaft in den Blick. Zentrales Moment ist ein struktureller Energiemangelzustand, der sich aus Fehlentwicklungen an den von unserer Formel beschriebenen Stellen ergeben kann. Man fühlt sich überwiegend müde, erschöpft und ausgelaugt, man ist gereizt, innerlich getrieben und kann sich nicht mehr richtig freuen.

Leichte, mittlere oder sogar schwere Energiemangelzustände können recht lange ertragen werden, sofern ein starkes Kohärenzgefühl erhalten bleibt. Menschen z. B., die ein ihnen wichtiges Projekt oder Unternehmen aufbauen und weiterentwickeln, können über Jahre extrem viel arbeiten, und das über weite Strecken mit fast leerem Energietank. Sie wissen, wo ihr Energiemangel herkommt, sie haben die Kontrolle darüber – d. h., sie könnten auch weniger arbeiten, wenn sie wollten –, und ihr Einsatz ist in höchstem Maße sinnhaft für sie: Es steht eine begeisternde Vision dahinter, die mit ihren Werten und Prinzipien übereinstimmt.

Die wirklichen Probleme entstehen zumeist erst dann, wenn dieses Kohärenzgefühl zusammenbricht. Vielleicht treten bei unserem Unternehmensgründer aufgrund ungünstiger Umstände Zwänge ein, die ihm mehr oder weniger die Kontrolle entziehen: Nun hat das teuflische Muss seinen Auftritt – mit all den Folgen, die wir beschrieben haben. Oder es stellen sich über längere Zeit nicht die erwarteten Erfolge ein, und der Glaube an den Sinn all der Anstrengungen geht allmählich verloren.

Sich Haltungen als Überzeugungen erarbeiten

Depressionen und Burnout als Energiemangelzustände

Bei hohem Kohärenzgefühl ist man trotz Energiemangel stark

Warum das Kohärenzgefühl zusammenbrechen kann

4

In anderen Fällen sind es vielleicht Schicksalsschläge, die das Kohärenzgefühl generell stark schwächen: Warum ich? Habe ich nicht immer gesund oder gottesfürchtig gelebt?

Oder der Energiemangelzustand resultiert aus einer Vielzahl kleinerer Ursachen über die ganze Länge unserer Energieformel, und der Betreffende findet keine rechte Erklärung für seinen allmählich immer schlechter werdenden Zustand. Wenn er dann dies oder das an Hilfsmöglichkeiten ausprobiert und keine Besserung erreicht, entstehen Verzweiflung und Demoralisierung.

Oder es kommt mit dem Älterwerden und den damit oft verbundenen Desillusionierungen zu einer generellen Abschwächung des Sinnerlebens: Alles ist am Ende doch eitel und vergeblich. Dann mögen die meisten Terme unserer Energieformel zwar einigermaßen im Lot sein, und es gibt vielleicht auch Hobbys, die noch Freude machen, auch der Stress hält sich in Grenzen, es gibt keine schlimmen Fehlschläge, und dennoch trägt das Leben nun immer schwerer allein an sich selbst.

Die Teufelskreise in der Eskalation

Wenn auf diesen und anderen Wegen das Kohärenzgefühl zusammenbricht, können schnell Teufelskreise und Abwärtsspiralen entstehen. Das *Ich* bläht sich in angstvoller Verzweiflung auf und gibt dem *Selbst* den Todesstoß (vgl. den letzten Abschnitt von ▶ Kap. 3). Die Suche nach Ursachen führt zu übermäßiger und ängstlicher Selbstbespiegelung (Hyperreflexion). Dabei entdeckt man nur noch mehr Missbefindlichkeiten und funktionelle Störungen, was das Gesamtbefinden weiter verschlechtert. Man versucht den Erfolg zu erzwingen und verkrampft oder blockiert dabei, was zu neuen Misserfolgen führt (Hyperintention). Man schont sich und zieht sich sozial zurück – das schneidet einen von wichtigen Energiequellen ab, und man hat noch mehr Zeit zur Hyperreflexion usw. Wenn man Pech hat, springt dann der Hirnstoffwechsel in ein grundlegend anderes Funktionsregime, und es entsteht eine wirklich schwere Depression. Bei Entwicklungen dieser Art heißt es im klinischen Sprachgebrauch: akute Dekompensation einer depressiven Entwicklung oder eines Burnout-Prozesses oder auch Übergang einer latenten Depression in eine manifeste Depression. Und nun entfaltet sich mehr oder weniger das gesamte Spektrum an Beschwerden und Symptomen, die in ▶ Kap. 2 beschrieben wurden.

> **Eskalation zur manifesten Depression: eine Kurzformel**
> Manifeste Depression = struktureller Energiemangelzustand (Ausgangsproblematik, latente Depression) + Zusammenbruch des Kohärenzgefühls nach mehrfachem Scheitern beim Lösen innerer oder äußerer Probleme + Teufelskreise (Eskalationsproblematik)

Prinzipien der psychischen Veränderung

Verhaltens- und Erlebensmuster sind in Milliarden Synapsen festgeschrieben ...

Die Muster unserer Reaktionen auf die Welt beruhen zumindest teilweise auf angeborenen Veranlagungen, sind dann in Jahren und Jahrzehnten gewachsen, haben sich durch Wiederholung verinnerlicht und zu Gewohnheiten verfestigt. Die Grundlage hierfür bildet ein Universum aus Abermilliarden von Synapsen, in das sich bestimmte Muster unseres Denkens, Verhaltens und Fühlens hineingebahnt haben. Wenn man sich dies vor Augen hält, wird deutlich, dass es gar nicht so leicht sein dürfte, grundlegende Verhaltensmuster zu verändern. »Warum es so schwierig ist, sich und andere zu ändern« heißt es im Untertitel eines Buches des Hirnforschers Gerhard Roth (2008).

... deshalb ist es so schwierig, sich und andere zu ändern

So verwundert es nicht, dass der Zeithorizont für bedeutsame psychische Veränderungen eine Spanne von einigen Monaten bis zu einigen Jahren umfasst. Damit ist auch klar: Die Einwirkung eines Psychotherapeuten im Rahmen einer ambulanten oder stationären Therapie, die sich ja nur über vergleichsweise wenige Stunden erstreckt, kann nicht stark und nachhaltig genug sein, um für sich allein ausreichende Veränderungen zu bewirken. Deshalb kann Psychotherapie nur Hilfe zur Selbsthilfe sein und sollte den Klienten im Idealfall zu seinem eigenen Therapeuten ausbilden.

> **Nur wenn sich der Klient auch im Alltag außerhalb der Therapiestunden mit geeigneten Mitteln darum bemüht, systematisch seine Denk- und Verhaltensmuster zu verändern, wird es mit einiger Zeitverzögerung auch zu den gewünschten Veränderungen im Bereich der Gefühle kommen.**

Ein Konzept für die Selbstveränderung und -entwicklung

Doch woraus entstehen diese Bemühungen zur Selbstveränderung beim Klienten, wie werden sie gesteuert? Nun, sie entstehen wesentlich aus den Konzepten, die der Betreffende vom Funktionieren seiner Psyche (»Selbstmodell«), von der Entstehung seiner Probleme (»subjektives Störungsmodell«) und von sich daraus ableitenden sinnvollen Methoden der Selbstveränderung (»Veränderungsmodell«) hat. Neben der persönlichen Ermutigung und Unterstützung durch den Therapeuten ist es also die vielleicht wichtigste Aufgabe von Psychotherapie, dem Klienten diese Modelle so zu vermitteln, dass er sie versteht, annimmt und anwenden kann. In diesem Abschnitt wollen wir wichtige Momente eines dreistufigen Veränderungsmodells zusammentragen – in Teilen wurden diese Momente in den vorangegangenen Kapiteln schon angesprochen.

5.1   Erste Stufe: Entlastung und Abbau der Eskalationsproblematik

Urlaub oder Krankschrift

Haben sich in einer länger laufenden Eskalationsspirale die Energietanks völlig geleert, ist es zumeist erforderlich, sich Abstand und Entlastung zu verschaffen, um die Möglichkeit zu einer wirklichen Erholung zu haben. Man kann sich eine Zeitlang krankschreiben lassen, in den Urlaub fahren, ein Sabbatjahr in Anspruch nehmen oder sich zur Kur oder in eine stationäre Psychotherapie begeben.

Wie beschrieben, entwickelt sich zunächst ganz allmählich eine Ausgangsproblematik, die ein gewisses Maß an Leid mit sich bringt. Dieses Leid könnte für sich genommen über Monate oder Jahre ausgehalten werden. Erst wenn das Kohärenzgefühl zusammenbricht, wenn man beginnt, diese Ausgangsbeschwerden als ein unerklärliches Problem wahrzunehmen und einen Kampf gegen sie beginnt, der ohne Erfolg bleibt, erst dann entsteht ein Problem im medizinischen Sinne. Erst dann steigert man sich über eine Vielzahl von Teufelskreisen in einen Zustand der Verzweiflung hinein, den man als unaushaltbar und aussichtslos erlebt, in dem man die Fähigkeit zu überlegtem, systematischem und effizientem Handeln weitgehend einbüßt. Diese Eskalation gilt es nun im nächsten Schritt wieder abzubauen. Hierzu muss durch die Vermittlung eines Grundverständnisses der Situation, das Hoffnung auf Besserungsmöglichkeiten weckt, wieder ein grundlegendes Kohärenzgefühl aufgebaut werden. Die entscheidenden Gegenmittel zum Durchbrechen der Teufelskreise heißen Akzeptanz und Achtsamkeit. Und dann wäre es noch gut, wenn man auch gleich den Energietank etwas auffüllen könnte. All dies haben wir in ▶ Kap. 3 ausführlich besprochen. Ich hoffe, Sie konnten die dort erläuterten Vorschläge zumindest in Teilen umsetzen und hatten Erfolg damit. Die Eskalationsproblematik ist eine funktionelle Aufschaukelung und sollte innerhalb weniger Wochen zu beruhigen sein (es sei denn, das Gehirn ist bereits in den Zustand einer schweren Depression »umgekippt«).

Im Ergebnis sollten die Beschwerden wieder auf den aushaltbaren Ausgangszustand abgefallen sein, und die Handlungsfähigkeit sollte so weit wiederhergestellt sein, dass längerfristige psychische Veränderungen in Gang gesetzt werden können. Ziel dieser Veränderungen ist, den strukturellen Energiemangelzustand zu beseitigen, der der Ausgangsproblematik zugrunde liegt.

> **Mit Akzeptanz und Achtsamkeit die Eskalation beenden**

> **Die Handlungsfähigkeit wiederherstellen**

5.2 Zweite Stufe: Bearbeiten der Ausgangsproblematik

Die Ausgangsproblematik gründet, wie beschrieben, in den meisten Fällen in einem strukturellen Energiemangelzustand. Wichtige Ursachen hatten wir uns mit unserer Energieformel vor Augen geführt. An welcher Stelle Veränderungen notwendig sind, hängt davon ab, an welcher Stelle des folgenden Kontinuums man sich befindet: An einem Ende dieses Kontinuums stehen Menschen, die in sich weitgehend »normal funktionieren« und einfach unter einem Übermaß von Zwängen, Belastungen oder ungünstigen Umständen zusammengebrochen sind, unter denen das den meisten anderen Menschen auch passiert wäre. Hier sind fast ausschließlich Veränderungen der äußeren Lebenssituation erforderlich: den Stress reduzieren, Zwänge

> **Außenveränderungen**

5

auflösen, sich ein höheres Maß an äußerem Lohn erschließen, eine bessere Passung zwischen Anforderungs- und Eignungsprofil herstellen – z. B. durch den Wechsel von Tätigkeitsfeldern, Beruf, Partner, Freundeskreis oder Lebensort.

Innenveränderungen

Am anderen Ende des Kontinuums stehen Menschen, die in einer »normalen« Lebenssituation dekompensieren, in der die meisten anderen Menschen keinerlei Schwierigkeiten hätten. Hier liegen die Probleme fast ausschließlich im Inneren des Betreffenden, und es ist eine psychische Veränderung im engeren Sinne gefordert: Quellen inneren Lohns reaktivieren oder neu aufbauen, Stärken, Schwächen und Eigenheiten entdecken, Kompetenzen entwickeln, ungünstige Denk- und Verhaltensmuster erkennen und umlernen, sich förderliche Geisteshaltungen, Werte und Prinzipien erarbeiten und verinnerlichen, Selbstmanagementkompetenzen erwerben. Nur wenige Klienten befinden sich wirklich an einem dieser beiden Extrempole. Die meisten liegen irgendwo dazwischen, sodass es um eine Kombination äußerer und innerer Veränderungen geht. In der Folge derartiger Veränderungen sollte es gemäß unserer Energieformel zu Verbesserungen im Bereich der Gefühle und insgesamt zu einem deutlichen Mehr an positiver Gefühlsenergie kommen.

Verinnerlichung als zentrales Problem

Die genannten Stichworte wurden und werden in anderen Kapiteln vertieft. Lassen Sie uns an dieser Stelle ausführlicher auf das zentrale Problem jeder psychischen Veränderung eingehen: das Problem der *Verinnerlichung*.

Den meisten Menschen ist ein Teil der Veränderungsnotwendigkeiten durchaus bewusst. Sie wissen es selbst schon lange oder können nach Vorträgen oder Beratungsgesprächen sagen: »Ja, das leuchtet mir ein, das müsste ich verändern.« Und nach einigen Wochen oder Monaten sagen sie dann: »Es hat sich nichts bewegt. Der Kopf weiß es, aber der Bauch macht irgendwie nicht mit.« Offenbar ist es nicht damit getan, etwas einzusehen, wenn »einsehen« bedeutet, einen von außen herangetragenen Gedankengang mitzuvollziehen. Und es reicht auch nicht, eine Veränderungsnotwendigkeit als isoliertes Wissenselement im Kopf zu tragen, für dessen Sinnhaftigkeit man mit einiger Mühe und fragendem Unterton zwei oder drei Argumente beibringen kann.

> **Veränderungswissen wird erst dann in Verhalten umgesetzt, wenn es zu verinnerlichten Überzeugungen geworden ist, die motivational aufgeladen sind.**

Die Prinzipien der Verinnerlichung

Wie aber funktioniert »Verinnerlichung«? Nun, es gibt drei zentrale Prinzipien:
- Kohärenz,
- Wiederholung,
- Erfahrung.

Wenn Sie also dysfunktionale Denk- oder Verhaltensmuster bei sich entdeckt haben, bestünde der erste Schritt darin, dass Sie sich eine förderliche Geisteshaltung in Bezug auf die betreffenden Inhalte erarbeiten. Im zweiten Schritt ginge es darum, diese förderliche Geisteshaltung kohärent in Ihre Lebensphilosophie einzuweben und durch Wiederholung einzuschleifen. Und im dritten Schritt schließlich wären dazu passende Verhaltensmuster in kleinen Schritten im Alltagsleben einzuüben. Die dabei gemachten – wahrscheinlich positiven – Erfahrungen würden diesen neuen Verhaltenskomplex endgültig verfestigen. Nun steht er zunehmend dem automatisierten Spontanverhalten zur Verfügung und kann im positiven Flow erlebt werden. Sofern es um Wiederholungsaktivitäten geht, ist eine neue Gewohnheit entstanden. Dies soll hier noch einmal im Einzelnen erläutert werden.

- **Kohärenzbildung durch Lesen, Denken und Schreiben**

Das Veränderungswissen sollte stimmig und differenziert eingewoben sein in ein komplexes Hintergrundwissen. Wir hatten gesagt, dass das Fenster unseres *Ich*-Bewusstseins nur sehr schmal ist (▶ Kap. 3.5). So können wir zwar die Krümmung unseres Zeigefingers bewusst minutiös steuern, nicht aber die komplexe und schnelle Ganzkörperbewegung beim Skifahren – die entspringt überwiegend dem *Selbst*. In gleicher Weise können wir immer nur einen einzelnen Gedankenfaden durch unser enges *Ich*-Fenster ziehen. Aber wie beim Skifahren ist natürlich auch beim Nachdenken über komplexe Probleme das gesamte *Selbst* der Träger des Prozesses. Wir sehen das daran, dass Ideen (Einfälle, Eingebungen) wie aus dem Nichts aus dem Unbewussten auftauchen, dass wir nach unbewussten Verarbeitungsphasen schneller Lösungen finden und treffsicherer urteilen (»einmal drüber schlafen«, »eine Idee ausbrüten«). Und wie beim Skifahren haben wir auch hier ein Gefühl für die Ordnung des Gesamtprozesses (motorische bzw. mentale Funktionslust).

Wenn sich die Ordnung unseres Gedankensystems erhöht, haben wir ein positives Aha-Erlebnis. Wie intensiv das sein kann, sehen wir an Archimedes, der »Heureka!« rufend durch Syrakus gelaufen sein soll, nachdem ihm in der Badewanne das Auftriebsprinzip klar geworden war. Gedankenelemente, die hoch kohärent in eine komplexe Ordnung eingebunden sind, fühlen sich richtig, wahr und schön an, und diese Gefühle können zu einer sehr starken Kraft werden. Hier mein Lieblingsbeispiel für die enorme persönliche Durchschlagskraft, die aus der kumulierenden Ordnung kohärenten Denkens erwachsen kann: Nach der experimentellen Bestätigung der gravitationsbedingten Lichtkrümmung erhielt Einstein von einem engen Freund einen Glückwunschbrief, in dem es heißt: »Ihre Zuversicht, die Denkzuversicht, daß das Licht krumm gehen müsse um die Sonne (…), ist für mich ein gewaltiges psychologisches Erlebnis. Sie waren so sicher, daß diese Sicherheit gewalttätig wirkte« (zit. nach Fölsing 1999, S. 498).

Hieraus erwächst die Kraft, sich auch gegen übermächtige Autoritäten oder Mehrheitsmeinungen zu stellen, hieraus werden Sternstunden persönlicher Meisterschaft geboren wie das berühmte »Hier stehe

Die Durchschlagskraft kohärenter Gedanken

5

Auch eine treffsichere Intuition entspringt innerer Kohärenz

Kohärenz durch Lebenskunst-literatur steigern

ich und kann nicht anders!« des Martin Luther oder das »Und sie bewegt sich doch!« des Galileo Galilei. Zwar sind wir keine Einsteins oder Luthers, aber wir müssen ja auch nicht die ganze Welt erklären oder umkrempeln. Es genügt, wenn wir so viel Kraft aus Kohärenz aufbauen, dass wir die Oberhand über unseren »inneren Schweine-hund« gewinnen, oder besser: über den »inneren Primaten«.

Übrigens: Die mit der Kohärenz von Gedankenstrukturen ver-bundenen Stimmigkeits- oder Unstimmigkeitsgefühle sind auch ein zentraler Beitrag zu dem, was wir »Intuition«, »innere Stimme« oder »Bauchgefühl« nennen. Noch einmal Albert Einstein (zit. nach Wert-heimer 1964, S. 213): »Während all dieser Jahre hatte ich ein Rich-tungsgefühl, das Gefühl, gerade auf etwas Bestimmtes zuzugehen. Es ist natürlich sehr schwer, dieses Gefühl in Worten auszudrücken, aber es war ganz entschieden der Fall, und klar unterscheidbar von der Art der späteren Überlegungen über die rationale Form der Lösung.« Je höher die innere Ordnung, desto treffsicherer sind diese Gefühle. Wer sich für diese Zusammenhänge näher interessiert, sei auf meine weiterführenden Bücher verwiesen (insbesondere Hansch 2004).

Wie erreichen wir nun eine solche hohe innere Ordnung? Es gibt nur einen Weg: Sie müssen sich intensiv mit den Veränderungsinhal-ten auseinandersetzen, Sie müssen innere Umstrukturierungsarbeit leisten. Wenn Sie sich persönlich weiterentwickeln wollen, dann soll-ten Sie in den nächsten drei bis fünf Jahren immer wieder Bücher lesen, die man im weiteren Sinne der »Lebenskunstliteratur« zurech-nen kann (Sie könnten z. B. mit meinen weiterführenden Büchern beginnen, in denen entsprechende Bücher anderer Autoren empfoh-len werden, um schließlich Ihren eigenen »Leseweg« zu finden). Dies hält Sie dazu an, sich immer wieder aus verschiedenen Blickwinkeln mit Fragen auseinanderzusetzen, die Ihre Sichtweisen, Lebensein-stellungen und Werte betreffen, und vor diesem Hintergrund Ihre Alltagserfahrungen bewusster zu reflektieren. Nur wenn Sie die Sedi-mentschichten, in denen Ihre Lebensphilosophie abgelagert ist, im-mer wieder einmal »umgraben«, können sich die Elemente neu und passender anordnen.

❯ Wichtig ist, dass Sie nicht nur schnell »drüberlesen« und alles »irgendwie einleuchtend« finden. Es gilt, das Gelesene kritisch zu reflektieren und zu verdauen! Wie passt das, was ich hier lese, zu meinen bisherigen Überzeugungen? Wie passt es zu meinen Erfahrungen? Wie kann ich es umformu-lieren, damit es passt? Schreiben Sie das, was Sie für richtig und wichtig halten, in Ihren eigenen Worten auf – vielleicht in einem Tagebuch –, um es von Zeit zu Zeit noch einmal durchzugehen, abzugleichen und die Essenz immer wieder in persönlichen Leitsätzen zu sammeln.

Lebensmaximen erarbeiten, den inneren Dialog bewusster gestalten

Versuchen Sie, Ihre Lebensphilosophie zu zehn förderlichen Lebens-maximen zu verdichten, und überarbeiten Sie diese am Ende eines jeden Jahres (wie so etwas aussehen kann, sehen Sie beispielhaft in

Hansch 2008 und 2009 – ich selbst habe das nämlich auch gemacht). Schließlich gilt es dann, den »inneren Dialog« bewusster zu gestalten. Lassen Sie Ihren Quatschi nicht einfach so reden. Bemerken Sie es, wenn er wieder in alte Denkmuster zurückfällt und Sie z. B. mit den bekannten Muss-Vorstellungen triezt. Korrigieren Sie ihn, setzen Sie sich mit seinen Argumenten auseinander, und überzeugen Sie ihn immer öfter von Ihren neuen förderlichen Leitsätzen. Sie könnten sich Ihr *Selbst* wie ein gigantisches inneres Klavier vorstellen, das aus Abertausenden von Saiten besteht. Eine neue wichtige Einsicht zieht erst einmal nur eine einzelne neue Leitsaite in Ihr inneres Klavier ein. Diese Saite dringt noch nicht durch, weil alle anderen Saiten noch auf die alten emotionalen Grundtöne gestimmt sind. Sie müssen also Ihr gesamtes inneres Klavier auf die neuen Leitsaiten umstimmen, und das geht nur, wenn Sie Ihren Quatschi zu Ihrem inneren Klavierstimmer ausbilden, wenn aus dem Quatschi ein »Coachi« wird.

■ Wiederholung

Ein zweites wichtiges Verinnerlichungsprinzip ist die Wiederholung. Deshalb ist das Aufschreiben so bedeutsam – nur was Sie aufgeschrieben haben, können Sie wiederholen. Zentrale Veränderungsmaximen können Sie irgendwo gut sichtbar platzieren, z. B. an der Wand Ihres Arbeitszimmers, auf dem Rand Ihres Computermonitors oder gar Ihres Badezimmerspiegels (damit sie das Erste sind, was Sie morgens sehen, und das Letzte am Abend). Ich hatte Ihnen vorgeschlagen, morgens und abends einen »Termin mit sich selbst« zu vereinbaren. Hier könnten Sie regelmäßig über Ihre zehn Gebote meditieren. Am Ende müssen Sie Ihre neue Lebensphilosophie wirklich abrufbereit im Kopf haben. Nur was als vernetzte Gedankenstruktur in Ihrem Gehirn vorhanden ist, kann auch eine Wirkung auf Ihre Gefühle entfalten.

Aufschreiben und immer wieder lesen

■ Übung und Erfahrung

Drittens schließlich müssen Muster des äußeren Verhaltens konzipiert werden, die zu den neuen Lebensmaximen passen und förderlich für Ihre inneren und äußeren Ziele sind. Diese neuen Verhaltensweisen sind dann in kleinen Schritten im realen Verhalten einzuüben. Mit größter Wahrscheinlichkeit werden Sie im Laufe der Zeit überwiegend positive Erfahrungen machen, die den neuen kohärenten Gesamtkomplex aus Denk-, Verhaltens- und Gefühlsmustern endgültig festigen. Wer sich Lebensmaximen erarbeitet hat, die ihm einen gesunden Egoismus erlauben, kann Verhaltensweisen der Abgrenzung einüben, z. B. das berühmte Neinsagen. Er wird dann die von sehr positiven Gefühlen getragene Erfahrung machen, dass sein Nein von anderen respektiert wird, das schlechte Gewissen nachlässt und es ihm insgesamt besser geht. Ein adäquates Abgrenzungsverhalten wird ihm nun immer leichter fallen und immer öfter auch spontan aus dem Bauch heraus erfolgen. Änderungen konkreter Verhaltensweisen sollte man planen und in kleinen Schritten üben.

Neue Verhaltensmuster einüben, positive Erfahrungen machen

5

Möglichkeiten des praktischen Übens

▪ Aufgaben

Überlegen Sie, welche konkreten Verhaltensmuster hinderlich für Sie sind und verändert werden sollten. Welche stabilisierenden Denkmuster stehen hinter dem hinderlichen Verhalten? Setzen Sie sich kritisch damit auseinander, und stellen Sie ihnen förderliche Lebensmaximen gegenüber, die das erwünschte neue Verhalten legitimieren (aufschreiben und auswendig lernen!). Wie soll sich das neue Verhalten konkret manifestieren? Was wäre ein Weg der kleinen Schritte hin zu diesem Ziel? Wie kann man diese praktisch einüben? Möglichkeiten: Übungen in der Vorstellung oder vor dem Spiegel, Rollenspiele mit einem Freund oder dem Partner. In jedem Falle sollten Sie sich eine Palette adäquater verbaler Reaktionen und Formulierungen erarbeiten und sie einüben, um im Ernstfall reaktionsfähig zu sein (ggf. aufschreiben und auswendig lernen). Oft ist es sinnvoll, auf Nebenkriegsschauplätzen mit dem Üben zu beginnen – da ist die Schwelle nicht so hoch, und das Umfeld kann sich an die Veränderungen gewöhnen. Wenn es z. B. um den Aufbau selbstsicheren Verhaltens geht, könnten Sie sich folgende Übungen vornehmen: in einem Restaurant ein nicht mehr warmes Gericht zurückgehen lassen, im Kaufhaus nach langer Beratung doch nicht kaufen, einen Pflichtbesuch bei Verwandten absagen, wenn Ihnen nicht danach ist, oder beim Nachbarn klingeln, wenn die Musik zu laut ist. In der Firma könnten Sie, statt gleich Großaufträge zurückzuweisen oder ein Einzelbüro einzufordern, erst einmal mit: »Nö, heute ist mal jemand anderes dran mit dem Kaffeekochen!« beginnen, oder mit: »Tut mir leid Chef, aber ich bin heute früh einfach nicht dazu gekommen, Ihnen Ihre Post zu holen.«

Mit Plan und Systematik vorgehen

Machen Sie sich einen Veränderungsplan, in dem Sie solche Schritte festlegen. Steuern Sie das Umsetzungsmanagement im Rahmen Ihrer »Termine mit sich selbst«. Haben Sie Geduld mit sich: Ein erster Erfolg wäre es, wenn Ihnen überhaupt bewusst wird, wo und wann Sie nach hinderlichen Mustern handeln, und zu überlegen, zu welchen dieser Muster Ihnen Handlungsalternativen einfallen. Ein nächster Schritt könnte sein, Dinge im Nachhinein zu korrigieren oder richtigzustellen, wenn das möglich ist: z. B. eine schon angenommene Aufgabe am nächsten Tag doch noch zurückweisen oder nach einem Streit dem Kollegen am nächsten Tag noch einmal ruhig und bestimmt die eigene Position mitteilen. Das spontane, souveräne Reagieren kommt dann als Letztes, aber es kommt.

Dies also sind in groben Umrissen die Grundprozesse der Veränderung, über die man in mittleren bis längeren Zeitspannen den strukturellen Energiemangelzustand beseitigen kann.

Psychische Veränderung als Lernprozess

Oft hört man, Vernunft und Einsicht würden in der Psychotherapie nicht viel bringen. Nun, das gilt nur für eine beschränkte Vernunft, die die Notwendigkeit der geschilderten Verinnerlichungsetappen nicht einzusehen vermag. Im Kern ist psychische Veränderung ein Lernprozess. Und für uns Menschen ist und bleibt das Einsichtslernen nicht der einzige, aber doch der Königsweg des Lernens.

Kein Fahrlehrer würde seinen Schützling einfach so ins Auto setzen und sagen: »Probier halt mal ein bisschen herum.« Natürlich müssen vorher die Funktionen und das Zusammenspiel der einzelnen Bedienelemente erklärt und verstanden werden. Dann kommt das bewusste, kleinschrittige und langsame Üben, und irgendwann ist das Ganze dann automatisiert, man kann das *Ich* abschalten und aus dem *Selbst*, aus dem Bauch heraus fahren. Aber diese Stufen müssen eben durchlaufen werden, da gibt es keine Abkürzungen. Auch die folgende Feststellung wird wohl noch lange unvermindert Gültigkeit besitzen: Am Ende ist es für alle Beteiligten am effektivsten, wenn es der Fahrschüler über sich bringt, im Vorfeld schon mal ein Fahrschullehrbuch zu lesen. Und auch wenn man lernen will, sein eigenes Gehirn zu fahren, ist es sehr hilfreich, mit einem Lehrbuch der persönlichen Meisterschaft zu arbeiten. Einsicht ist nicht alles, aber ohne Einsicht ist alles nichts.

Mit diesen Bemerkungen haben wir bereits das Reich der falschen, aber sehr verbreiteten Veränderungstheorien berührt, die viele Patienten/Klienten über viele Jahre in Sackgassen gefangen halten und leiden lassen. Ich habe es nicht selten erlebt, dass allein das Aufgeben solcher falschen Veränderungstheorien der entscheidende Schritt zur Heilung war. Lassen Sie uns hierzu einen kurzen Exkurs einschieben, ehe wir zu dritten und letzten Stufe unseres Veränderungsmodells kommen.

■ **Exkurs: Populäre, aber falsche Veränderungstheorien**
Die Vergangenheitsfalle Sehr verbreitet ist die Denkfigur, dass an jedweden psychischen Problemen im Erwachsenenalter traumatische Einzelereignisse in der Vergangenheit schuld seien. Und wenn diese nicht offen zutage träten, dann seien sie »verdrängt«, und man müsse nach ihnen suchen. Wenn man an diesen geheimnisvollen »Punkt« dann »herangekommen« sei, löse sich ein innerer Gefühlsknoten, und alles sei gut. Viele Menschen mit Problemen grübeln dann jahrelang über die Vergangenheit nach, weil sie glauben, wenn sie »den Punkt« nicht fänden, könne sich nichts bessern. Das setzt Teufelskreise in Gang und verschlechtert das Befinden nur noch mehr.

Womöglich kommt noch folgende Sorge hinzu: Könnte es nicht sein, dass meine schlimme Kindheit für immer etwas in mir zerstört hat, das sich nicht reparieren lässt? Dann würde ich mein Leid niemals loswerden können. Und schon hätte man eine sich selbst erfüllende Prophezeiung in die Welt gesetzt.

Wie schon gesagt: Nur in besonderen Fällen – etwa bei sehr schweren Traumatisierungen – ist ein biografisches Einzelereignis so wirkmächtig, dass man hauptsächlich mit ihm den immens komplexen Prozess einer menschlichen Entwicklung erklären könnte. Zumeist wirken viele Faktoren unentwirrbar zusammen, und einige wichtige liegen zudem im Verborgenen (z. B. die Gene). Daraus erklärt sich etwa, dass Geschwister, auch wenn sie eine ähnliche Kindheit durchleben, zumeist sehr unterschiedlich geraten.

Der Mythos von dem *einen*, geheimnisvollen »Punkt«

Viele Faktoren wirken unentwirrbar zusammen

5

Erinnerungen sind vieldeutig und wandeln sich

Darüber hinaus ist es sehr schwer, die Vergangenheit dingfest zu machen. Erinnerungen sind keine Bilder, die man aus dem Fotoalbum holt. Sie sind eher wie Plastilinfiguren, die von der Schwerkraft und vom wiederholten Aus-dem-Schrank-Holen immer weiter verformt werden. Viele Probleme sind zudem extrem vieldeutig: Hat mich mein Vater nun eigentlich geliebt? Zumindest auf seine Art, so, wie er es als Nachkriegskind eben gelernt hat? Gibt es nicht viele Arten des Ausdrucks von Liebe?

Je nach aktuellem Gefühlszustand, Lebensphase und persönlicher Reife werden Menschen auf solche Fragen unterschiedlich und zum Teil gegensätzlich antworten. Ebenso verschiedene Antworten bekommt man, wenn man Geschwister hinsichtlich gemeinsam erlebter Ereignisse befragt. Alles fließt – und meist auseinander. Auch die Spuren der Vergangenheit wandeln sich permanent. Einige wenige Tatsachen werden einigermaßen objektiv festgeschrieben, aber selbst deren Interpretation und Bedeutung wandelt sich in Abhängigkeit davon, was im Hier und Jetzt geschieht. Real ist immer nur das Hier und Jetzt.

Die Veränderung kann nur im Hier und Jetzt ansetzen

Real sind Ihre gegenwärtigen Denk-, Reaktions- und Verhaltensmuster, real sind Ihre Stärken, Schwächen und Eigenheiten. Und wo immer diese im Einzelnen herkommen – die Wege zu ihrer Veränderung können doch immer nur die oben skizzierten sein. Das Rekonstruieren von Vergangenheitsereignissen und das Konstruieren hypothetischer Kausalzusammenhänge ändern und bessern für sich genommen nicht allzu viel.

❯ **Man kann immer nur das durch Lernen verändern, was aus der Vergangenheit schon vielfach überformt im Heute angekommen ist. »Der Lösung ist es egal, wo das Problem herkommt«, hat das jemand einmal provokativ formuliert.**

Konstruktiver Umgang mit der Vergangenheit

Heißt das, wir sollen uns gar nicht mit der Vergangenheit beschäftigen? So radikal würde ich das nun auch nicht sehen. Aus meiner Sicht gibt es genau zwei Gründe, aus denen man sich mit seiner Vergangenheit befassen sollte:

— *Aus der Vergangenheit lernen:* Viele der Fragen, die ich Ihnen in den vorigen Kapiteln gestellt hatte, lassen sich nur durch Reflexion über Ihr zurückliegendes Leben beantworten. Wenn Sie Verhaltensmuster entdecken, die sich ungünstig auf Ihr Leben auswirken, dann sollten Sie versuchen, diese in förderlicher Weise zu verändern. Und sollten sich plausible Kausalerklärungen aufdrängen, dann nehmen Sie sie als Arbeitshypothese, sofern sich förderliche Konsequenzen daraus ableiten lassen, die Zukunftschancen eröffnen.

— *Seinen Frieden machen und eine stimmige Lebensgeschichte ersinnen:* Wir haben natürlich ein Bedürfnis nach Kausalerklärungen. Die meisten Menschen wollen aus ihrem Leben eine stimmige Erzählung machen. Wenn Sie über Ihr Leben nachdenken, sollten Sie sich der Vieldeutigkeit und der Hypothesenhaftigkeit aller punktuellen Kausalerklärungen bewusst sein. Waren es wirklich Erziehungseinflüsse oder nicht doch die Gene? Und hätte ich nicht auch die Freiheit gehabt, anders damit umzugehen? Nur das, wofür ich selbst die Verantwortung übernehme, kann ich verändern. Niemand weiß, wie mein Leben verlaufen wäre, wenn dieses oder jenes nicht stattgefunden hätte. Was ich aber weiß: Ich bin noch am Leben. Die Vergangenheit hat mir das Leben geschenkt und mich (im Gegensatz zu vielen anderen) überleben lassen. Auch hier ist es zumeist hilfreich, den Fokus mit Dankbarkeit auf das zu legen, was man bekommen hat, und nicht auf das, was einem vorenthalten wurde.

Wenn Ihnen jemand früher schweres Unrecht angetan hat, das noch in Ihnen bohrt, und man die Sache noch klären kann, dann streben Sie das an, auch wenn die Klärung nur darin besteht, dass Sie es aussprechen oder einen Brief schreiben. Dann aber sollten Sie sich in Akzeptanz und nach Möglichkeit in Verzeihen üben. Denken Sie an die Geschichte von Akbar und Birbal: Nur die Fakten stehen fest, deren Bedeutung aber bleibt immer im Fluss. Sie wandelt sich in Abhängigkeit von Ihrer Interpretation der Dinge und in Abhängigkeit davon, wie Sie weiterleben. Es ist nie zu spät für eine schöne Kindheit – so ein nochmals etwas provokanter Slogan.

Nach Möglichkeit verzeihen

Der Gefühlskurzschluss In ▶ Kap. 3 hatten wir ja schon festgestellt, dass psychische Probleme in letzter Konsequenz fast immer etwas mit den Gefühlen zu tun haben: Man hat zu wenig positive, zu viele negative und/oder zu wenig motivierende Gefühle zum Verändern von Verhaltensweisen. Zum Problem wird das deshalb, weil man Gefühle eben nicht direkt mit dem Willen beeinflussen und verändern kann.

Gefühle sind der psychische Lohn für überlebensförderliche Verhaltensweisen. Sie lassen sich deshalb nur indirekt über das innere (Vorstellen, Denken) oder äußere Verhalten beeinflussen. Und wir hatten feststellen müssen: Auch wenn diese Aussage unerwartet ist und schmerzt – das ist verdammt gut so! Könnten wir direkt auf unsere Gefühle zugreifen, würden wir permanent »emotional onanieren« – entschuldigen Sie den drastischen Ausdruck – und verwahrlosen, nicht anders als Drogensüchtige.

Gefühle können nur indirekt verändert werden

Gleichwohl ist die Versuchung groß, durch allerlei Tricks direkter »an die Gefühle heranzukommen«. Da legt man es darauf an, Sätze »wie Pfeile« abzuschießen, die »direkt ins Herz« treffen. Und wenn der Betroffene dann weint, haben alle den Eindruck, dass sich »etwas bewegt« hat. Nun, bei einem schwerstdepressiven Patienten, der nach »innerer Versteinerung« erstmals wieder weint, kann so etwas sicher auch mal gut und richtig sein. Für alle anderen Situationen aber gilt: Der Fortschritt einer Psychotherapie bemisst sich nicht in Millilitern oder Dezibel. Gefühle einfach nur aufzurühren und »rauszulassen« bringt nichts, außer vielleicht eine kurzfristige Erleichterung (langfristig schadet es oft sogar). Auch wenn man sich mit dem Hammer

Gefühle nur »rauszulassen« bringt nicht viel

auf den Daumen schlägt, tut es erst mal gut, wenn der Schmerz nachlässt. Lassen Sie sich doch besser gar nicht erst draufhauen.

Symbolhandlungen sind nicht ausreichend …

Manchmal wird auch versucht, durch Rituale, Zeremonien oder
Gruppendynamiken Gefühle quasi »umzuschmelzen«. Da gibt es
Schamanentänze, Feuerläufe, das rituelle Vergraben von Problemen,
Aufstellungen, Gruppenpraktiken oder körperpsychotherapeutische
Verfahren. Das Problem damit ist: Psychische Störungen entstehen
aus komplexen Konfliktsituationen als vieldimensionale Muster des
Denkens, Verhaltens und Fühlens, die über Jahre oder Jahrzehnte gewachsen sind. Nur selten dürfte sich diese Komplexität auf ein
einfaches, sinnlich darstellbares Szenario reduzieren lassen. Und die
ihr zugrunde liegenden, hoch komplexen neuronalen Einbahnungen
dürften sich kaum durch einen einzigen, an der Sinnesoberfläche voll-
zogenen Akt auf ausreichend differenzierte Weise »umschmelzen«
lassen, mit wie viel emotionaler Bewegtheit das auch immer einhergehen mag. Unspezifische Placeboeffekte klingen schnell ab, allzu einfache Lösungen haben im Alltag keinen Bestand.

… können aber unterstützen

Gleichwohl können solche Elemente rituell-sinnlicher Verinnerlichung zur Verstärkung einzelner Facetten eines komplexeren, ko-
gnitiv geführten Therapieprozesses eine sinnvolle Ergänzung sein.
Keinesfalls aber sollte man Psychotherapie auf solche Verfahren reduzieren.

Wer den Studien nicht glauben will, der schaue einfach mal in
die Geschichte. Als die erprobtesten und wirkmächtigsten soziokul-
turellen Verinnerlichungsmaschinen haben sich die Religionen er-
wiesen. Teil aller Religionen sind Zeremonien und Rituale, den Kern
aber bilden kognitive Elemente: die religiösen Mythen, die in heiligen
Schriften festgehalten wurden.

Das beste Sinnbild für wirksame Verinnerlichung, das ich kenne,
sind betende Juden, die ihre Gebetbücher vor den Augen haben und
synchron zum inneren Sprechtakt vor- und zurückschaukeln. An-
stelle eines Gebetbuches empfehle ich Ihnen allerdings die von Ihnen
selbst erarbeitete Liste förderlicher Geisteshaltungen.

Die Metapher vom Metallpokal

Lassen Sie mich das noch mal in einer vereinfachenden Metapher
verdeutlichen. Stellen Sie sich einen Metallpokal vor, der mit einer
besonderen Flüssigkeit gefüllt und in eine Dengelvorrichtung einge-
spannt ist, deren Hammerschläge kleinste Verformungen im Metall
hinterlassen. Die Flüssigkeit und die von ihr eingenommene Form
steht für unsere Gefühle und wie wir sie erleben. Der Pokal und seine
Gestalt symbolisieren das Muster der Synapsenstärken im Gehirn und
die dadurch ermöglichten Vorstellungen, Gedanken und Verhaltensweisen. Die Schläge des Dengelhammers stehen für die »Eindrücke«,
die unsere Erfahrungen und unser inneres und äußeres Verhalten im
Synapsenmuster unseres Gehirns hinterlassen. So, wie sich die Flüssigkeit immer der Form des Pokals anpasst und in die beim Dengeln
entstandenen Aus- und Einbuchtungen hineinfließt, so hängt unser
Gefühlserleben von den gerade aktiven Wahrnehmungen, Vorstellungen, Gedanken und Verhaltensweisen ab und ändert sich mit der

Umbahnung der zugrunde liegenden Gewohnheiten (bzw. Synapsen-muster). Und so, wie es zwecklos ist, Gefühle durch Direktzugriff nachhaltig verändern zu wollen, so ist es vergeblich, die »Form« der Flüssigkeit durch direktes Hineingreifen dauerhaft ändern zu wollen. Auch wenn man gegen den Pokal tritt, erreicht man nichts: Die Flüssigkeit spritzt heraus, um kurzzeitig alle möglichen Formen anzunehmen, fällt aber dann ins Gefäß zurück und nimmt ihre alte Gestalt an. Es gibt nur einen Weg: Nachdem über Jahre Eltern und Lehrer den Pokal zum Dengeln in der Hand hatten, bevor er vielleicht lange Zeit in der Dengelmaschine frei »herumflottierte«, müssen Sie ihn nun selbst in die Hände nehmen und das Dengeln lernen. Nur wenn es Ihnen gelingt, den Pokal so zu wenden, dass ihm der Hammer mit der Zeit die gewünschte Form gibt, wird auch die Flüssigkeit diese Form annehmen. Nur wenn Sie lernen, die Muster Ihres inneren und äußeren Verhaltens nachhaltig zu verändern und dadurch den Strom Ihrer Erfahrungen bewusster zu steuern, wird auch Ihr Gefühlsleben dauerhaft die gewünschten Formen zeigen.

> ❯ **Aufgrund seiner hochgradigen Neuroplastizität können Sie Ihr Gehirn buchstäblich in die eigenen Hände nehmen und durch bewusste Steuerung Ihrer Erfahrungen umformen.**

Leider begegnet man im Esoterik- und Psychobereich oft vernunft- und rationalitätsfeindlichen Haltungen. Auf das Verdikt »verkopft« folgen Empfehlungen wie: »Schalt den Kopf ab, und hör auf deinen Bauch – Gefühle lügen nicht.« Nun, im Einzelfall kann das vielleicht einmal richtig sein, zumeist aber ist es falsch und irreführend. Wie wir gesehen haben, »lügen« Gefühle leider sehr oft, und diese Lügen kann nur die Vernunft entlarven und korrigieren. Immer hängt der Gefühlszustand von mehr oder weniger bewussten Vorstellungen und Gedanken ab sowie davon, auf was sich der Fokus unserer Aufmerksamkeit und Wahrnehmung richtet. Folglich ist unsere Gefühlslage auch nur über eine vernünftige, bewusste Veränderung dieser Faktoren modulierbar.

Gefühle lügen leider oft

> **Denken und Gefühle gehören zusammen**
> In letzter Konsequenz lässt sich das Fortbestehen leichter bis mittelschwerer psychischer Probleme fast immer auf Defizite in den vernunftgegründeten Kompetenzen zur Selbststeuerung und Lebensgestaltung zurückführen. Nicht das Denken an sich ist schuld, sondern falsches, unfunktionales und blockierendes Denken. Nicht das Denken als solches gehört also abgeschafft; vielmehr gehört das blockierende Denken ersetzt durch förderliches Denken, das u. a. seine Grenzen kennt und gelernt hat, sich dort zurückzunehmen, wo es stört.
> Denken und Gefühle gehören so unauflöslich zusammen wie Knochen und Muskeln in unserem Bewegungssystem. Nur wenn

5

> beide Momente gut zusammenwirken, kommt man voran. Ge-
> danken ohne Gefühle sind kraftlos, Gefühle ohne Gedanken sind
> blind.

Wenn Sie all dies beachten, haben Sie gute Chancen, im Laufe einiger
Monate und Jahre Ihre strukturelle Disposition für depressive Ein-
brüche oder Burnout-Phasen zu beseitigen.

**Mit Misserfolgen und
Rückschlägen rechnen**

Alles ist rhythmisch, so hatten wir gesagt. Das sollte Ihnen Mut
und die Zuversicht geben, dass es irgendwann in jedem Falle wieder
besser wird. Das heißt aber auch: Sie sollten mit Rückfällen rechnen.
Sollte es dazu kommen, wäre das normal und keine Katastrophe. Je
eher Sie auf Akzeptanz und Achtsamkeit umschalten, desto geringer
die Eskalation.

> ❯ **Es ist außerordentlich wichtig, dass Sie in den Phasen, in
> denen es Ihnen gut geht, nicht wieder in den alten Trott
> verfallen. Sie müssen in Ihrem Alltagsleben Leitplanken
> aufstellen, die Sie zu dauerhaften Verhaltensänderungen
> anhalten. Die »Termine mit sich selbst« wären solche Leit-
> planken, aber z. B. auch selbst auferlegter sozialer Druck
> durch öffentliches Ankündigen der angezielten Verhaltens-
> änderungen, Absprachen mit Freunden etc.**

Dazu gehört, dass Sie die oben beschriebene Veränderungsarbeit leisten. Sie sollten das gerade dann tun, wenn es Ihnen gut geht und
Sie die Energie dafür übrig haben! So können Sie sich auf einer ansteigenden Wellenlinie nach oben bewegen – sollte es zu Rückfällen
kommen, werden diese weniger tief und weniger lang ausfallen.

5.3   Dritte Stufe: persönliche Meisterschaft

**Nicht nur Probleme beseitigen,
auch das Positive stärken!**

Ziel der Veränderungsarbeit sollte es sein, die Wellenlinie möglichst
weit über die Nulllinie ansteigen zu lassen. Der positive, salutoge-
netische Ansatz, der in diesem Buch verfolgt wird, soll Sie nicht nur
von –8 auf –3 bringen, sondern durchaus auf +2 und schließlich auf
+7! Ging es bei Stufe 2 noch darum, Ihr Kohärenzgefühl wiederauf-
zubauen, besteht das Ziel jetzt darin, auf lange Sicht das Kohärenzgefühl zu maximieren – das ist der Weg zu persönlicher Meisterschaft
(detailliertere Ausführungen dazu finden Sie in Hansch 2008, 2009).

Lassen Sie mich zentrale Aspekte anhand zweier Abbildungen
verdeutlichen und zusammenfassen. ◻ Abb. 5.1 zeigt eine Verfasstheit
der Psyche, wie sie oft um die Pubertät herum besonders ausgeprägt
ist. Bei psychischen Problemen kann man ganz oder in Teilen in diesen Zustand zurückfallen.

**Großes Quatschi-*Ich* – kleines
*Selbst***

Das *Ich* ist ziemlich aufgebläht, der Quatschi tobt, katastrophisiert,
ist andauernd um den *Ich*-Wert besorgt, fragt ständig, was die anderen von einem denken, und ergeht sich in Selbstbeschimpfungen. Oft

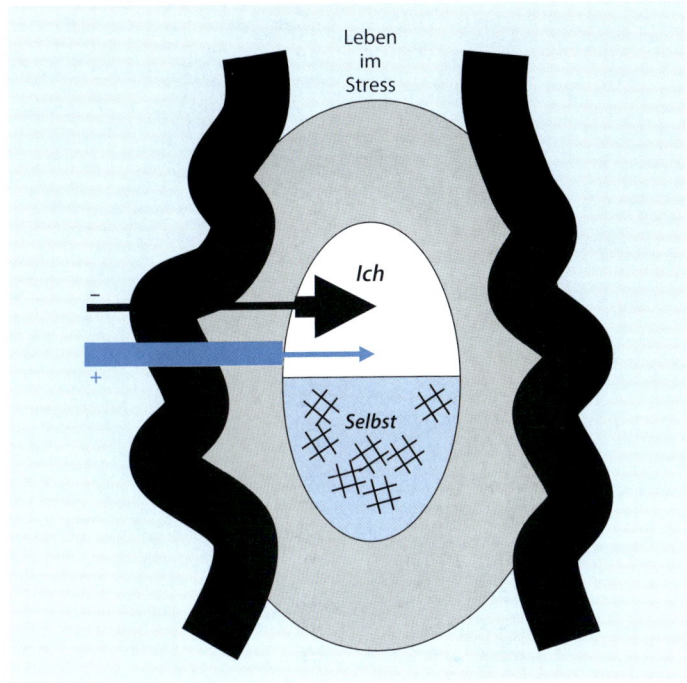

■ **Abb. 5.1** Das psychische System in einem unreifen Entwicklungsstadium: großes *Ich*, das negative Reize aufbauscht und positive kleinredet; kleines, inkohärentes *Selbst*; wenig Widerstand gegen Anpassungsdruck

finden wir übermäßige Selbstbespiegelung und verkrampftes Erzwingenwollen. Im Falle psychischer Probleme bauen sich dann hier die vielfältigen Teufelskreise auf, die wir beschrieben hatten. Dazu gehört, dass negative Außenereignisse aufgebauscht werden: »Der Chef hat mich seit Tagen nicht gelobt – ich hab einen Fehler gemacht und werde entlassen.« Umgekehrt werden positive Ereignisse zerredet: »Der Chef hat mich gelobt – bestimmt hat er einen schlimmen Sonderauftrag für mich.« Man ist Spielball der Außeneinwirkungen und der inneren Eigendynamiken. Das *Selbst* ist schwach ausgebildet. Es verfügt über wenig innere Strukturen, die zudem überwiegend inkohärent, d. h. unzusammenhängend oder gar widersprüchlich sind. Es gibt kaum Quellen inneren Lohns im Sinne von Inseln innerer Ordnung, deren Ausleben in Flow-Aktivitäten Harmoniegefühle spenden könnte. Es fehlen Halt gebende, fest verinnerlichte Werte und Prinzipien, woraus eine hohe Selbstunsicherheit resultiert (»Die anderen haben wohl wieder einmal recht! Was hab ich nur wieder getan?!«).

Insgesamt ergibt sich aus dieser Konstellation das besprochene Verhaltensmuster »Außenorientierung mit Überanpassung«, das in hohem Maße zu psychischen Problemen disponiert: Das *Ich* kann zur Angststörung explodieren, und das *Selbst* ist in Gefahr, unter dem Druck des *Ichs* und der äußeren Anforderungen in Depression oder Burnout zu implodieren. Wichtig ist, dass die kontraphobisch-rebellischen Ausbrüche aus dieser Situation in der Pubertät für ein reales und fundiertes Persönlichkeitswachstum genutzt werden. Bleibt dies

Außenorientierung mit Überanpassung: hohe psychische Verletzlichkeit

5

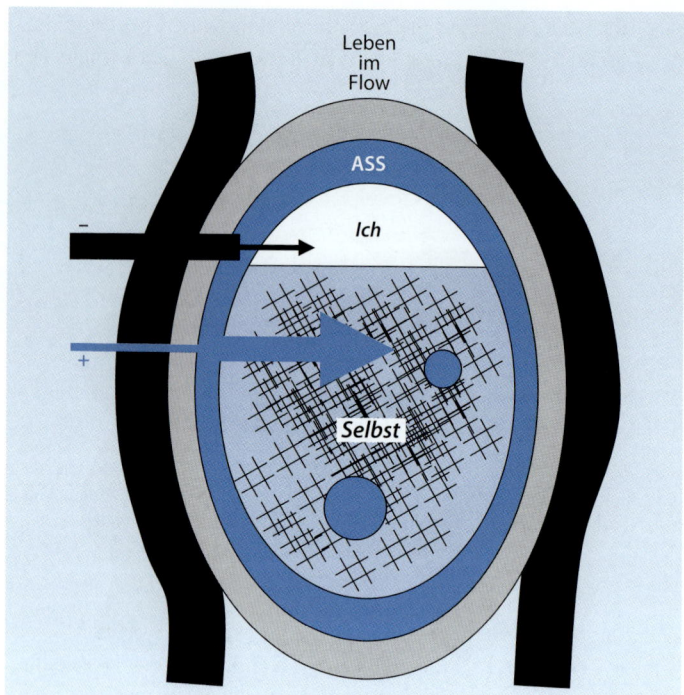

◻ **Abb. 5.2** Das psychische System im Stadium der persönlichen Meisterschaft: kleines *Ich*, großes, kohärentes *Selbst* mit verinnerlichten Prinzipien und inneren Glücksquellen; ASS (»aktiver Selektorschild«): Mittels förderlicher Geisteshaltungen werden negative Einflüsse minimiert und positive maximiert; wenig Verformung unter Anpassungsdruck

Das *Selbst* aufbauen, das *Ich* entblähen

Die Lücke zwischen Reiz und Reaktion

aus oder gelingt es nur in Teilen, verbleibt eine gesteigerte psychische Verletzlichkeit.

In welche Richtung Persönlichkeitsentwicklung prinzipiell gehen sollte, zeigt ◻ Abb. 5.2 – das ist der Weg zu persönlicher Meisterschaft. Zum Ersten gilt es, das *Selbst* mit Substanz anzureichern (Wissen, Kompetenzen), durch innere Klavierstimmerarbeit eine möglichst hochgradige Kohärenz herzustellen, Werte und Prinzipien zu verinnerlichen und Quellen inneren Lohns auszubauen. In der Psychosynergetik heißt dieser Prozess inneres Wachstum. Dies steht in wechselseitig förderlicher Beziehung zum zweiten Grundprozess der Persönlichkeitsentwicklung, der inneren Befreiung. Hier geht es um die Befähigung des *Ich* zur Selbstentblähung, zum Abbau aller selbst gemachten Stressspannungen. Den Kern dieses Prozesses bilden der Abbau von Muss-Vorstellungen und die Verinnerlichung von förderlichen Geisteshaltungen.

Der nächste Schritt besteht darin, einen möglichst hohen Grad an Bewusstheit und innerer Klarheit einzuüben. Dies ermöglicht es, in Stresssituationen die inneren Automatismen zu unterbrechen, innerlich auf Abstand zu gehen und bewusst passende förderliche Geisteshaltungen zu aktivieren. Es ist ein zentrales Moment von Psychotherapie, Persönlichkeitsentwicklung, Coaching usw., das aufzuweiten, was man »die Lücke zwischen Reiz und Reaktion« nennen könnte. Bei unseren entfernten tierischen Vorfahren waren Reiz und Reaktion ja noch weitgehend reflexhaft verknüpft: Surrt vor den Augen des Frosches eine Fliege vorbei, dann »schießt« er reflexhaft mit seiner Zunge nach ihr. Wir Menschen dagegen müssen nicht mehr zwangsläufig nach der Torte greifen, wenn wir an einem Kuchenbuffet vorbeigehen.

Die Lücke zwischen Reiz und Reaktion vergrößern und nutzen
Auf dem evolutionären Weg zum Menschen hat sich zwischen Reiz und Reaktion eine Lücke aufgetan, in der sich Dinge wie Freiheit, Verantwortung, Bewertung und Entscheidung eingenistet haben. Durch eine möglichst weitgehende Aufrechterhaltung von Bewusstheit können wir erreichen, dass Außenreize nicht wie auf Knopfdruck Innenprozesse in Gang setzen, die dann von uns Besitz ergreifen und uns in ihrer Eigendynamik mitreißen. Wir sollten üben, hierzu immer wieder eine kritische Distanz herzustellen und bewusst förderliche Geisteshaltungen zu aktivieren. So können wir erreichen, dass positive Außenreize durch Achtsamkeit in ihrer positiven Gefühlswirkung verstärkt und negative abgeschwächt werden.

Durch Bewusstheit können wir gewissermaßen einen »aktiven Selektorschild« (kurz: ASS) um uns aufspannen (◘ Abb. 5.2): Wir wählen aktiv und bewusst aus, was wir an uns heranlassen und was nicht. Man kann sich diesen ASS auch als einen »Energieschirm« vorstellen, den man kraft seiner Bewusstheit um sich herum aufspannt, um dann alles, was man nicht haben will, von ihm abprallen zu lassen – eine bildliche Vorstellung, die im Alltag sehr hilfreich sein kann.

Der »aktive Selektorschild« (ASS)

Persönliche Meisterschaft führt so zu einem hohen Maß an Autonomie: Die Quellen des Positiven trägt man in sich, und das Negative kann man abblocken. Man gewinnt Kontrolle über sein Inneres. Man folgt einer starken inneren Stimme und passt sich sehr viel weniger nach außen an.

Eine positive, salutogenetisch-ressourcenorientierte Selbsthilfe und Psychotherapie sollte immer mehr zu einem (Selbst-)Coaching mit dem Ziel persönlicher Meisterschaft werden. Warum?

Früher glich das Leben einer langen Fahrt auf der Autobahn. Wenn man sich mit Lenkrad, Bremse und Gas auskannte, konnte das lange gut gehen. Und wenn es einmal hakte, genügte eine defizitorientierte Psychotherapie, die den Umgang mit Lenkrad, Bremse oder Gas neu einübte. Heute wird das Leben immer mehr zu einem Hindernisparcours. Und den bewältigen wir nur, wenn wir das Fahrzeug und sein Cockpit vollständig verstanden haben und alle Bedienelemente in ihrem Zusammenspiel meisterhaft beherrschen.

Das eigene »Psycho-Cockpit« umfassend beherrschen lernen

Je mehr es Ihnen gelingt, sich von dem in ◘ Abb. 5.1 gezeigten Zustand in Richtung des in ◘ Abb. 5.2 gezeigten Zustandes zu entwickeln, desto mehr werden sich Ihre Schwierigkeiten und Probleme an allen Fronten relativieren und lösen, egal, welcher Art sie sind, egal, wo sie herkommen, egal, ob Sie sich reparaturtechnisch mit ihnen beschäftigen oder nicht.

Persönliche Meisterschaft als Universalwerkzeug

Kurzlehrgang innere Freiheit

Innere Freiheit ist ein (ideales) Stadium der Persönlichkeitsentwicklung, in dem man innere Mittel hat, aufkommende Zwänge, Spannungen und Ängste schnell und weitestgehend aufzulösen, um überwiegend in Gelassenheit und mit positiver Grundstimmung durchs Leben zu gehen. Es gilt zu lernen, das Befinden immer mehr von innen heraus zu regulieren, um unabhängiger von den äußeren Umständen zu werden. Wir erfüllen damit, wie wir gleich sehen werden, nicht nur unseren Existenzzweck, wir sind damit auf lange Sicht auch leistungsfähiger, kreativer und hilfreicher für andere Menschen.

Muss-Vorstellungen abbauen

Eine wichtige Teilaufgabe auf dem Weg zu innerer Freiheit ist der Abbau der schon erwähnten Muss-Vorstellungen und der Aufbau förderlicher Geisteshaltungen in Bezug auf die ihnen zugrunde liegenden Themen. Diese Themen basieren zumeist auf angeborenen Bedürfnissen, die dann durch die verabsolutierende Kraft des Denkens zu Imperativen gesteigert werden.

Quell vieler Muss-Vorstellungen: Gier nach Luxus und Status

Sehr starke Erbantriebe gruppieren sich um die Gier nach Luxus und Status. Durch die Bevorratung materieller Güter sicherten unsere Vorfahren ihrem Nachwuchs bessere Überlebenschancen. Hoher sozialer Status erleichterte den Zugriff auf materielle Ressourcen und attraktive Sexualpartner. Materieller Reichtum und das Zurschaustellen rarer Güter förderten und signalisierten sozialen Status. Niedriger sozialer Status oder gar das Ausgestoßenwerden aus dem Sozialverband bedeuteten geringe Fortpflanzungschancen oder gar den Tod. Entsprechend intensiv sind schon unsere angeborenen Ängste vor Leistungsunfähigkeit, Verarmung und sozialem Abstieg. Und dann werden sie durch katastrophisierendes Denken in Teufelskreisen noch aufgeschaukelt! Hieraus entsteht dann eine Fülle von Muss-Vorstellungen, etwa:

- »Ich muss immer perfekt sein, darf keine Fehler machen, muss immer hundertprozentige Leistung bringen!«
- »Ich muss immer gesund sein und darf niemals müde werden.«
- »Alle müssen mich respektieren und mögen, ich muss ein höchstangesehenes Mitglied der Gesellschaft werden, muss unbedingt rasant Karriere machen!«
- »Ich muss ein hohes Einkommen erreichen, alle müssen sehen können, dass ich ein Sieger bin, dass man sich mit mir nicht anlegen sollte, dass ich es geschafft habe!«
- »Um glücklich sein zu können, muss ich ein schönes Haus, ein tolles Auto und eine glänzende Familie wie aus der Werbung haben! Und ich muss so viele Sicherheiten schaffen, dass mir all dies niemals verloren gehen kann.«

Viele Menschen werden durch solche inneren Antreiber regelrecht versklavt. Sie sind in permanentem Leistungsstress, gönnen sich Genuss und Muße nicht mehr und büßen schließlich auch die Fähigkeit dazu ein. Sie müssen immer nützlich sein und Dinge tun, die »etwas bringen«.

Hier ist es entscheidend, immer wieder die gedankliche Eskalation zu unterbrechen und nicht aufsteigernd, sondern mit förderlichen Geisteshaltungen abmildernd auf diese Ängste einzuwirken. Den Ausgangspunkt bildet folgende Einsicht: All diese angeborenen Ängste und Impulse sind eine glatte Lüge – zum ersten, weil sie auf die Bedingungen der Steinzeit gemünzt sind, und zum zweiten, weil sie nur für die biologischen Interessen unserer Gene sprechen, nicht aber für unsere Interessen als Personen, als ganzheitliche, geistig-kulturelle Wesen. In unseren modernen Gesellschaften sind viel Geld und ein hoher Status weder für unser Überleben noch für das Überleben unserer Kinder Voraussetzung. Und wenn wir den Zugang zur Gruppe verlieren, bedeutet das nicht unseren Tod – wir können Anschluss an eine andere Gruppe finden oder sogar als »einsamer Cowboy« glücklich werden. Der Sinn unseres Lebens ist es, glücklich zu sein, und nicht in erster Linie, möglichst viele Nachkommen zu haben (auch wenn Kinder in der Regel zu unserem Glück beitragen).

Demgegenüber gilt es dann im nächsten Schritt, Geisteshaltungen zu entwickeln, die für uns als ganzheitliche, geistig-kulturelle Wesen förderlich sind. Als Grundlage dafür sind die nun folgenden drei Prinzipien aus meiner Sicht von zentraler Bedeutung.

Sie sollten alles daran setzen, diese Prinzipien innerer Freiheit möglichst tief zu durchdringen und zu verinnerlichen. Wem das berühmte Urvertrauen nicht in die Wiege gelegt wurde, der kann es sich auf diesem Wege selbst erarbeiten:

1. Das Leben ist Selbstzweck. Als lebendes und bewusstes Wesen sind Sie vollständig aus sich selbst gerechtfertigt. Ihr Wert ist unbedingt und aus Prinzip unantastbar und unermesslich.
2. Der Sinn Ihres Lebens ist es, Zufriedenheit und Glück zu finden.
3. Fast alles, was Sie für Ihr Lebensglück brauchen, tragen Sie in sich bzw. können Sie in Ihrem Inneren entwickeln.

6.1 Das Leben ist Selbstzweck

Woher kommt dieses Gefühl, immer nützlich sein zu müssen? Warum knüpfen so viele Menschen ihr Selbstwerterleben an ihre Leistung? Nun, eine wichtige Ursache ist wohl die schon erwähnte bedingte Elternliebe: »Wir lieben dich nur, wenn du brav bist und tust, was man dir sagt! Lümmel hier nicht rum, mach dich nützlich!«

Und dann kommt noch eine grundlegende Alltagserfahrung hinzu, die buchstäblich alles durchdringt: Wir leben in hierarchischen Systemen und sind selbst ein solches. Und in Hierarchien gewinnt jeder Teil seinen Zweck und Wert immer nur durch seinen Dienst an einem übergeordneten Teilsystem. Eine Körperzelle, die nicht mehr funktioniert, wird abgebaut. Ein kaputtes Autoteil landet auf dem Müll. Ein ständig kranker Arbeitnehmer wird entlassen. Eine unrentable Firma geht bankrott. Eine dekadente Kultur wird hinweg-

Mit förderlichen Geisteshaltungen gegensteuern

Die drei Prinzipien der inneren Freiheit

Warum wir meinen, immer nützlich sein zu müssen

gefegt usw. Diese Urerfahrung saugen wir lebenslang mit allen Fasern auf – nur ist die Scheinanalogie, die sie uns in Bezug auf uns selbst aufdrängt, eben völlig falsch. Denn man muss weiterdenken: Welchen höheren Zweck erfüllt die Menschheit, das Leben, die Erde, das Universum? Keinen im Diesseits erkennbaren (alles andere wäre pure Spekulation). Was folgt daraus? Nun, es gibt nur eine mögliche Antwort: Das Leben ist Selbstzweck. Jedes lebende, bewusste Wesen ist höchster und letzter Zweck in sich. Sinn und Zweck kommen mit dem menschlichen Bewusstsein in die Welt, und alle ihre Vermittlungsketten laufen in dieses zurück. Wir sind damit allein durch unser Sein vollständig gerechtfertigt. Der Wert eines jeden von uns als bewusstes Wesen ist unangreifbar und unermesslich.

> ❯ In uns wird sich Materie ihrer selbst bewusst, in uns kommt das Sein zu seiner höchsten Blüte. Vor diesem alles gleißend überstrahlenden Wunder verwischen sich alle unsere Unterschiede in Aussehen, Begabung oder Leistung im Nichts.

Machen Sie sich immer wieder bewusst, dass Sie ein einzigartiges und unvergleichliches Wunderwerk sind, in dem sich der letzte Sinn von Universum und Evolution vollständig erfüllt. Und das gilt grundsätzlich und völlig unabhängig davon, wie viel Geld Sie haben und wie Sie aussehen.

6.2   Der Sinn des Lebens ist, Zufriedenheit und Glück zu finden

Selbstzweck heißt: Das Leben muss Freude machen

Wenn das Leben Selbstzweck ist, dann heißt das auch: Wir müssen ihm seinen Sinn selbst geben. In letzter Konsequenz kann das nur bedeuten: Das Leben muss auf irgendeine Weise aus sich heraus Freude machen, als lebenswert empfunden werden. Mit Blick auf unsere Energieformel könnten wir sagen: Sinn des Lebens ist es, ein Maximum an positiver Gefühlsenergie zu gewinnen. Ihr Existenzauftrag liegt darin, Glück und Zufriedenheit zu finden. Etwas prinzipieller und theoretischer formuliert: Der Sinn des Lebens liegt in der Selbstbefähigung des Bewusstseins zu einem immer differenzierteren und intensiveren Selbstgenuss.

Es kommt auf die Balance an

Dabei sind mit Genuss natürlich nicht nur und nicht in erster Linie Spaß und Lust gemeint. Das Bewusstsein kann sich auf sehr unterschiedliche Weise selbst genießen, und sei es in der »bitteren Süße« von Melancholie und Resignation. Und natürlich genießen wir uns auch und insbesondere in der Arbeit an sinnstiftenden Projekten, im Erbringen von Leistung und im Dienst am Mitmenschen. Es kommt nur auf das richtige Maß und auf die Gesamtbalance im Leben an.

In der Leistungsgesellschaft verkehren sich Mittel und Zweck

Auf eine merkwürdige Weise kommt es in unseren Leistungsgesellschaften zur Umkehrung von Mittel und Zweck: An sich sollen Leistung und Arbeit, Wissenschaft und technischer Fortschritt uns das Leben leichter machen. Doch dann ist aus diesen Bemühungen eine sozioökonomische Megamaschine hervorgegangen, die nun viele von uns versklavt: Man arbeitet nicht mehr, um zu leben, sondern lebt, um zu arbeiten. Für den eigentlichen Sinn der Gesamtveranstaltung, für Freude, Muße und Genuss, bleibt keine Zeit mehr. Dies gilt es zu erkennen, hier gilt es, innerlich auf Distanz zu gehen und zumindest partielle Korrekturen am Arbeitsleben vorzunehmen. Dazu gehört auch eine kritische Distanz zu den Werten und Maßstäben unserer Leistungsgesellschaft. Eine Gesellschaft, in der sich alle im Frondienst an Leistungskennziffern und im wechselseitigen Hilfsdienst aneinander aufopfern und keiner mehr glücklich ist, wäre eine ziemlich hirnrissige Veranstaltung. Jede Jägerkultur am Amazonas, in der man drei Stunden jagt und sich dann die Sonne auf den Bauch scheinen lässt, würde unseren wahren Existenzauftrag besser erfüllen.

Sehr schön wird dieses »Prinzip des Genug« auch von folgender Geschichte auf den Punkt gebracht, die sich wohl von einem Text Heinrich Bölls herleitet: Ein McKinsey-Berater bereist den Orient und trifft auf einen Beduinen, der vor seinem Zelt auf einer Matte sitzt und Tee trinkt. Der Mackie betrachtet die fünf Kamele, die vor dem Zelt äsen, und sagt: »Wenn ich mir das alles hier so ansehe, könntest du doch auch 20 oder 50 Kamele hier weiden lassen. Warum tust du das nicht?« »Warum sollte ich das tun?«, fragt der Beduine zurück. »Na, damit du mehr Geld verdienst und reich wirst«, antwortet der Mackie etwas irritiert. Der Beduine: »Und warum sollte ich reich werden wollen?« »Na, dann kannst du Arbeitskräfte einstellen, brauchst nicht mehr selbst zu arbeiten und kannst den ganzen Tag hier auf deiner Matte sitzen und Tee trinken!« Darauf der Beduine, nun seinerseits irritiert: »Aber das tue ich doch auch jetzt schon!«

Diese geniale Geschichte macht auf das Trefflichste die verquere Lebenslogik in unseren Leistungs- und Konsumgesellschaften deutlich. Sollten Sie also zu den Menschen gehören, die von den Muss-Vorstellungen des Pflicht- und Leistungsdenkens versklavt werden: Räumen Sie sich innerlich Ihr Grundrecht auf persönliches Glück ein. Dafür sind Sie auf die Welt gekommen. Das ist Ihr wichtigster Existenzauftrag. Glück ist nicht alles, aber ohne Glück ist alles nichts.

> Die Geschichte vom Mackie und dem Beduinen

6.3 Fast alles, was Sie für Ihr Lebensglück brauchen, tragen Sie in sich

Dieses Faktum hatten wir ja schon mehrfach erwähnt, und es ist auch der Grundtenor vieler – aller? – Weisheitslehren. Doch ist es auch wahr? Ist das schon mal wissenschaftlich untersucht worden? Ist es. Was dabei herausgekommen ist, heißt »Paradox der Glücksforschung«. Auch die Wissenschaftler, geprägt vom konsumistischen Zeitgeist, gingen mit dem Vorurteil an ihre Forschungen heran, dass unser Glück überwiegend von materiellem Reichtum abhängt, und hegten entsprechende Erwartungen. Dass bei ihren Untersuchungen

> Das Paradox der Lebenszufriedenheitsforschung

6

ziemlich genau das Gegenteil herauskam, empfanden sie dann als paradox.

Wir brauchen eine materielle Basissicherung – aber über diese hinaus bringt wachsender materieller Wohlstand keinen Zugewinn an Glück. Nach dem Zweiten Weltkrieg sind die Einkommen in den westlichen Wohlstandsgesellschaften steil angestiegen. Die Lebenszufriedenheit hat sich in den letzten Jahrzehnten aber nicht verändert oder ist sogar abgefallen.

> **Die Faktoren des Glücks**
> Die Vielzahl der bisher veröffentlichten wissenschaftlichen Untersuchungen kommt zu dem Schluss, dass Außenfaktoren nur zu maximal 20 % zu unserem Glück beitragen. Die drei wichtigsten Außenfaktoren sind: Bürger einer wohlhabenden Demokratie mit vielen Mitgestaltungsmöglichkeiten zu sein, in einer harmonischen Beziehung zu leben und ein unterstützendes Netzwerk von Freunden und Bekannten zu haben. Die übrigen 80 % unseres Glücks stammen aus inneren Quellen.

Gewöhnung entwertet äußere Glücksspender

Warum dies so ist, hatten wir bereits erarbeitet: Alle äußeren Aspekte der Lebenssituation, die positive Gefühle (»äußeren Lohn«) spenden, verlieren durch Gewöhnung schnell ihre Gefühlswirkung. Der Griesgram, der im Lotto gewinnt, ist zwei Jahre später wieder ein Griesgram (oder sogar Schlimmeres). Glücklicherweise gilt übrigens auch das Umgekehrte: Die Frohnatur, die sich wegen eines Unfalls unvermittelt an den Rollstuhl gefesselt sieht, ist zwei Jahre nach dem Ereignis wieder eine Frohnatur.

Die inneren Quellen des Glücks

Bei Aktivitäten, die inneren Lohn spenden, gibt es diese Gewöhnungsprobleme nicht. Fassen wir die bereits erarbeiteten inneren Quellen und Voraussetzungen des Glücks noch einmal zusammen:

- Die Befähigung zu *Achtsamkeit im Hier und Jetzt*: Wer eine hohe Präsenz im Hier und Jetzt einübt, der steigert sein Zufriedenheitsniveau, weil er damit fruchtloses negativistisches Grübeln unterdrücken kann. Er ersetzt inneres Chaos durch die zumeist recht hohe Ordnung von Wahrnehmungsprozessen. Außerdem kann man durch Achtsamkeit die Gewöhnung in Bezug auf äußeren Lohn abmildern: Wer auch lang vertrauten positiven Umweltgegebenheiten mit Achtsamkeit begegnet, wird ihnen immer wieder einen gewissen Genuss abgewinnen können. Das betrifft z. B. die Natur, schöne Gebrauchsgegenstände oder auch die positiven Seiten unserer Mitmenschen.

- *Flow-Aktivitäten* und *innerer Reichtum*: Je mehr kulturelle Inhalte wir akkumulieren und zu hoher innerer Ordnung »heraufüben«, desto größer ist unsere Chance, bei vielen Gelegenheiten in Flow zu kommen: gelingendes Tun in *Ich*-Vergessenheit und *Selbst*-Vertrauen. In jeder Lebenssituation können wir auf unserem gut gestimmten inneren Klavier improvisieren, ohne etwas von der Außenwelt zu brauchen.

— *Selbstkongruenz:* Die Erarbeitung *innerer Werte und Prinzipien,* die kohärent in eine Lebensphilosophie eingebunden sind, gibt inneren Halt und ist die Basis des Gefühls, mit sich »im Reinen« zu sein.

— *Förderliche Geisteshaltungen* sind geeignet, die Stresswirkung unangenehmer Ereignisse zu vermindern. In der Regel führen sie durch den Abbau nicht erfüllbarer oder unsinniger Erwartungen und Muss-Vorstellungen zu einer Reduktion von inneren Diskrepanzen. Auch dadurch wird die innere Ordnung gesteigert und die Gefühlsbilanz ins Positive verschoben. Wie wir gesehen haben, ist ein hoher Ordnungsgrad innerer Strukturen und Prozesse eine der Hauptquellen von Freude und Lebenszufriedenheit. Hierfür besitzen wir eine spezielle Sensibilität in Form von Harmoniegefühlen.

Schon hier sei kurz angemerkt: All dies sind nicht Fähigkeiten, die Sie schon haben müssten oder die Ihnen mit dem Lesen dieses Textes in die Glieder schießen. Es handelt sich um innere Potenziale, über die jeder Mensch mehr oder weniger verfügt, und um Entwicklungsziele, die wir gar nicht zu 100 % erreichen müssen. Für die positive psychologische Wirkung genügen zumeist schon das Vertrauen, dass dies ein gangbarer Weg ist, und das Gefühl, auf diesem Weg in kleinen Schritten voranzukommen.

Der Weg ist das Ziel

■ **Exkurs zum Beziehungsglück**

Viele Menschen und nicht wenige Glückslehren betonen den Wert menschlicher Beziehungen für das Glück. Oben hatten wir gesagt, dass diese unter den bedeutsamen äußeren Glücksfaktoren tatsächlich mit die wichtigsten sind. Selbstverständlich gehören Beziehungen zu anderen Menschen zum Wertvollsten in unserem Leben. Dennoch: Unter dem Aspekt einer förderlichen Geisteshaltung sollte man sie nicht zu direkt anstreben, sprich: Wir sollten andere Menschen nicht zum Glücklichsein »brauchen«. Das impliziert Instrumentalisierung und Abhängigkeit – und das ist der Keim des Scheiterns, weil es zu Überanpassung und Selbstverleugnung verleitet.

Nur wer sich selbst unbedingten Wert zugesteht und sich auf dieser Grundlage mit all seinen Ecken und Kanten mag, kann seine Masken fallen lassen, ist offen für eine Beziehung und wird glauben, dass andere ihn so lieben können, wie er ist. Nur wer aus sich selbst heraus zumindest einigermaßen glücklich sein kann, nur wer zur Not auch allein leben und sich trennen kann, nur der vermag Beziehungen souverän und gelingend zu gestalten.

Idealerweise läuft es so: Wir kultivieren die inneren Glücksbedingungen und treffen unseren Traumpartner quasi als Weggenossen nebenher, während wir die Ziele verfolgen, die uns unsere erstarkende innere Stimme zuweist. So ist die Wahrscheinlichkeit groß, dass man genügend Interessen und Werte teilt, um sich beim Gewinnen inneren Lohns wechselseitig anzuregen. Man mag sich im ersten Moment äußerlich noch so sympathisch und anziehend finden – wenn einen innerlich nichts verbindet, wenn man sich nicht ähnlich ist und es auf der geistigen Ebene nicht zu einer Koevolution kommt, tritt einen schnell auch der zweite Pferdefuß des äußeren Lohns, die Gewöhnung: Man wird einander überdrüssig, ödet sich an und entwickelt Allergien gegen die Eigenheiten des anderen. Nun führen immer kleinere Kleinigkeiten zum Konflikt, und schließlich fliegt die Beziehung auseinander. Suchen Sie also Ihren Partner besser in Ihrem Schach- oder Umweltverein als in der Kneipe oder bei einer Single-Party.

▪ Aufgaben

Auseinandersetzung mit den Prinzipien innerer Freiheit

Erarbeiten Sie sich eine tiefe Überzeugung von der Richtigkeit der oben genannten Prinzipien. Ich empfehle Ihnen sehr, sich mit den genannten Prinzipien intensiv auseinanderzusetzen. Ich sage nicht, dass es sich dabei um absolute Wahrheiten handelt, die bis zum letzten Buchstaben wissenschaftlich bewiesen wären und von denen man kein Jota abweichen dürfte. Wahrheiten dieser Art gibt es wahrscheinlich gar nicht. Was ich sage, ist dies: Es gibt eine Fülle von Erfahrungen, Argumenten, wissenschaftlichen Tatsachen und komplexen theoretischen Begründungen, die für die folgende These sprechen: Lebenshaltungen, die von den oben genannten drei Prinzipien geprägt sind, sind für Glück und Gesundheit des Einzelnen sowie für das Zusammenleben der Gesellschaft förderlich. Noch einmal: Es geht nicht darum, das oben Gesagte nachzubeten – Sie sollen in kritischer Auseinandersetzung mit meinen Vorschlägen Ihre eigene Formulierung und Begründung finden.

Lebensmaximen formulieren und aufschreiben

Erarbeiten Sie sich eine für Sie selbst überzeugende Argumentation auf der Grundlage Ihres Weltbilds und vielleicht auch Ihrer Religion, und schreiben Sie diese auf. Setzen Sie sich eine Zeit lang damit auseinander, und bessern Sie nach – Ihrem Quatschi werden sicher noch einige Gegenargumente einfallen. Hieraus könnten schon die ersten drei der zehn Lebensmaximen hervorgehen, die Sie sich erarbeiten wollten (▶ Kap. 5). Am Ende sollten Sie von Ihren Positionen so fest überzeugt sein, dass Sie wie aus der Pistole geschossen antworten könnten, wenn man Sie nachts um halb vier wecken und dazu verhören würde. Am schwierigsten und wichtigsten ist vielleicht Punkt drei: Ich kann lernen, Lebenszufriedenheit und Glück überwiegend aus mir selbst zu schöpfen. Wichtig ist nicht, dass Sie das schon heute können, wichtig ist, dass Sie sich von dieser Möglichkeit überzeugen und den Vorsatz fassen, sich in dieser Richtung weiterzuentwickeln.

Einschlägige Literatur lesen, ein Gefühlstagebuch führen

Zu diesem zentralen Punkt sollten Sie unbedingt auch das eine oder andere weiterführende Buch lesen (etwa Seligman 2003; Klein 2003; Ricard 2009). Halten Sie auch gezielt Erfahrungen fest, die diese Sicht bestätigen. Erinnern Sie sich an Situationen, in denen es Ihnen gelungen ist, stark stressende Ereignisse innerlich auf Abstand zu bringen und von sich abtropfen zu lassen? Hatten Sie einmal eine

Hobbywelt, in die Sie eintauchen konnten und die Sie Ihre Umwelt vergessen ließ? Hat Sie ein Wald- oder Strandspaziergang schon einmal total verzaubert? Konnten Sie früher beim Lesen in ferne Reiche oder Phantasiewelten entfliehen? Erinnern Sie sich an die tiefe Befriedigung, die aus dem Verstehen, aus der Einsicht in wichtige Zusammenhänge resultiert? Haben Sie schon einmal bewusst wahrgenommen, wie sich Luxus durch Gewöhnung entwertet? Achten Sie auch im Hier und jetzt bewusster darauf, was Sie wirklich zufrieden macht. Kommen Sie den verborgenen Mechanismen Ihrer Psyche auf die Schliche. Auch hier kann ein Gefühlstagebuch hilfreich sein, wie ich es Ihnen in ▶ Kap. 4 empfohlen hatte.

Viele oberflächliche Sorgen, Ängste und Stressmomente leiten sich, wie wir gesehen haben, von einigen zentralen angeborenen Grundängsten her, insbesondere von der Angst zu verarmen, sozial abzusteigen und zu vereinsamen (auf die Angstthemen Krankheit, Sterben und Tod gehen wir im letzten Abschnitt von ▶ Kap. 7 noch ein). Wir hatten es schon anklingen lassen: Wenn man vor Ängsten äußerlich oder innerlich davonläuft, dann wachsen sie zu schrecklichen Monstern heran. Wenn man sich ihnen aber stellt, schrumpfen sie auf ein erträgliches Format zusammen (oder werden sogar zu lieblichen Schutzengeln).

Vor dem Hintergrund des oben Erarbeiteten schlage ich Ihnen die folgende Übung vor: Fragen Sie sich, wovor Sie am meisten Angst haben. Stellen Sie sich vor, alles, was in Ihrem Leben schiefgehen kann, würde schiefgehen, und die Sie am meisten ängstigenden Situationen wären eingetreten. Haben Sie den Mut, diese Situationen anzuschauen und sie sich plastisch auszumalen. Versetzen Sie sich in diese Situationen hinein. Wie schrecklich wäre es wohl wirklich? Wäre damit tatsächlich alles zu Ende? Gibt es nicht Menschen, die Ähnliches schon durchgestanden haben, ohne daran zu zerbrechen? Wenn Sie niemanden persönlich kennen, dann finden Sie (z. B. durch eine Internetrecherche) garantiert einen entsprechenden Erfahrungsbericht in Buchform.

Wie könnten Sie sich verhalten? Welche Lebens- und Entwicklungsmöglichkeiten verbleiben oder eröffnen sich neu? Haben Sie vielleicht noch andere Bedürfnisse, Stärken und Talente, die Sie in der Vergangenheit nicht leben konnten, für die sich aber jetzt vielleicht Entwicklungsmöglichkeiten schaffen ließen? Wenn Ihnen auf Anhieb nichts einfällt: Wie ließen sich neue Seiten Ihrer Persönlichkeit entdecken bzw. entwickeln? Was interessiert Sie, bewegt Sie, fordert Sie heraus, erscheint Ihnen sinngebend – oder hat all dies in der Vergangenheit einmal getan? Denken Sie auch unkonventionell jenseits der vorgegebenen Rollenklischees der Gesellschaft – es gibt unendlich viel zu tun unter dieser Sonne! Fast immer bergen Krisen auch große Chancen! Auch hier gilt: Probleme sind Lernchancen.

Rufen Sie sich leuchtende Beispiele in Erinnerung: etwa die ehemalige Lehrerin Heidemarie Schwermer, die 1996 allen Besitz weggab und ein Leben ohne Geld, allein auf der Basis von Tauschbeziehungen

Erarbeitung eines Worst-case-Szenarios

Stellen Sie sich Ihren tiefsten Ängsten

Es bleiben fast immer Lebens- und Entwicklungsoptionen

Menschen, die zeigen, dass es möglich ist

6

führt. Sie wohnt als Wache in Häusern, deren Besitzer auf Reisen sind, putzt in einer IT-Firma und darf im Gegenzug einen der PCs benutzen, führt für das Frühstück den Hund des Nachbarn aus usw. Sie lebt bis heute so und gibt an, glücklicher denn je zu sein (seit sie Rentnerin ist, zahlt sie allerdings Krankenversicherungsbeiträge).

Denken Sie an Lilo Friedrich, die sieben Jahre für die SPD im Deutschen Bundestag saß und nach ihrem Ausscheiden wegen »Überqualifikation« keinen Job mehr fand. Nach längerer Arbeitslosigkeit ging sie schließlich beherzt »putzen«. Heute betreibt sie eine eigene Reinigungsfirma.

Nehmen Sie Hermann Ricker, der nach einem schweren Autounfall aus seinem alten Leben ausstieg und seine zig Millionen schweren Unternehmen an seine Mitarbeiter verschenkte, um zunächst als Bettelmönch auf einer verlassenen Insel in Thailand zu leben (ausgesetzt mit nichts als einer Bastmatte, einem Gaskocher, Streichhölzern, einem Paket Instantnudeln, einer Blechschüssel, einer Taschenlampe und seiner alten Cartier-Brille). Heute leitet er als Meister Han Shan ein Meditationszentrum.

Oder denken Sie an die »Vollzeit-Aktivistin« Hanna Poddig, die mit all ihrer Kraft gegen Umweltzerstörung, Konsumterror und globale Ungerechtigkeit kämpft und sich freiwillig, vollständig und vollwertig aus dem Müll von Supermärkten ernährt. Die Liste der Beispiele ließe sich fast beliebig verlängern.

Am besten fixieren Sie auch Ihr Worst-case-Szenario schriftlich und lassen diesem Text von Zeit zu Zeit eine Überarbeitung angedeihen. Legen Sie ihn zu der Seite mit Ihren zehn Lebensmaximen, und werfen Sie bei Ihren »Terminen mit sich selbst« immer wieder einen Blick darauf. Sie wissen: Es kann nur wirken, wenn Sie es präzise, differenziert und abrufbar als materielle Gedächtnisstruktur in Ihrem Kopf tragen.

Ein Beispiel aus eigenem Erleben

Ob ich selbst auch so ein Worst-case-Szenario habe? Selbstverständlich – ich empfehle Ihnen in diesem Buch nichts, was nicht bei mir selbst erprobte Praxis wäre. Ich habe beschlossen, dass es mir zur Not gelingen müsste, unter folgenden Minimalbedingungen mein Leben einigermaßen zufrieden zu leben: Eine Plattenbau-Einraumwohnung, eine warme Mahlzeit pro Tag (ich bin – derzeit sage ich: leider – ein guter »Futterverwerter«), ein Laptop mit Internetanschluss und eine Dauerkarte für eine gute öffentliche Bibliothek. Ich hoffe, dass es in Deutschland noch sehr lange möglich sein wird, sich solche Minimalbedingungen zu schaffen. Was ich in dieser Situation tun würde? Nun, ich würde versuchen, einen lang gehegten Traum zu verwirklichen und »Social-Fiction«-Romane zu schreiben, die Fragen wie den folgenden nachgehen: Wie könnten Gesellschaften und Kulturen aussehen, die nicht auf eine Maximierung von materiellem Wohlstand, sondern auf eine Maximierung von Lebenszufriedenheit ausgerichtet sind? Welche Formen des Zusammenlebens und Zusammenarbeitens wären hier vorstellbar? So ein Projekt würde mich wohl drei bis fünf Jahre kosten, und das Gelingen wäre natürlich hochgradig ungewiss.

In meiner jetzigen Lebenssituation bin ich weit davon entfernt, den Mut für so einen mit allen Kontinuitäten brechenden Schritt aufzubringen.

Aber sollte ich sozial »abstürzen« und nichts mehr zu verlieren haben, dann würde ich mich mit Freude auf dieses Projekt werfen. Der Gedanke an diese Möglichkeit nimmt mir tatsächlich die Angst vor dem »sozialen Absturz«. Wann immer ich bei wichtigen Projekten in kritische Situationen gerate, mache ich mir das bewusst, entspanne mich wieder, bin authentisch, gehe Risiken ein und steigere damit die Chancen, dass es am Ende doch noch ein Erfolg wird.

Sicher würde mir das alles nicht so leicht fallen, wie es hier vielleicht klingt. Es wäre schon eine herbe Umstellung. Kein Auto mehr. Nicht mehr einfach bedenkenlos Bücher im Internet bestellen. Doch letztlich ist es eine Frage von Haltung, Sichtweise und Umgewöhnung. Als Student im Ostberlin der 1980er-Jahre war ich auch in einer Einraumwohnung sehr glücklich. Ich bin mit dem Bus gefahren, und die Deutsche Staatsbibliothek war für mich ein fast heiliger Ort, dessen Fluidum ich gar nicht lange genug auf mich wirken lassen konnte. Mit einem Auto hätte ich viel mehr Stress gehabt, zwei wichtige Menschen nicht kennengelernt und einige Bücher nicht gelesen. Warum sollte so etwas nicht wieder gehen? Ich habe die Hoffnung, dass ich kaum länger als sechs Monate subdepressiv wäre, wenn es, aus welchen Gründen auch immer, so käme. Und ich habe den festen Vorsatz, alle Versagungen als Impulse aufzufassen, die mich näher an das heranführen, was im Leben wirklich wichtig ist. Hierin sehe ich eine der wichtigsten förderlichen Geisteshaltungen.

Zugegeben: Als Schreibender hat man es da sicher etwas leichter als manch andere Menschen. Aber die Vielfalt möglicher freier Betätigungen ist schon sehr groß – von Dienstleistungen im Internet bis hin zu sozialem und anderem ehrenamtlichem Engagement. Schon in der Antike wurde die *vita contemplativa* höher geschätzt als die *vita activa*: ein Leben, das sich darin genügt, die Welt zu beobachten und zu verstehen. So etwas wie die bittere Süße der Melancholie sollte sich dem Leben auf diese Weise allemal noch abpressen lassen.

Wenn Sie nicht zum Sklaven von Besitz und Status werden wollen, lassen Sie diese Dinge innerlich los. Sollten Sie sie haben können, ohne das Wesentliche im Leben aufgeben zu müssen, umso besser – freuen Sie sich daran. Aber hüten Sie sich davor, in eine überstarke Identifikation mit Besitz oder Status zu geraten, und bleiben Sie immer dazu bereit, dies jederzeit und leichten Herzens wieder aufzugeben. Besprechen Sie das ggf. auch immer wieder mit Ihrer Familie. Es ist nur gesund, wenn Ihre Angehörigen in dem Bewusstsein leben bzw. aufwachsen, dass sie bereit und fähig sein, bleiben bzw. werden sollten, sich notfalls auch selbst zu versorgen. Ganz grundsätzlich betrachtet, ist jeder Mensch für sich selbst und *nur* für sich selbst verantwortlich. Für Ihre Kinder können Sie nichts Besseres tun, als ein gutes Beispiel in Sachen »Persönliche Meisterschaft« zu sein. Wenn Ihre Kinder davon etwas übernehmen, werden sie auch ohne ein teu-

Sich nicht mit Besitz und Status identifizieren

6

res Studium an einer sogenannten Elite-Universität gut durchs Leben kommen.

Noch einmal: Wir alle müssen nicht von jetzt auf gleich fähig sein, so zu leben. Es handelt sich um eine Entwicklungsaufgabe, für die jeder Mensch Potenzial in sich trägt – auch Sie, Ihre Kinder und Ihr Lebenspartner. Die allgemeine Entspannungswirkung aufgrund einer Steigerung Ihres Kohärenzgefühls kommt schon dann zustande, wenn Sie Vertrauen in diese Potenzialität entwickeln und sich einen solchen Weg für den Notfall als annehmbar vorstellen können.

Arbeiten Sie daran. Dabei kann auch die Lektüre entsprechender Bücher hilfreich sein (etwa Schwermer 2003, Master Han Shan 2009 oder Holzach 2006 sowie eine Fülle weiterer Bücher, die man unter Stichworten wie »einfach leben«, »Einsamkeit« oder »Alleinsein« in Online-Buchshops findet). Und zum praktischen Üben empfehlen sich Klosteraufenthalte, eine Pilgerwanderung auf dem Jakobsweg oder Survial-Trainings in der Wildnis.

Bewusstsein für Gefühle und den inneren Dialog entwickeln

In der dritten und letzten Übung geht es darum, Ihren Quatschi als nimmermüden inneren Klavierstimmer zu trainieren, der Ihr Seelenklavier auf die neuen Grundtöne der Gelassenheit einstimmt. Versuchen Sie, einen höheren Bewusstheitsgrad in Bezug auf Ihre Gefühle und Innenprozesse zu erlangen.

Immer wenn Sie Anspannung oder negative Gefühle wie Angst oder Ärger in sich wahrnehmen, dann treten Sie innerlich einen Schritt zurück und fragen sich, was die Ursache sein könnte. Fragen Sie sich dann, ob die Anspannung aus Muss-Vorstellungen resultiert, die Sie mit den oben erarbeiteten drei Prinzipien der inneren Freiheit entkräften können. Wenn Gefahr droht, fragen Sie sich, was schlimmstenfalls daraus resultieren könnte, und messen Sie das an Ihrem Worst-case-Szenario. Dabei könnten Sätze fallen wie:

- »Ich bin nicht dazu da, …, sondern um Freude zu haben und glücklich zu werden. Und dazu brauche ich nicht …, muss ich nicht …«
- »Ich kann lernen, aus mir selbst heraus mit einfachsten Mitteln ausreichend glücklich zu sein«
- »Ich bleibe mir bewusst, wer ich bin und was ich wert bin, auch wenn ich jetzt hier nicht … und die anderen denken, dass …«
- »Schlimmstenfalls passiert …, und damit könnte ich leben.«

Wiederholen Sie diese und ähnliche Sätze immer und immer wieder wie Mantras oder Gebete.

Schriftlich Ihre typischen Muss-Vorstellungen entkräften

Sie werden bemerken, dass 80 % Ihres Stresses aus einigen typischen Konstellationen erwachsen, hinter denen einige wenige besonders starke Muss-Vorstellungen stehen, die Ihnen individuell zu eigen sind. In ▶ Kap. 4 hatte ich Ihnen die Aufgabe gestellt, nach solchen Vorstellungen zu fahnden. Diese für Sie typischen Muss-Vorstellungen könnten Sie nun vor dem Hintergrund der erarbeiteten Prinzipien entkräften, ihnen eine förderliche Geisteshaltung entgegensetzen und das Ganze aufschreiben (wenn Sie eine Hilfestellung brauchen:

Es hilft, sich vorzustellen, dass es möglich ist

Ausführliche Beispiele finden Sie in meinem Buch *Erfolgsprinzip Persönlichkeit,* 2009, S. 109–130). Und auch das könnten Sie den Papieren beifügen, auf die Sie bei Ihren »Terminen mit sich selbst« zurückgreifen.

Wenn Sie in dieser oder ähnlicher Weise verfahren, werden Sie bemerken, dass sich diese inneren Prozesse in Bezug auf Ihre häufigsten Stresssituationen allmählich automatisieren. Sie müssen sie dann nicht mehr innerlich ausbuchstabieren.

Lohn des Übens: intuitive Wirksamkeit

❯ **Es genügt – was oft schwer genug ist –, dass Sie einen minimalen inneren Abstand zu der Sie belastenden Situation herstellen können und Bewusstheit erlangen. Dann werden Ihre förderlichen Haltungen unmittelbar und intuitiv wirksam, und Sie spüren Entspannung und Gelassenheit. Die innere Befreiung kann dann im Bruchteil einer Sekunde erfolgen.**

Die Effekte sind meist paradox: Die Dinge gelingen besser, und die Leistung steigt. Jene Samurai kommen siegreich aus dem Kampf zurück, so heißt es in Japan, die mit der Bereitschaft gingen zu sterben.

Mit Gefühlen förderlich umgehen

Choleriker, Narzissten, Neidhammel

Im letzten Kapitel hatte ich Ihnen empfohlen, sich für häufig auftretende Lebenssituationen, in denen Sie typischerweise unter starken Stress geraten, förderliche Geisteshaltungen zu erarbeiten. Aber auch in unserem Inneren sind wir für bestimmte Negativgefühle in besonderem Maße disponiert. Der Choleriker hat eine Neigung, mit überschießender Wut zu reagieren, der Narzisst mit Verletztheit und Rückzug, der Neidhammel mit Neid usw. Auch in Bezug auf die für uns typischen, besonders starken negativen Erbgefühle ist es sinnvoll, sich explizit förderliche Haltungen zuzulegen. Bevor wir das am Beispiel der Wut einmal durchdeklinieren, sollten wir noch ein paar Grundsatzbetrachtungen zum Umgang mit Gefühlen anstellen.

7.1 Werden Sie ein Modulator mit gelegentlicher kontrollierter Expression

Gefühle ernst nehmen …

Es gibt positive Emotionen, die sich gut anfühlen, die wir zu verstärken und zu vermehren trachten. Und es gibt negative Emotionen, die sich schlecht anfühlen – entsprechend haben wir die Tendenz, sie zu vermeiden. Natürlich können solche negativen Gefühle eine positive Funktion haben: Sie machen uns auf Missstände und Gefahren aufmerksam und geben uns Energie zur Veränderung. Wann immer negative Gefühle oder Empfindungen in uns auftauchen, sollten wir das bemerken und uns Fragen stellen wie: »Droht eine Gefahr?«, »Überanstrenge ich mich?«, »Signalisiert mein Körper eine Funktionsstörung?«, »Stimmt etwas in meinen sozialen Beziehungen nicht?«, »Will mir jemand Böses?«

… aber nicht jedes Missbefinden auf die Goldwaage legen

Allerdings geht es hierbei um das rechte Maß. Es ist nicht ungefährlich, jedem negativen Gefühlchen sofort eine tiefere Bedeutung zuzumessen, es auf die Goldwaage zu legen und Alarm zu schlagen. Das führt schnell in die Teufelskreise von Hyperreflexion und Hyperintention. Gesunde Erwachsene haben, wie in ▶ Kap. 2 ausgeführt, an ca. 180 Tagen im Jahr irgendwelche harmlosen Missbefindlichkeiten. Biologische Organismen sind keine Maschinen, Schwankungen aller Parameter bis in den Grenzbereich zur Störung hinein sind hier normal und bilden sich meist von allein zurück. Und das tun sie zumeist umso besser, je weniger man sie beachtet (also: Akzeptanz, Ignorieren, Ablenkung).

Auch starke Erbgefühle können sinnlos sein und aus dem Ruder laufen

Freilich: Steigern sich bei negativen Gefühlen oder Empfindungen Intensität, Häufigkeit und Dauer, dann gilt es, über Bedeutung, Ursachen und Abhilfe nachzudenken. Bei vernünftiger Betrachtung wird man jedoch auch hier sehr häufig finden: Auch hinter starken negativen Erbgefühlen steckt längst nicht immer eine tiefere Bedeutung oder gar Wahrheit, längst nicht immer ist es sinnvoll, sie »auszuleben«, und oft gibt es keine einfache Möglichkeit, sie schnell und vollständig aus der Welt zu schaffen. Häufig sind auch starke negative Erbgefühle sinnlos, unfunktional und für alle mittel- oder unmittelbar Betroffenen schädlich.

Warum ist das so? Nun, wichtige Gründe hatten wir schon besprochen: Unsere ererbten Gefühlsmechanismen sind an die Probleme der Steinzeit angepasst und haben das Ziel, unsere Gene glücklich zu machen, nicht aber uns als ganze Person. Sie drängen uns oft zu einem Verhalten, das in unserer heutigen Lebenswelt zerstörerisch ist. Im Kurzschluss vielfältiger Teufelskreise blockieren sie unsere Handlungsfähigkeit. Sie verzerren die Logik vernünftigen Denkens und schränken seine Flexibilität und Kreativität ein. In Wechselwirkung mit unserem fantasiebegabten Denken beziehen sich starke negative Gefühle zudem oft auf Situationen, an denen wir nichts ändern können – weil sie in der Vergangenheit oder in räumlicher Ferne liegen oder weil sie in die Zukunft hineinkatastrophisiert werden.

Fehlanpassungen und Teufelskreise

In all diesen Fällen wäre es gut, wenn wir über die Fähigkeit verfügten, diese völlig unfunktionalen Gefühle durch förderliche Geisteshaltungen so weit wie möglich einzudämmen. Wie Studien zeigen, würde uns das in keiner Weise schaden, im Gegenteil: Es hätte nur Vorteile.

Eindämmen, nicht unterdrücken oder ausleben

Im Licht dieser neueren wissenschaftlichen Erkenntnisse kann man hinsichtlich des Umgangs mit starken negativen Erbgefühlen zwischen »Suppressoren«, »Expressoren« und »Modulatoren« unterscheiden. *Suppressoren* sind Menschen, die z. B. Wut deutlich empfinden, sie aber unterdrücken. Sie machen gute Miene zum bösen Spiel. In der Tendenz scheint ein solches Verhalten ungesund zu sein und z. B. hohen Blutdruck zu fördern. Kaum besser bestellt ist es um die *Expressoren*, die den Gegenpol bilden: Menschen, die ihre Wut immer herauslassen und ausleben. Auch dieses Verhalten fördert Bluthochdruck. Die alte Druckkesseltheorie der Gefühle, nach der das Herauslassen von Emotionen Entlastung bringt, ist falsch. Vielmehr haftet dem »Dampfablassen« ein Moment der Selbstverstärkung an, was gewissermaßen das Feuer unter dem Kessel immer auch ein wenig anfacht.

> ❯ **Die besten Werte in Bezug auf Gesundheit und Wohlbefinden zeigen Menschen, die man als *Modulatoren* bezeichnet: Sie haben gelernt, das Aufkommen negativer Erbgefühle frühzeitig zu bemerken, sich innerlich von ihnen zu distanzieren, durch das bewusste Einnehmen einer förderlichen Sichtweise ihr weiteres Erstarken zu verhindern und sie wieder zum Abklingen zu bringen.**

Sie handeln daher mit halbwegs kühlem Kopf aus ihrer »Mitte« heraus und schöpfen so den Rahmen möglicher Veränderungen besser aus, als wenn sie »außer sich« geraten wären. Freilich: Das ist nicht immer einfach. Manchmal treffen uns Angriffe schnell und unerwartet an sensibilisierten Stellen (die berühmten »Knöpfe«). Oder wir haben zwei, drei Attacken abfangen oder Fehlschläge wegstecken können, doch dann kommt noch ein vierter und fünfter, und das Fass läuft über. Hat die Stärke eines negativen Gefühls einmal den *point of no*

Optimal: Modulation

Kontrolliertes Abreagieren

return überschritten, wird es sehr schwierig, sich seinem Sog zu entziehen – aber es bleibt möglich, und man kann es trainieren.

Wenn das nicht gelingt, dann sollte man sich, sofern dies möglich und »lebenstaktisch« nicht zu unklug ist, irgendwie Luft machen: aus der Situation herausgehen und joggen oder Treppen steigen (körperliches Abreagieren durch Sport ist immer der beste und natürlichste Weg), oder auch mal »kontrolliert explodieren«, sofern man in einem Umfeld ist, das sich der Sprache zwingender Argumente und Prinzipien hartnäckig verschließt.

Wenn Sie das Programm der Psychosynergetik umsetzen, werden Sie feststellen, dass sich starke unfunktionale Gefühlsreaktionen zwar nicht völlig vermeiden lassen, aber deutlich seltener vorkommen, weniger intensiv sind und kürzer ausfallen. Sie werden Ihr Wohlbefinden und Ihre Ziele also weniger beeinträchtigen.

Förderung positiver Gefühle

Demgegenüber gilt es, positive Gefühle so weit wie möglich zu verstärken. Bei positiven Erbgefühlen gelingt dies durch die Zähmung des Quatschis und das Einüben von Achtsamkeit. Ob es die Reize einer Landschaft oder die des Partners sind: Es kommt darauf an, mit dem Denken aufzuhören und sich ganz den Wahrnehmungen zu öffnen. Harmonie- und Flow-Gefühle vermehren Sie, wie bereits erörtert, indem Sie sich kulturellen Reichtum aneignen, die entsprechenden Inhalte einüben und in sich ordnen (mehr zum Stichwort »inneres Wachstum« finden Sie z. B. in Hansch 2008, 2009).

7.2   Das Skateboard-Prinzip

Das Polaritätsprinzip austricksen, die Gefühlsbilanz ins Positive verschieben

Doch gilt hier nicht eine Art Polaritätsprinzip? Ohne Nacht kein Tag. Ohne elektrische Negativladung keine Positivladung, *actio* gleich *reactio* usw. Ein Argument, das oft gegen den Buddhismus vorgebracht wird, speist sich aus der gleichen Logik: »Ihr trachtet das Leid dadurch aus der Welt zu schaffen, dass ihr eure Wünsche loslasst – aber dann kann man sich ja auch nicht mehr freuen!« Nun, ganz falsch ist dieser Einwand nicht. Aber die reale Welt beugt sich der Trennschärfe gedanklicher Logik niemals vollständig. Haben Sie schon einmal auf einem Skateboard gestanden? Das sind diese Bretter auf vier Rollen, mit denen freche Jungs auf der Straße herumfahren und allerlei Kunststückchen vollführen. Wenn Sie sich da mit beiden Beinen draufstellen und sich unkoordiniert »herumbewegen«, kommen Sie tatsächlich nicht voran. Nach dem Prinzip »*actio* gleich *reactio*« rollt das Brett nur ein wenig hin und her. Aber durch geschicktes Nutzen Ihrer Körperträgheit können Sie dieses Prinzip austricksen. Wenn Sie Ihren Oberkörper langsam ein Stück in eine Richtung bewegen und dann die Beine mit dem Brett schnell nachziehen, können Sie eine zwar kleinschrittige, aber doch gerichtete Fortbewegung erzeugen. Und genau so geht das mit den Gefühlen auch.

> ❯ **Durch bewusstes und geschicktes Aktivieren bestimmter abrufbarer förderlicher Geisteshaltungen können wir negative Gefühle eingrenzen und vermindern und positive Gefühle fördern. In der Folge verschiebt sich unsere Gefühls- und Energiebilanz deutlich ins Positive.**

Kann man hier übertreiben? Besteht die Gefahr eines faden Dauerglücks? Für die meisten Menschen ganz sicher nicht. Das Leben hält viele Zumutungen für uns bereit, und unser unablässig alternder Körper beschert uns manche Funktionsstörungen und Schmerzen. Gegen die Wucht angeborener Gefühlsmechanismen und die aufschießende Dynamik von Teufelskreisen ist die modulierende Kraft unserer Gedanken eher schwach. Deshalb scheint es mir sehr sinnvoll, dass wir alles, was in der Macht unseres bewussten Denkens und Handelns liegt, darauf ausrichten, unser Glücksniveau zu steigern. Es gilt, unsere Gedankenbögen maximal anzuspannen, damit die Pfeile wenigstens in der Nähe des Ziels landen.

Gedankenkräfte gegen die Wucht von Erbgefühlen maximal anspannen

Was kann man realistischerweise erwarten? Schätzungen zufolge können wir Durchschnittsbürger unser Glücksniveau durch persönliche Meisterschaft um maximal 40 % verbessern (vielleicht schaffen Meditationsmeister wie Matthieu Ricard ja 60 %). Das heißt: Für die meisten Menschen wird das Leben noch genügend Angst, Ärger, Schmerz und depressive Verstimmungen bereithalten. In gewissem Maße wird das wohl auch vom Polaritätsprinzip erzwungen: Alles im Leben ist dynamisch. Glück ist die Bewegung von Minus in Richtung Plus. Das geht aber nur, wenn uns das Schicksal immer mal wieder in Richtung Minus stößt. Ein gewisses Maß an Negativität ist also wohl unabänderlich Teil unseres Lebens. Dem gilt es mit Akzeptanz und Achtsamkeit zu begegnen: nicht kämpfen, in Liebe annehmen, aber dann sanft in Richtung Plus steuern.

40 % Verbesserung sind realistisch

Lassen Sie uns nun für die Negativgefühle Wut und Hass Sichtweisen und Gedankenfiguren zusammentragen, die dämpfend auf diese Gefühle einwirken können.

7.3 Wut und Hass bezwingen

Der erste Schritt besteht darin, sich so klar wie möglich vor Augen zu führen, wie unsinnig, kontraproduktiv und zerstörerisch Ärger und Wut im Kontext kultureller Probleme sind.

Wut ist im kulturellen Kontext kontraproduktiv

Evolutionspsychologisch gesehen, war es die Aufgabe der Wut, unsere Vorfahren dazu anzutreiben, mit körperlicher Gewalt Hindernisse auszuräumen und Widerstände zu brechen. Entsprechend eng ist die Wut mit dem Stressgeschehen verbunden, das den Körper auf muskuläre Anstrengungen vorbereitet (vgl. ▶ Kap. 2). Leider sind uns diese urtümlichen Mechanismen bei der Lösung unserer heutigen Probleme nicht nur keine Hilfe, sie stehen uns sogar regelrecht im Wege: Gewaltausbrüche eskalieren Konflikte und können uns hinter Gitter bringen, die mobilisierte, aber muskulär nicht abgebaute

Energie ruiniert unsere Blutgefäße, der Tunnelblickeffekt lässt uns Überblick und Denkfähigkeit verlieren, die negativen Gefühle verderben uns den Tag und vergiften uns das Herz. »Wut ist eine Säure, die das Gefäß, in dem sie steht, mehr schädigt als alles, worüber man sie schütten könnte«, hat Gandhi einmal gesagt.

Mit überlegter Entschlossenheit erreicht man mehr

Alles, was wir mit Wut im Bauch tun, könnten wir ohne Wut besser erledigen. Wenn Sie aus der Mitte Ihrer Persönlichkeit mit Bestimmtheit und kühler Entschlossenheit für Ihre Sache eintreten, wird das überzeugender wirken, als wenn Sie die Contenance verlieren, und Sie werden fast immer mehr erreichen. Als der kluge Diplomat Metternich seinen Kontrahenten Napoleon in einer langen Verhandlung dazu gebracht hatte, seinen Hut vor Wut auf den Boden zu werfen, wusste er: Der Mann ist am Ende. Damit sollte er Recht behalten. Und selbst im körperlichen Kampf, zu dem die Wut ja ursprünglich antreibt, gilt: Der selbstbeherrschte Samurai siegt über den rasenden Berserker.

> **Vorsatz gegen die Wut**
> Auch wenn völlige Selbstbeherrschung in der Praxis nicht immer zu schaffen ist, so sollten Sie dennoch den folgenden Vorsatz fassen: »Ich will dem Übel mit einer positiven und festen Entschlossenheit entgegentreten, aber ich will mich grundsätzlich nicht mehr aufregen und in Wut geraten, was immer auch geschieht. Grundsätzlich! Nie! Mehr!«

Radikal denken – in kleinen Schritten üben

Warum ist diese Selbstverpflichtung so wichtig? Wenn Sie sich nicht radikal festlegen, wird Ihr Quatschi immer wieder anfangen, mit Ihnen zu diskutieren: »Also nein! In dieser Sache *muss* man sich einfach aufregen! Das geht nun wirklich nicht!!« Wenn Sie sich auf die vorgeschlagene radikale Selbstverpflichtung festlegen, dann entstehen solche inneren Diskussionen nicht mehr. Es genügt, wenn Sie einen minimalen Abstand zu Ihrer Wut und Aufregung erreichen und Bewusstheit erlangen. Sie erkennen dann blitzartig intuitiv, dass Sie wieder vom Schwachsinn eingefangen wurden, und kühlen sofort herunter.

Affektlogik der Wut: Unterstellung böser Absicht

Weiter: Die Mechanismen der Wut verzerren unser Denken und bringen uns dazu, dem Gegenüber böse Absichten zu unterstellen. Nirgendwo wird der Unsinn dieser Affektlogik deutlicher als in Situationen, wo wir etwa unseren Computer beschimpfen oder gar schlagen, weil er »abgestürzt« ist.

Auch in Bezug auf Menschen ist diese Annahme zumeist falsch. Fast immer resultieren Konflikte aus Missverständnissen oder unterschiedlichen Sichtweisen, von denen jede eine gewisse Berechtigung hat. Weil unser Gehirn das plastischste, veränderungsfähigste Organ unseres Körpers ist, unterscheiden sich die subjektiven Wirklichkeiten, in denen wir leben, viel mehr, als wir uns äußerlich unterscheiden. Jeder von uns hat andere Erfahrungen, Konzepte und Werte, jeder von uns filtert deshalb andere Wahrnehmungen aus der Realität heraus und reagiert mit anderen Gefühlen darauf.

Hinzu kommen die Unterschiede in Perspektive und Informationsstand, die sich zwangsläufig ergeben, wenn Menschen unterschiedliche Plätze in komplexen sozialen Organisationen innehaben. Dies widerspricht unserer Intuition, die uns suggeriert, dass die anderen so sind wie wir und die Welt genauso sehen wie wir. Immer wieder müssen wir uns aktiv bewusst machen, dass dies eben nicht so ist.

Es kann sein, dass Menschen, die aus unserer Sicht negativ handeln, selbst unter Druck stehen und »außer sich« sind. Sie sind keine durch und durch schlechten Menschen, sie verfügen über viele positive Seiten und haben sicher schon manch Gutes in dieser Welt bewirkt.

Nur sehr selten tun Menschen wirklich bewusst Böses. Zumeist machen sie genau das, was sie aus ihrer Perspektive im gegebenen Moment für richtig halten – genau wie wir auch. (Wenn Sie über das Verhalten eines anderen wütend sind, sollten Sie sich einmal fragen, ob Sie Ähnliches nicht auch schon getan haben.)

Selbst wenn Sie tatsächlich einmal einem kranken Menschen begegnen, dem es Freude macht, anderen zu schaden, sollten Sie innehalten und bedenken: Auch Psychopathen sind das Produkt von Umständen, über die sie keine Kontrolle hatten – sie können weder für ihre Gene noch für ihre Erziehung. Im Grunde sind auch sie Opfer, weil sie von negativen Gefühlen und nicht von Liebe und Glück erfüllt sind. Auch sie haben Gründe für ihr Verhalten, die ihnen selbst überzeugend, richtig oder gar zwingend erscheinen. Auch sie tun, was sie für richtig halten oder wozu sie von unkontrollierbaren Affekten getrieben werden, genau wie wir alle.

Das ändert freilich nichts daran, dass wir diese Menschen aufhalten und die Gesellschaft vor ihnen schützen müssen, zur Not mit Gewalt. Doch all dies muss nicht mit Wut und Hass im Herzen geschehen. Wenn Sie Ihre Katze davon abhalten, ein armes, vor Angst bebendes Mäuschen zu jagen, hassen Sie Ihre Katze doch auch nicht. Versuchen Sie, die gleiche Sichtweise einzunehmen, wenn Sie es mit menschlichen »Übeltätern« zu tun haben.

Wenn wir uns Gedanken wie diese bewusst machen und immer im Hinterkopf behalten, kann uns das helfen, mit Gelassenheit und Güte auch auf Menschen zuzugehen, die sich uns gegenüber auf den ersten Blick negativ verhalten. Förderliche Sichtweisen dieser Art können uns helfen, Mitgefühl und Liebe auch in Bezug auf menschliche Fehler und Schwächen zu entwickeln. Und schließlich ermöglichen sie Vergebung und Verzeihen in Bezug auf Unrecht, das uns in der Vergangenheit widerfahren ist.

■ **Aufgaben**

Fragen Sie sich, welche negativen Erbgefühle Ihnen besonders zu schaffen machen. Setzen Sie sich kritisch mit den evolutionspsychologischen Hintergründen auseinander. Nutzen Sie dazu ggf. weiterführende Literatur (in Hansch 2008, 2009 werden Stolz, Neid, Scham

> Kaum jemand will bewusst »Böses« tun

> Selbst Psychopathen sind Opfer

> »Übeltäter« aufhalten, aber nicht hassen

> Schwächen und Fehlern mit Güte begegnen und vergeben

> Gegengedanken gegen starke negative Erbgefühle erarbeiten und aufschreiben

und Eifersucht ausführlicher diskutiert, weiterführend auch: Buss 1997, 2003, 2008; Dalai Lama & Ekman 2009; Ekman 2010).

Beobachten Sie genau, wo und wie Ihnen diese urtümlichen Gefühlsmechanismen schaden und zu kontraproduktivem Verhalten führen. Entwickeln Sie dann förderliche Haltungen, die diese Impulse korrigieren und Ihnen produktive Konfliktlösungen ermöglichen. Nutzen Sie dazu die Vorschläge aus diesem Buch und den oben genannten Titeln. Formulieren Sie dann mit eigenen Worten Ihre Haltungen in prägnanten Kernsätzen, und legen Sie diese zu den Papieren für Ihren morgendlichen »Termin mit sich selbst«. Wiederholen und verinnerlichen Sie diese Sichtweisen. Eine solche innere Entschmelzung von unseren Erbgefühlen ist eine der wichtigsten und schwierigsten Aufgaben der Persönlichkeitsreifung.

> ❯ Denken Sie daran: Nur was als materielle Gedächtnisstruktur präzise und abrufbar in Ihrem Gehirn auskristallisiert ist, kann eine positive Wirkung auf Ihr Gefühlsleben haben.

7.4   Alltagsängste auflösen

Kaum reale Bedrohungen ...

Über die Hintergründe, Symptome und Ursachen von Angst und Angststörungen hatte Sie ja bereits ▶ Kap. 2 informiert. Angst schützte unsere Vorfahren vor elementaren existenziellen Gefahren. Uns Bürgern westlicher Wohlstandsgesellschaften mögen zwar vielfältige Einbußen in Sachen Wohlstand blühen, die wirklich lebensgefährlichen Bedrohungen sind aber in den letzten Jahren und Jahrzehnten auf ein sehr niedriges Niveau zurückgegangen: Die Zahl der Verkehrs- und Mordopfer ist auf dem Tiefststand angekommen, und die Medizin macht, wenn auch immer langsamer, Fortschritte. Die Lebenserwartung steigt kontinuierlich.

... trotzdem nimmt die Angst zu!

Paradoxerweise breiten sich aber Angst und Angststörungen immer weiter aus. Die Ursachen der »normalen Alltagsängste« liegen hauptsächlich in den schon besprochenen Fehlfunktionen unseres Denkapparates, die zu einer »Überblähung« des *Ichs* führen: Fehlinformationen über Krankheiten und Gefahrenmomente, überzogene Erwartungen und Muss-Vorstellungen, Fehlinformationen über das, was glücklich bzw. unglücklich macht, Denkfehler aller Art, mangelnde Kontrolle über innere Prozesse von Teufelskreisen bis zum Chaos negativistischer Grübelei. Bei Angsterkrankungen kommen hinzu: eine genetische Veranlagung, traumatische Erlebnisse sowie ungünstige Konstellationen, die zur Einbahnung sehr stabiler Teufelskreismechanismen führen.

Maßnahmen, die Angst reduzieren

Unsere Psyche ist ein ganzheitliches System, in dem das meiste mit dem meisten zusammenhängt. Fast alles, was ich Ihnen in diesem Buch vorschlage, vermindert deshalb direkt oder indirekt auch die »normalen Alltagsängste«: Vertrauen, Akzeptanz, Achtsamkeit, eine Meditationspraxis, der Abbau von Muss-Vorstellungen, spannungsreduzierende förderliche Geisteshaltungen, die Eingrenzung von negativen Erbgefühlen, die Förderung positiver Gefühle, erfüllende Flow-Aktivitäten, die Steigerung des Kohärenzgefühls u.a.m.

Besonders hilfreich beim Abbau von Alltagsängsten können sicher die in ▶ Kap. 6 unter den Stichworten »innere Freiheit« und »Arbeit mit Worst-case-Szenarios« beschriebenen Vorgehensweisen sein.

Letzteres verweist schon auf ein zentrales Prinzip des Umgangs mit Angst: die Konfrontation. Ganz gleich, ob es sich um äußere oder innere Angstsituationen handelt: wenn man ihnen ausweicht, dann wächst die Angst zu einem gewaltigen Monster heran. Je länger jemand nach einem Unfall nicht mehr ins Auto steigt, desto beängstigender wird allein die Vorstellung davon. Je länger man sich nach dem ersten Pochen im Zahn um den Zahnarztbesuch herumdrückt, desto schmerzhafter wird die Prozedur. Je länger man Konflikte vor sich hin schwelen lässt, desto lauter ist die Explosion, die sich irgendwann ereignet.

> **Angst und Schmerz, denen man ausweicht, nehmen zu**

> **Vorsatz bei Angst und Schmerz**
> Angst und Schmerz nehmen zu, wenn man ihnen ausweicht. Führen Sie sich das immer wieder glasklar vor Augen, und ringen Sie sich zu folgendem Entschluss durch:
> »Wo immer ich ängstigenden oder schmerzhaften Situationen begegne, von denen ich weiß, dass ich ihnen letztlich nicht ausweichen kann, will ich mich diesen Situationen oder Vorstellungen und den damit verbundenen unangenehmen Gefühlen sofort und direkt stellen, ich will der Angst und dem Schmerz fest, ruhig und achtsam ins Auge blicken.«
> »Schmerz – ja, sofort!« So lautet die Kurzformel von Jens Corssen (2004, S. 132).

Wenn Sie dies radikal praktizieren, werden Sie merken: Sobald Sie es dem Quatschi nicht mehr gestatten, am Rad zu drehen und Sie panisch zu machen, ist alles, was Ihnen unter normalen Lebensumständen begegnet, aushaltbar. Sie haben die Kraft, das durchzustehen, wenn Sie fokussiert und achtsam bleiben. Und auch das ist eine Kompetenz, die man erlernen kann, wenn man anfangs Schwierigkeiten damit haben sollte (hierbei hilft u.a. die Akzeptanz- und Commitmenttherapie: Wengenroth 2008). Es gilt, dies lebenslang zu trainieren und auch auf Themen wie Krankheit, Sterben und Tod auszuweiten.

> **Sie haben die Kraft, es durchzustehen**

Wie kann das gelingen, und was kann dabei hilfreich sein? Nun, viele Menschen machen sich über den Status jener inneren Vorstellungen, die sich mit diesen Angstthemen verbinden, kaum tiefgründige Gedanken, weil sie innerlich vor ihnen weglaufen. Wenn man sich dem aber stellt und sich fragt, was es damit auf sich haben könnte, sind erstaunliche Einsichten möglich – Grundeinsichten, in denen sich alte Weisheitslehren, Philosophen aller Epochen und moderne

> **Die äußere Realität ist uns nicht zugänglich**

7

Wissenschaftler erstaunlich einig sind: Die subjektiven Wirklichkeiten, in denen wir leben, ähneln der äußeren Realität wahrscheinlich wenig oder gar nicht. Und die äußere Realität ist uns prinzipiell nicht zugänglich. Wir wissen absolut nichts über sie. Diese Einsicht findet sich im Höhlengleichnis des griechischen Philosophen Platon ebenso wie in der hinduistischen Metapher von den Schleiern der Maya, in der Kant'schen Formel von der Unerkennbarkeit der »Dinge an sich« wie in modernen Erkenntnislehren, etwa der Evolutionären Erkenntnistheorie oder dem Radikalen Konstruktivismus.

Unsere psychische Wirklichkeit ist eine Benutzeroberfläche des Gehirns

Bleiben wir an dieser Stelle einfach bei der schon eingeführten Metapher von der Benutzeroberfläche. Unsere subjektive psychische Wirklichkeit ist eine von der Evolution konstruierte Benutzeroberfläche, die dem Bewusstsein die Steuerung von Gehirn und Körper ermöglichen soll. Wie ist es denn bei Ihrem PC? Nun, die Symbole auf Ihrem Bildschirm ähneln in gar nichts den Strukturen, die Sie vorfinden, wenn Sie Ihren PC auseinanderschrauben. Und allein von Ihrem Bildschirm aus hätten Sie natürlich auch nicht die geringste Chance, auch nur einen Hauch davon zu verstehen, wie die Hardware aufgebaut ist und funktioniert. Nicht anders ist es mit unserer psychischen Benutzeroberfläche in ihrem Verhältnis zur äußeren Realität.

»Gott« als das Erkenntnisjenseitige

Auch auf die Gefahr hin, dass dies in der hier gebotenen Kürze unangemessen lakonisch klingen könnte: Es spricht nichts dagegen, diesen für uns prinzipiell unerkennbaren und unverfügbaren Urgrund des Seins »Gott« zu nennen. Und da das Sein als solches grundsätzlich erst einmal gut ist, handelt es sich um einen »guten Gott«. Dies ist wohl der aller Religiosität und Spiritualität gemeinsame Kern (ausführlicher: Hansch 2009).

Einsteins Religiosität

Dies wird nicht nur von Weisen und Philosophen so gesehen, sondern auch von »harten« Naturwissenschaftlern: »Zu empfinden, dass hinter dem Erlebbaren ein für unseren Geist Unerreichbares verborgen sei, dessen Schönheit und Erhabenheit uns nur mittelbar und in schwachem Widerschein erreicht, das ist Religiosität. In diesem Sinne bin ich religiös«, sagte z. B. Albert Einstein (zit. nach Jammer 1995, S. 53).

Ängstigende Vorstellungen von Sterben und Tod haben keine Realität

In Bezug auf Angst bedeutet das: Alle unsere gewohnten, beängstigenden Vorstellungen von Krankheit, Sterben und Tod haben letztlich keine Realität. Sie haben mit dem, was real geschieht, nichts, aber auch gar nichts zu tun. Was real geschieht, wenn wir sterben, und ob danach noch etwas ist und wie dieses Etwas beschaffen ist – davon können wir uns prinzipiell kein Bild machen. Was wir gemäß unserer oben vorgenommenen Gottesdefinition sagen können, ist: Wir kehren heim in den Schoß eines guten Gottes.

Hören wir hierzu noch einmal Albert Einstein in einem Beileidsbrief an die Familie eines verstorbenen Freundes (zit. nach Jammer 1995, S. 71): »Nun ist er mir auch mit dem Abschied von dieser sonderbaren Welt ein wenig vorausgegangen. Dies bedeutet nichts. Für uns gläubige Physiker hat die Scheidung zwischen Vergangenheit,

Gegenwart und Zukunft nur die Bedeutung einer wenn auch hartnäckigen Illusion.«

> **Wir sind und bleiben ein Teil des Seins**
> Wenn wir gelernt haben, uns als Teil des Seins zu fühlen und dieses Sein zu lieben, dann gibt es keinen Grund, Angst zu haben, weil unser Sein nicht endet, auch wenn es seine Form wandeln mag. Wer seine gewohnten Ängste loswerden will, der muss sich von seiner gewohnten, engen Sicht der Wirklichkeit entwöhnen. Es gilt, innerlich ganz weit auf Abstand zu gehen, die Identifikation mit bestimmten Formen der äußeren und inneren Wirklichkeit zu beenden und sich mit dem Sein als Ganzem zu identifizieren.

»Solo dios basta«

Diese Haltung kann man natürlich im Alltag nicht permanent durchhalten – aber man sollte sie üben, um sie in kritischen Situationen einnehmen zu können. Denn letztlich ist das hieraus entspringende Urvertrauen die ultimative Waffe gegen die Angst. Das ist das ultimative Worst-case-Szenario, das letztlich den Kern der Religiosität ausmacht. Wir finden es in Formulierungen wie »Man kann nicht tiefer fallen als in Gottes Hand« oder im »Solo dios basta« (Gott allein genügt) der Theresa von Avila (ausführlicher: »Nichts beunruhige dich, nichts ängstige dich: Wer Gott hat, dem fehlt nichts. Gott allein genügt«). Das ermöglicht es uns, unser Schicksal in seiner Unergründlichkeit und Unvorhersagbarkeit radikal anzunehmen, ja zu lieben (Nietzsche nannte das »Amor fati«).

Angstfreie Präsenz in kritischen Situationen

Gerade in kritischen Lebenssituationen ist es von zentraler Bedeutung, sich dem Lauf der Dinge mit Urvertrauen und innerer Sicherheit anheimgeben zu können. Nur so ist sichergestellt, dass die gesamte Kanalbreite des Bewusstseins einem Handeln zur Verfügung steht, das vollständig auf die äußere Problemsituation gerichtet ist und aus dem *Selbst* heraus erfolgt (▶ Kap. 3, ▶ Abb. 3.1c). Nur so können wir bei kritischen Herausforderungen alles geben, was in uns steckt, und noch ein bisschen mehr. Jede ichhafte Selbstreflexion ist in solchen Situationen Energieverschwendung und eine Störinterferenz, die tödlich sein kann (▶ Kap. 3, ▶ Abb. 3.1a und b). Diese Erkenntnis steckt hinter dem schon zitierten japanischen Wort: »Jene Samurai kommen siegreich aus dem Kampf zurück, die mit der Bereitschaft gingen zu sterben.«

Auch wenn wir heute nicht mehr mit dem Schwert kämpfen, gibt es in unserem Leben Situationen, wo diese Mechanismen zum Tragen kommen. Ich selbst habe das z. B. beim Autofahren wiederholt erlebt. In ungewohnten Situationen wie etwa beim Überholen von LKW-Kolonnen in enggeführten Baustellenabschnitten auf der Autobahn oder auf sehr engen und steilen Wendelstraßen in bestimmten Parkhäusern habe ich nach kleinen Fehlern Momente der Verunsicherung erlebt, in denen leicht das *Ich* hätte »aufploppen« können, um Panik zu

7

Paradox: das Schicksal annehmen, um das *Ich* wegzudrücken

Keine sich selbst erfüllenden Prophezeiungen erzeugen

Ich bin nicht mein Körper

Mit paradoxen Strategien spielen lernen

machen (Quatschi: »Woher weißt du eigentlich, wie weit man hier das Lenkrad eindrehen muss?« »Oh Gott, das weiß ich ja gar nicht! Fünf Grad weiter nach rechts?« »Aber am Lenkrad ist ja nirgendwo eine Gradskala dran! Bestimmt verlierst du gleich die Kontrolle!« usw.)

In solchen Situationen ersticke ich jedes Aufglimmen meines *Ichs* sofort dadurch, dass ich mich augenblicklich in mein Schicksal fallen lasse: »Es kommt, wie es kommt, und so wird es schon gut sein. Solo dios basta!« Dann werde ich sofort wieder ruhig, schaue einfach nach vorn auf die Straße, und mein *Selbst* weiß wieder von allein, wie weit es das Lenkrad einzuschlagen und auch sonst zu reagieren hat.

Auch die folgende Beobachtung ist in diesem Zusammenhang interessant: Wenn mir bei Tempo 180 auf der Autobahn bewusst wird, dass ich nur ein kurzes Lenkerrucken vom Tod entfernt bin, könnte mein Quatschi leicht Sachen schreien wie: »Und wenn du jetzt die Kontrolle über dich verlierst? Wie macht man das eigentlich, die Kontrolle über sich zu behalten? Was, wenn deine Arme jetzt einfach das Steuer zur Seite drehen?« Dann merke ich, dass allein diese Vorstellung schon einen leichten Handlungssog in diese Richtung erzeugt. Ich spüre: In diesem Moment könnte eine Panik zünden, und ich könnte im Sinne einer sich selbst erfüllenden Prophezeiung tatsächlich die Kontrolle verlieren – mit womöglich tödlichen Folgen.

Auch solche Panikfunken lösche ich, indem ich mich vertrauend in mein Schicksal fallen lasse. Mit dieser inneren Haltungsveränderung könnten explizit oder implizit-automatisiert Sätze einhergehen wie: »Na und? Dann habe ich eben einen tödlichen Unfall. Dann ist das eben mein Schicksal. Nimm dich nicht so wichtig. Ständig und überall auf der Welt wird gestorben. Auch das kriegst du schon irgendwie hin, wenn's sein muss. Der Film ist nicht die Leinwand, auf der er gezeigt wird, und ich bin nicht mein Körper. Der ist nur ein Symbol auf meiner Benutzeroberfläche. Solo dios basta.« (Tatsächlich ist Ihr Körper, den Sie in Ihrer psychischen Wirklichkeit erleben, auch fiktiv, sprich: eine Konstruktion Ihres realen Gehirns, das Ihnen als solches nicht zugänglich ist. Das ist das schwierig zu verstehende Innen-Außen-Paradox, s. Hansch 2004, S. 164ff.). Mit dem schwarzen Humor, der hier durchschimmert, sind wir schon fast bei der Technik der paradoxen Intention, die weiter unten besprochen wird.

Es gibt durchaus nicht wenige Situationen, in denen solche Phänomene auftreten können: bei einer Bergwanderung, auf dem Schießstand, bei Turbulenzen im Flugzeug etc. Hier kann die Fähigkeit, sich sofort radikal in sein Schicksal zu fügen, auf paradoxe Weise hilfreich sein.

In leichterer Form leiden viele Menschen ab und an unter Zwangsphänomenen wie dem unerwünschten Auftauchen von Bildern aus Horrorfilmen oder von Vorstellungen im Zusammenhang mit Gewalttaten, medizinischen Prozeduren usw. Und weil man das so schrecklich findet und panisch vermeiden will, dass diese Bilder und Vorstellungen wiederkommen – erzeugt man sie.

> ❯ Der Kampf gegen etwas, das man in sich trägt, versorgt es
>   mit Energie und lässt es erstarken. Druck erzeugt Gegen-
>   druck.

Auch hier hilft: »Schmerz – ja, sofort!« Es gilt, diese Vorstellungen zuzulassen und in einen Kontext zu stellen, in dem sie ihren Schrecken verlieren (zumindest in der Vorstellung). Man könnte sich z. B. sagen: »Ich bin nicht mein Körper. Mein Körper ist nichts als ein Haufen Atome. Alle Materie ändert ständig ihre Form. Mehr ist es nicht. Es ist nicht schlimm, außer ich definiere es als schlimm. Aber das ist meine Entscheidung. Ich stelle mir jetzt mal mutig vor, dass meine Schreckensvorstellung eintritt – und es ist gar nicht schlimm. Es ist nur, dass Materie tut, was sie immer tut – sie wandelt ihre Form.«

Selbst der Schmerz ist letztlich nichts Reales, er ist nur eine rote Kontrolllampe auf meiner psychischen Benutzeroberfläche (und was real dahintersteht, wissen wir letztlich nicht). So wie Kontrolllampen nicht explodieren, begrenzt sich auch der Schmerz selbst: Das Gehirn schüttet körpereigene Morphine aus, ehe es unaushaltbar wird. Und sollte der Schauplatz ein Krankenhaus sein: Die moderne Schmerzmedizin kriegt fast jede rote Lampe aus. Ich kann das durchstehen, wenn ich dem Schmerz ruhig und entschlossen ins Auge sehe. Ich bin nicht mein Körper, ich bin nicht mein Schmerz. Ich bin mehr, bin etwas anderes als mein Körper und mein Schmerz. Und dieses andere ist unantastbar.

Sollten die inneren Schreckensbilder ihren Ursprung in traumatisierenden Erlebnissen in der Vergangenheit haben, kann man in leichteren Fällen ein Vorgehen nach ähnlichen Prinzipien versuchen. Um es vorweg ganz klar zu sagen: Dieses nach innen im paradoxen Sinne »bagetellisierende« Verfahren ändert nach außen nichts, aber auch gar nichts an der Schuld von Tätern und der Strafwürdigkeit ihrer Taten. Nach innen aber geht es darum: Was ich als schrecklich definiere, erlebe ich auch als schrecklich, verbunden mit der Tendenz, es zu vermeiden. Durch ein solches inneres Verhalten wird der »Panikkomplex« aus schrecklichen Bildern, Gefühlen und Gedanken nur noch weiter eingebahnt und verstärkt (»Retraumatisierung«).

Um diesen Komplex aufzulösen, muss ich die Bilder und Vorstellungen zulassen, muss mich ihnen aussetzen, um mir in einem Prozess der Gewöhnung die schrecklichen Gefühle allmählich abzukonditionieren. Ein solcher Weg kann, wie oben beispielhaft vorgeschlagen, durch deeskalierend-neutralisierende Gedanken eröffnet werden. Auch wenn es schwerfällt: Für die eigene psychische Gesundheit wäre es förderlich, den Schuldigen gegenüber, soweit dies möglich ist, Vergebung entwickeln zu können. Hass, so hatten wir mit Gandhi gesagt, ist eine Säure, die das Gefäß, in dem sie steht, mehr schädigt als alles, worüber man sie schütten könnte. Hier können die Überlegungen in diesem Kapitel hilfreich sein: Am Ende sind die Übeltäter Opfer ihrer selbst, denen ein Glück im menschlichen Sinne vorenthalten bleibt. Noch einmal: Dieser innere Umgang darf nichts

Gedanken, Vorstellungen und Bilder nicht unterdrücken

Akzeptanz ermöglichende Gedanken

Möglichkeiten bei leichten Traumatisierungen

an dem äußeren strafrechtlichen Prozedere ändern, das ja vor allem darauf gerichtet ist, neuerliche Untaten zu verhindern.

Ganz ähnlich wie bei dem in ▶ Kap. 3 in Bezug auf das Muskelzucken beschriebenen Vorgehen gilt es nun, die folgenden Schritte immer wieder zu durchlaufen:

— Bewusstmachung des distanzierenden, relativierenden, gefühlsneutralisierenden Gedankenkomplexes,
— selbstbestimmte Aktivierung der angstbesetzten inneren Bilder und Vorstellungen,
— Versuch, ihnen mit Achtsamkeit zu begegnen und das Geschehen möglichst gefühlsneutral erleben zu lernen: aus der Perspektive eines distanzierten Beobachters, der auf einen natürlichen Prozess blickt wie auf allen Wandel, auf alles Werden und Vergehen in diesem Universum.

In schwereren Fällen: professionelle Traumatherapie

Auf diese Weise kann man lernen, Kontrolle über die Eigendynamiken leichterer Traumatisierungen zu gewinnen und ihren Schrecken abzubauen. In schwereren Fällen wäre freilich eine professionelle Traumatherapie unter Nutzung von speziellen Verfahren (z. B. EMDR) angezeigt.

Für bodenständige Zeitgenossen, die über die Themen dieses Kapitels noch nie länger nachgedacht haben, ist all das – zumal in der hier gebotenen Knappheit der Darstellung – möglicherweise »schwere Kost«. Ich kann Ihnen aber versichern: Nicht nur Albert Einstein, auch viele andere außerordentlich kluge und wissende Geister vertraten bzw. vertreten im Kern eine solche Sichtweise.

Einfache entlastende Metaphern

Vielleicht helfen Ihnen ja auch die in der Weisheitsliteratur verbreiteten Bilder und Metaphern, die Angst vor Sterben und Tod etwas zu lindern: Sie könnten sich vorstellen, eine Welle zu sein, die in den ewigen Ozean zurückkehrt, um an anderer Stelle in anderer Form wiederzuerstehen. Man könnte den Übergang auch mit der Wandlung einer Raupe zum Schmetterling vergleichen. Vielleicht ist das Sterben auch wie das Erwachen aus einem Traum? Auch Sie werden sich sicher an Träume erinnern, die so real wirkten, dass Sie das Gefühl hatten, die Traumereignisse wären Wirklichkeit. Für wahre innere Freiheit ist ein gelassenes Verhältnis zum Tod von größter Bedeutung. Das wussten schon die Alten: »Übe dich täglich darin, mit Gleichmut das Leben verlassen zu können«, schrieb der römische Philosoph Seneca (2009) im ersten Jahrhundert n. Chr. in seinen Briefen an Lucilius.

Keine Esoterik!

Übrigens hat dies alles nichts mit Esoterik zu tun. Esoteriker geben sich, als seien sie im Besitz absoluter Wahrheiten, als hätten sie Anschluss an verborgenes Offenbarungswissen. Sie glauben genau zu wissen, wie es nach dem Tod weitergeht und was vor der Geburt gewesen ist. Sie geben vor, kraft ihres privilegierten Zugangs zu höheren Sphären Dinge bewirken zu können, die der Alltagserfahrung oder gar den Naturgesetzen zuwiderlaufen.

Das sind nicht die Positionen, die hier vertreten werden. Hier geht es darum, sich der Grenzen von Wissenschaft, Wissen und Machbarkeit innezuwerden und zu verhindern, dass die Freiflächen des Nichtwissens mit Gespenstern vollgemalt werden, die keine Realität haben und uns unnötig leiden lassen. Diese Gespenster sollten wir vertreiben und unsere Wissenslücken überspannen mit dem seidenen Schleier eines Urvertrauens darauf, dass das Sein (oder »Gott«) grundsätzlich positiv ist. Das ist vernünftig und förderlich.

Unrealistische Schreckensbilder aufgeben

Wir sollten auch damit rechnen, dass viele unserer ichhaften Wünsche und Erwartungen keine Erfüllung finden werden. Und zumeist muss das nicht so schlimm sein, wie es sich aus der engen Perspektive unseres Primaten-Egos zunächst anfühlt. Wichtiger sind unsere Sichtweisen und Einstellungen. Oft hilft schon die expandierende Identifikation. Wenn ich z. B. das Leben als Ganzes und mich als Teil dieses Ganzen sehe, erkenne ich: Der Tod ist die Voraussetzung dafür, dass die Evolution des Bewusstseins überhaupt bis zu einem Punkt hat fortschreiten können, an dem Erkenntnis und Glück möglich werden. Auch in anderen Zusammenhängen wird das Negative oft als Preis des Positiven erkennbar. Dies kann helfen, Unerwünschtes zu akzeptieren.

Das Negative als Preis des Positiven sehen

Vor dem Hintergrund unseres Nichtwissens können wir uns sogar die folgende Möglichkeit offenhalten: Versagungen und großes Leid, das aus der Perspektive unserer Wirklichkeit heraus absolut unverständlich und sinnlos erscheint, könnten in der uns nicht zugänglichen Realität durchaus einen Sinn haben, der uns verborgen ist (denken Sie an ein Kleinkind, das bei einer unangenehmen medizinischen Prozedur, die aber zu seinem Besten ist, vor Schmerz weint). Sich eine solche Möglichkeit als Trostmoment offenzuhalten, das ist vernünftig und förderlich.

■ **Aufgaben**

Für alle, die Interesse an einer Vertiefung dieser Themen haben oder die von diesbezüglichen Ängsten besonders betroffen sind, könnte es sich lohnen, sich einmal mit den erkenntnistheoretischen Hintergründen näher zu beschäftigen. Moderne Hintergrundtheorien sind z. B. die Evolutionäre Erkenntnistheorie (Lorenz 1993; Vollmer 2002) und der Radikale Konstruktivismus (Roth 1995; Maturana & Varela 2009). Die Bücher zur Psychosynergetik versuchen beide Ansätze zu integrieren und unter Verwendung von Bildern und Metaphern eine förderliche Erkenntnistheorie für den Alltagsgebrauch daraus zu entwickeln (Hansch 2004, 2009).

Weiterführende Literatur lesen

Nehmen Sie sich nach mehr oder weniger ausgiebiger Zusatzlektüre Papier, Stift und Zeit, um Folgendes zu versuchen: Erarbeiten Sie sich gedankliche Konstrukte, die Ihnen einen weitgehend angstfreien Umgang mit den Themen Sterben und Tod ermöglichen. Üben Sie sich dann täglich darin, »mit Gleichmut das Leben verlassen zu können«. Bleiben Sie sich auch im Alltag der Endlichkeit unserer Existenz bewusst. Dies ist nicht nur ein gutes Mittel gegen Angst, es führt auch

Spiritualität und Religiosität als Ressourcen erschließen

dazu, dass wir bewusster mit der Zeit umgehen, die uns gegeben ist. Setzen Sie sich mit Fragen von Religiosität oder Spiritualität auseinander. Reaktivieren und modernisieren Sie ggf. verschüttete Ressourcen aus diesem Bereich. Verbinden Sie alt und neu zu einer kohärenten Grundposition, mit der Sie sich wohl und stimmig fühlen. Bringen Sie diese nach Möglichkeit zu Papier.

Erarbeiten Sie sich die innere Haltung des »Amor fati«: die Fähigkeit, sich mit Urvertrauen dem Schicksal oder »Gott« in die Hand zu geben. Üben Sie, mit diesem inneren Manöver Angstfunken zu löschen, vor allem in kritischen Handlungssituationen.

Desensibilisierung durch innere Konfrontation

Sollten Sie von schmerzvollen inneren Bildern und Vorstellungen heimgesucht werden: Erarbeiten Sie sich im oben geschilderten Sinne distanzierende und gefühlsneutralisierende Gedankenkonstrukte, schreiben Sie diese als prägnante Formeln auf, und lernen Sie sie auswendig. Üben Sie dann die oben beschriebene Desensibilisierung durch innere Konfrontation – entweder passiv, wenn die Schreckensbilder spontan auftauchen, oder besser noch aktiv, indem Sie selbst versuchen, die Angstvorstellungen zu aktivieren.

Selbsthilfe bei Angststörungen

Ursachen von Angststörungen: genetische Veranlagung, frühe Traumata, chronischer Stress

Zu Formen, Symptomen und wichtigen Mechanismen von Angststörungen hatten wir in ▶ Kap. 2 schon das Wichtigste gesagt. Wann und warum Angstbeschwerden den Bereich des noch Normalen verlassen und zur Krankheit werden, lässt sich im Einzelfall oft nicht sicher sagen. Nach heutigem Wissen spielen bei den Angsterkrankungen genetische Veranlagungen eine zentrale Rolle (Bandelow 2006). Eine besonders hohe Ansprechbarkeit des zerebralen Angstzentrums, eine hohe Sensibilität für Körpervorgänge sowie eine Akzentuierung der Persönlichkeit in Richtung Perfektionismus und Zwanghaftigkeit gehören hier hinein. Entgegen früheren Annahmen finden sich schreckliche Kindheitserlebnisse oder Konflikte mit den Eltern bei Angstpatienten nicht signifikant häufiger. Auch Erziehungseinflüsse scheinen eine unvermutet geringe Rolle zu spielen. Am ehesten trägt wohl ein überbehütender Erziehungsstil zur Angstdisposition bei, der Selbstständigkeit, Selbstvertrauen und eine gesunde Risikobereitschaft untergräbt. Darüber hinaus scheint es plausibel, dass alles, was wir entlang unserer Energieformel (▶ Kap. 4) als mögliche Mitursachen für Depressionen besprochen hatten, auch zu der für Angsterkrankungen disponierenden Ausgangsproblematik beitragen kann. Besonders ein Mangel an inneren Glücksquellen, die ein Gegengewicht zur Angst bilden würden, rigide Muss-Vorstellungen und ein Übermaß an Stress und Belastungen wären hier zu nennen. Nicht umsonst treten Depressionen und Angststörungen in bis zu 80 % der Fälle gemeinsam auf. Das bedeutet auch: Alles, was in diesem Buch als hilfreich gegen Depressionen empfohlen wird, trägt direkt oder indirekt auch dazu bei, die Ausgangsproblematik von Angststörungen einzudämmen.

Eskalation

Kommen dann besondere Belastungen oder Bedrohungen hinzu, z. B. ein Unfall, der Tod nahestehender Personen, die Trennung vom Partner, ein Kreislaufkollaps nach einer Spitzenbelastung, eine bedrohliche körperliche Erkrankung, ein Raubüberfall etc., werden Eskalationsprozesse in Gang gesetzt, die aus »normaler« Angst eine Angststörung werden lassen.

8.1   Vorgehen bei generalisierter Angststörung

Bei der generalisierten Angststörung, so hatten wir gesagt, handelt es sich um eine allgemeine Überängstlichkeit in Bezug auf eine Vielzahl von Alltagsthemen (man spricht auch von der »Sorgenkrankheit«). Die Behandlung ist oft etwas schwieriger als bei anderen Angststörungen: Weil die Angst so diffus und wechselhaft erscheint, ist es kaum möglich, einfache, auf einige wenige Situationen bezogene Konfrontationstherapien durchzuführen. In diese Richtung geht der oft sinnvolle systematische Abbau von Absicherungshandlungen (z. B., die Tochter statt zweimal täglich nur noch einmal pro Woche anzurufen).

Komplexes Vorgehen notwendig

Hilfreich ist häufig nur ein komplexeres, ganzheitliches Vorgehen, das an mehreren Punkten ansetzt und über längere Zeit verfolgt wird. Besonders bedeutsam ist die Erarbeitung von Urvertrauen und innerer Sicherheit, über die wir in ▶ Kap. 6 und 7 gesprochen hatten. Aber auch alle in den anderen Kapiteln dieses Buches empfohlenen Maßnahmen können direkt oder indirekt hilfreich sein und in ihrem Zusammenwirken in eine Positivspirale des persönlichen Wachstums führen.

Als Zusatzmaßnahmen kommen außerdem Meditation, Entspannungsverfahren (Autogenes Training, Progressive Muskelrelaxation nach Jacobson), Selbstsicherheitstraining, Kampfsport oder Selbstverteidigung sowie der gezielte Einsatz von Medikamenten infrage.

> Entspannungsverfahren, Selbstsicherheitstraining, Medikamente

8.2 Vorgehen bei Panikstörung

Das Wesen der Panikstörung, so hatten wir gesagt, ist der Teufelskreis »Angst vor der Angst«, genauer: die Angst vor den körperlichen Symptomen der Angst. Auf irgendeine Weise kommt es zu einer starken Aktivierung körperlicher Angstsymptome, eventuell unter Beteiligung funktioneller Störungen, und diesen Prozess nehmen Betroffene als unverständlich und deshalb bedrohlich wahr. Das erzeugt bzw. verstärkt die Angst, wodurch natürlich auch die körperliche Angstsymptomatik weiter angefacht wird.

> Der Teufelskreis »Angst vor der Angst«

Im ersten Schritt geht es darum, das Kohärenzgefühl wiederherzustellen. Gehen Sie zu einem Arzt Ihres Vertrauens, und schließen Sie ernsthafte körperliche Erkrankungen aus, wie in ▶ Kap. 2 besprochen. Erarbeiten Sie sich dann die Hintergründe des Stressgeschehens, und lernen Sie, Ihre Symptome als normale Momente der Stressreaktion bzw. als damit verbundene harmlose funktionelle Störungen zu verstehen. Machen Sie sich klar, dass all diese Empfindungen Momente eines sich selbst begrenzenden, intakten Regulationsgeschehens sind, von dem keine Gefahr ausgeht. Sie bekommen keinen Herzinfarkt, keinen Schlaganfall, Sie werden nicht irre und kippen auch nicht um. (Lediglich bei der Phobie vor dem eigenen Blut kann es zu einem so starken Absinken des Blutdrucks kommen, dass eine kurze Ohnmacht eintritt. Das ist eine evolutionär bedingte Anpassungsreaktion: Im Falle einer Verletzung kommt die Blutung so schneller zum Stehen. Bei allen anderen Formen von Angst steigt der Blutdruck, was einer Ohnmacht direkt entgegenwirkt.)

> Die körperlichen Symptome verstehen und als harmlos erkennen

■ **Aufgaben**

Konsultieren Sie weiterführende Literatur, wenn Ihnen die Ausführungen in diesem Buch und das Gespräch mit Ihrem Hausarzt nicht genügen (z. B. Sapolsky 1998; Elkin 2007). Erforschen Sie dann vor diesem Hintergrund die Eigenarten Ihrer individuellen Stressreaktion.

> Die eigene Stressreaktion erforschen

Machen Sie im Alltag immer wieder Achtsamkeitsübungen in Bezug auf Ihren Körper, seine Zustände und inneren Abläufe. Spüren Sie Ihren Herzschlag? Schätzen Sie Ihren Puls, und messen Sie dann

> Körpervorgängen mit Achtsamkeit begegnen

Datum	Dauer (Uhrzeit von/bis)	Situation (Auslöser)	Intensität von 1 (schwach) bis 10 (Panik)	Paniksymptome	Negative Gedanken (wortwörtlich)	Was folgt?
Tab. 8.1 Das Angsterleben objektivieren: Beispiel für ein Angstprotokoll (aus Schmidt-Traub, 2008, S. 56)						
05.06.04	9.45–10.05	Supermarkt (stehe in der Schlange)	9	Schwindel, Atemnot, Druck auf der Brust, Herzrasen	»Ich kollabiere; schrecklich, was denken die Leute! Ich muss sofort raus!«	Ich lasse alles stehen und renne hinaus!
07.06.04	17.15–17.35	Straßenbahn (auf dem Weg zu meinen Eltern)	6	Schwindel, Kloßgefühl im Hals, Zittern, Atemnot, Herzrasen	»Ich könnte Kehlkopfkrebs haben; dem Kind übertrage ich meine Angst!«	Ich habe durchgehalten!
08.06.04	8.10–8.25	Zu Hause (Gedanke ans Einkaufengehen)	6	Schwindel, Druck auf der Brust, sehr unsichere Beine, Herzklopfen	»Ich kann nicht gehen; meine Beine wollen nicht. Was habe ich nur? Ich schaffe es nicht!«	Ich habe etwas gewartet und bin nach einer halben Stunde doch noch losgegangen.

nach. Welche Empfindungen haben Sie beim Atmen? Atmen Sie mit dem Brustkorb oder mit dem Bauch? Wie entspannt/angespannt sind Sie? Pressen Sie die Kiefer aufeinander? Was spüren Sie noch? Wie können Sie Ihre Empfindungen deuten? Wenn Sie sich von der Harmlosigkeit dieser Empfindungen überzeugt haben, entspannen Sie sich: tief einatmen, ausatmen, fallen lassen. Nehmen Sie diese Empfindungen nun mit Achtsamkeit an. Bringen Sie durch beruhigende Gedanken und Achtsamkeit Ihren Quatschautomaten immer wieder zum Schweigen. Konzentrieren Sie sich so lange achtsam auf ängstigende Empfindungen, bis die Angst abgeflaut ist.

Angstprotokoll führen

Setzen Sie die »Forscherbrille« auf, die einen neutralen, distanzierten Blick ermöglicht, und erforschen Sie auch das, was während einer Panikattacke in Ihnen vorgeht. Führen Sie zwei Wochen lang ein Angstprotokoll, wie in ◘ Tab. 8.1 (aus Schmidt-Traub 2008, S. 56) dargestellt. Protokollieren Sie Ihre Forschungsresultate möglichst bald nach der Angstattacke.

Positiv paradox: die Angst als interessanter Forschungsgegenstand

Im Sinne der paradoxen Intention, über die Sie im nächsten Abschnitt mehr erfahren, können Sie der Panik nun sogar etwas Positives abgewinnen: Sie ist Ihr Forschungsgegenstand, und Sie wollen ja Einsichten und Resultate gewinnen. Außerdem ist es ja auch spannend und interessant, sich mit der Psychophysiologie des eigenen Körpers zu beschäftigen. Zu welchen Kapriolen wird Ihre Panik wohl fähig sein? (Sie wissen ja, es kann nichts wirklich Gefährliches passieren.) Ringen Sie sich dazu durch, Ihre Panik aktiv herbeizuwünschen: »So, liebe Panik, komm und lass uns weiterarbeiten. Zeig mal, was du

kannst! Und bitte mal was Neues.« Wie schon gesagt: Auch schwarzer
Humor ist ein gutes Mittel gegen Angst.

Vielleicht gehören Sie zu den nicht wenigen Panikgeplagten, die
schon immer ein sehr distanziertes Verhältnis zum Sport hatten, oder
Sie haben aus Vorsicht mit dem Sport aufgehört, als die Angstprobleme begannen. Dann sollten Sie wieder mit dem Sport beginnen. Zum
einen baut das Anspannung, Stress und Angst ab. Zum anderen können Sie bei dieser Gelegenheit eben jene Körpervorgänge studieren,
die auch bei Stress und Angst ablaufen. Bringen Sie sich dazu ruhig
immer einmal kurzzeitig auf Höchsttouren, um Herzrasen, Schwitzen
und Luftnot zu erzeugen. Genießen Sie diese Empfindungen bewusst,
und nehmen Sie sie mit Achtsamkeit an. Brechen Sie sportliche Aktivitäten niemals aus Angst ab. Denken Sie an das Prinzip der kleinen
Schritte: klein anfangen, aber ein Vorhaben immer konsequent zu
Ende führen. Wenn es schwer wird: »Schmerz – ja, sofort!«

Eine weitere Möglichkeit, Paniksymptome zu provozieren und
sich an sie zu gewöhnen, ist die intendierte Hyperventilation: Atmen
Sie ca. eine Minute lang schnell und hechelnd. Dabei können Schwindel, Benommenheit und auch Übelkeit entstehen. All das ist völlig ungefährlich und bildet sich rasch zurück, sobald Sie mit der forcierten
Atmung aufhören.

■ **Paradoxe Intention**

Bei der paradoxen Intention wird die Denkfigur der Akzeptanz noch
ein Stück weiter ins Paradoxe überdreht: Mit Augenzwinkern und
schwarzem Humor wünscht man herbei, was man eigentlich vermeiden will. Das durchbricht den Druck-Gegendruck-Teufelskreis sehr
wirksam: Anstatt zu drücken, ziehen Sie plötzlich – und das bringt
Ihren inneren Gegner zu Fall.

Ich erinnere mich an eine Geschichte über einen Jungen, der ein
starker Stotterer war. Lange Zeit hatte er sehr gegen das Stottern ge-
kämpft – es war einfach nicht wegzubekommen. Dann begab es sich,
dass er eine Zugfahrt machte und kein Geld für eine Fahrkarte dabei-
hatte. Als der Schaffner nahte, nahm er sich vor, herzerweichend zu
stottern. Vielleicht konnte er den Mann auf diese Weise gnädig stimmen. Allein, als der Schaffner vor ihm stand und der Junge sich große
Mühe gab zu stottern, da floss die Sprache so frei und ungehemmt aus
ihm heraus, wie man es sich nur vorstellen konnte.

Geschichten dieser Art gibt es viele: Patienten mit Herzrhyth-
musstörungen haben oft gerade an den Tagen keine Probleme, an
denen ein Langzeit-EKG aufgezeichnet wird. Gerade an diesen Tagen
wünschen sie sich ihr Herzstolpern – das reduziert die Angst und
damit das für die Rhythmusstörungen verantwortliche Adrenalin im
Blut. Einem Patienten mit Schlafstörungen sagt ein gewitzter Arzt:
»Für die Diagnostik müssen wir wissen, wie lange Sie es ohne Schlaf
schaffen. Bleiben Sie bitte ab jetzt so viele Nächte wach, wie Sie können.« Schon am nächsten Tag erscheint der Patient wieder und bekennt: »So schnell wie heute Nacht bin ich noch nie eingeschlafen!

Unbedingt Sport treiben!

Intendierte Hyperventilation

**Fallbeispiele: Stottern,
Herzstolpern, Schlafstörungen**

8

Obwohl ich wach bleiben wollte!« Nun, das Einschlafen geht nur aus dem *Selbst* heraus – jede bewusste *Ich*-Anstrengung wäre störend. Die Anweisung des Arztes ließ das *Ich* in sich zusammenfallen, und so konnte das *Selbst* wieder seinen Funktionen nachkommen. Auf diese Weise kann man sich auch selbst »austricksen«, wenn man unter Schlafstörungen leidet: Machen Sie sich bewusst, dass viele berühmte Menschen von Napoleon bis Karl Marx nur sehr wenig geschlafen haben, und nehmen Sie sich vor, auf Kurzschläfer zu trainieren, um Ihre Chancen zu verbessern, in die Geschichte einzugehen. Ein erster starker Trainingsimpuls wäre es, in der kommenden Nacht vollständig wach zu bleiben.

Paradoxe Strategien: Wissenschaftler in eigener Sache

Zurück zur Panikstörung: Auch hier kann die Technik der paradoxen Intention sehr hilfreich sein, insbesondere um den Teufelskreis »Angst vor der Angst« zu durchbrechen. Ein Beispiel hatte ich Ihnen ja oben schon gegeben: Sie definieren sich als Erforscher Ihrer Angstphysiologie. Sehen Sie eine interessante Selbsterfahrung darin: Andere nehmen Drogen, fahren Achterbahn oder machen Bungee-Jumping, um den Horizont ihrer Erlebensmöglichkeiten zu erweitern, während Sie das alles gratis und nebenbei bekommen. Sie haben ja jetzt einiges Hintergrundwissen über Ihr Problem. Betrachten Sie sich als ein interessantes Studienobjekt, und freuen Sie sich auf neue Experimente und Entdeckungen: Welche faszinierenden Orchideenblüten mag Ihr Angsterleben in Zukunft noch treiben? Können Sie sich das mithilfe Ihres Wissens über Körper und Gehirn erklären? Jede dieser Erfahrungen kann wertvoll und nützlich sein: Aus so manchem altgedienten Angstpatienten ist ein guter Therapeut oder der Leiter einer Selbsthilfegruppe geworden.

Lern- und Entwicklungsmöglichkeiten erkennen

Sie könnten Ihre Angststörung als eine Art Probe, als eine Chance zum Wachstum sehen, getreu dem Nietzsche-Motto: »Was mich nicht umbringt, macht mich stark.« Mit Sicherheit werden Sie in der Auseinandersetzung mit Ihrem Problem wichtige allgemeine Selbstmanagement-Fähigkeiten erwerben, die Ihnen auch in ganz anderen Lebenssituationen von größtem Nutzen sein könnten. Vielleicht hätten Sie sich ohne die Angst nie Wissen über Psychologie angeeignet oder sich mit Meditation beschäftigt. Vielleicht führt das Ganze dazu, dass Sie Ihr Leben bewusster angehen und sich neue Lebensbereiche und -möglichkeiten erschließen.

Wenn es Ihnen nur ein wenig gelingt, sich von dieser Position zu überzeugen, dann wird aus der »Angst vor der Angst« der »Wunsch nach der Angst« – und das lässt den Teufelskreismechanismus zusammenbrechen. Sobald Sie die Panik auch nur »halb ehrlich« herbeiwünschen, wird sie beginnen, sich zu zieren. Sie wird immer seltener und kürzer vorbeischauen.

Fallbeispiel: Die Angst als Lebensretter

Einem meiner Angstpatienten hatte ich die Geschichte von Akbar und Birbal erzählt (▸ Kap. 3), um ihm den Zugang zu einer akzeptierenden Haltung zu erleichtern. In der nächsten Stunde berichtete er, dass er vor Beginn seiner Erkrankung ein starker Raucher gewesen sei. Zeitweise habe er bis zu 40 Zigaretten am Tag geraucht. Als die Angstproblematik begann, habe er gedacht, dass das Herzklopfen vielleicht vom Nikotin komme. Unter dem Druck der Angst sei es ihm dann gelungen, das Rauchen dauerhaft aufzugeben, womit er vorher wiederholt gescheitert sei. Vielleicht habe ihm seine Angsterkrankung damit sogar das Leben gerettet, denn wenn er so weitergeraucht hätte, wäre er später vielleicht an Lungenkrebs erkrankt. Hinfort betrachtete er seine Angst als einen Freund, der immer wieder einmal vorbeischaut, um ihn an eine gesunde Lebensweise zu erinnern. Diese positive Annahme unterbrach den »Angst-vor-der-Angst«-Teufelskreis und trug entscheidend zu einer sehr deutlichen Besserung bei. Man muss sein Leid berühren und umarmen, sagen die Buddhisten.

Weitere Beispiele: Sie könnten an den Vergleich mit einem auf Hochtouren laufenden Motor anknüpfen und sich vorstellen, dass Ihr »Angstmotor« Probeläufe macht. Der Angstantrieb hat ja eine wichtige Funktion, und es ist gut zu wissen, dass er funktioniert. Immer wenn die Angst kommt, sagen Sie zu sich: »Ah, mein Angstmotor macht wieder einen Testlauf. Beruhigend zu wissen, dass er noch so gut funktioniert. So viel Kraft und Energie habe ich also, falls ich wirklich mal in Gefahr komme. Ich würde mich sehr freuen, wenn er bald wieder Probe läuft und dann noch mehr auf Touren kommt.« Lassen nicht stolze Autobesitzer auch immer wieder den Motor aufheulen und erfreuen sich an seinem satten Klang?

Sie könnten Ihre Angstanfälle auch als eine Art Herz-Kreislauf-Training auffassen. Andere müssen joggen oder auf dem Trimmrad wertvolle Zeit verplempern, um zu erreichen, was Ihnen nebenbei gelingt: einen Puls von 120 Schlägen pro Minute. Vielleicht schaffen Sie morgen ja sogar 140? Wollen Sie nicht gleich heute Abend noch einmal trainieren?

Durch maßlose Übertreibung können Sie sich auch auf humoristische Weise von Ihrem Problem distanzieren: Nehmen Sie sich vor, morgen wenigstens dreimal am Herzschlag zu versterben oder mindestens 10 Liter auszuschwitzen oder was immer Ihre Hauptfurcht beinhaltet.

Sie sehen: Ihrer Kreativität sind keine Grenzen gesetzt. Und, bei aller Übertreibung – ein Funken Wahrheit liegt ja tatsächlich in all diesen paradoxen Deutungen. Das ist wichtig für ihre heilende Wirkung, denn nur dann kann man sich wenigstens zeitweise in ausreichendem Maße selbst davon überzeugen.

■   **Ignorieren, ablenken, abbauen**

Ein wichtiges Momentum von Angststörungen, so hatten wir festgestellt, ist das ständige Belauern des Körpers in Bezug auf verdächtige Signale. Wird das nicht durch Achtsamkeit in Bezug auf Körperprozesse sogar gefördert und verstärkt? Nun, das Belauern findet ja sowieso schon statt. Bemühen Sie sich, diesen unreflektiert-automatischen Prozess bewusst zu gestalten und unter Kontrolle zu bringen. Die Ziele dabei sind:

Testlauf des Angstmotors

Bequemes Herz-Kreislauf-Training

Mit schwarzem Humor übertreiben

Zuerst Achtsamkeit für die Symptome …

- durch Aneignung von Wissen falsche, verzerrte und eskalierende Gedanken zu korrigieren und ins Positive zu wandeln,
- durch Achtsamkeit die Gedanken ganz aus dem Kopf zu bekommen und die Körperprozesse so, wie sie sind, in ihrer Harmlosigkeit erleben zu lernen,
- die Angst durch Gewöhnung an die ängstigenden Phänomene abklingen zu lassen,
- durch paradoxe Haltungen Teufelskreise zum Erliegen zu bringen.

An diesen Dingen sollten Sie möglichst oft im Alltag arbeiten, bewusst und gezielt auch in Ihrer Freizeit.

… dann Konzentration auf etwas anderes, Positives

Gleichwohl: Das Gegenteil von all dem, nämlich Ignorieren, Ablenken und Abbauen, ist eine ebenso berechtigte und wirksame Grundstrategie. Die bewusste und innerlich konfrontierende Auseinandersetzung ist notwendig und sollte am Anfang stehen. Im Laufe der Zeit sollte sie aber zunehmend ersetzt werden durch Ignorieren und durch das Fokussieren von Achtsamkeit und Aufmerksamkeit auf das, was es in der Außenwelt an Produktivem zu tun gibt.

Die Strategie des Ignorierens und Außenfokussierens sollten Sie insbesondere auch dann einsetzen, wenn Sie von Angstattacken überfallen werden, während Sie gerade Dringendes und Wichtiges zu tun haben, im Job etwa oder im Zusammenwirken mit anderen, die nichts von Ihrer Angstproblematik wissen. Übrigens: Eine erweiterte paradoxe Strategie wäre es, Ihre Freunde und Kollegen über Ihre Angsterkrankung zu informieren, ihnen zu sagen, was sie schlimmstenfalls bei Ihnen beobachten könnten und dass sie das einfach ignorieren sollen. Damit bringen Sie einen sozialen Teufelskreis zum Erliegen.

Drei förderliche Gedankenfiguren

Voraussetzung für die Strategie des Ignorierens sind folgende drei förderliche Gedankenfiguren:

1. Alle von Ihnen im Zusammenhang mit Angst und Panik erlebten Phänomene sind harmlos und selbstbegrenzend. Es ist deshalb ohne jede Gefahr möglich, sie einfach zu ignorieren, nicht gesondert auf sie zu reagieren und sich voll auf die äußeren Dinge zu konzentrieren, die gerade zu tun sind.

2. Alles, was man normalerweise tun kann, kann man auch unter Angst tun. In vielen Bereichen kann man dabei mit einiger Übung sogar die gleiche Qualität erreichen, und bei anderen Tätigkeiten spielt es keine Rolle, wenn Sie ein wenig länger für Ihre Aufgaben brauchen. Nehmen Sie sich z. B. Biathleten zum Vorbild: Sie haben trainiert und gelernt, trotz Puls 180 treffsicher zu schießen.

3. Die Fähigkeit, trotz aufgewühlter Emotionen einen kühlen Kopf zu behalten, sich von diesen Gefühlen innerlich zu distanzieren und ihre einengende und verzerrende Wirkung auf den Gedankenapparat abzumildern – diese Fähigkeit ist von herausragender Bedeutung. Wir brauchen sie, wenn wir in Gefahrensituationen komplizierte Entscheidungen zu treffen haben oder wenn

sich Konflikte oder Diskussionen emotional erhitzen. Man kann diese Fähigkeit nicht oft genug trainieren. Begrüßen Sie Ihre Angst als Ihren Trainer in dieser Sache, und laden Sie sie möglichst oft ein, Sie im Alltag zu begleiten.

■ Aufgaben

Durchdenken Sie diese drei Gedankenfiguren, und üben Sie sie mit Ihren Worten innerlich ein. Machen Sie sich diese Inhalte bewusst, sobald Panik heraufzieht, während Sie etwas tun, was Sie nicht unterbrechen wollen oder können. Fahren Sie dann einfach mit dem fort, was Sie gerade tun – lesen, sich mit dem Nachbarn unterhalten, berufliche Aufgaben am Computer erledigen. Kümmern Sie sich nicht um die Angst, und konzentrieren Sie sich achtsam auf Ihr jeweiliges Tun. Halten Sie sich mutig an Ihrem Tun fest, wenn die Panik an Ihnen rüttelt, bis sie wieder von Ihnen ablässt (und das tut sie nach längstens 30 Minuten).

Sollte die Angst Sie beim Nichtstun überraschen, und Sie haben keine Lust, ihr guten Tag zu sagen, dann suchen Sie sich eine Tätigkeit, und seien es Achtsamkeitsübungen (wobei der Fokus Ihrer Aufmerksamkeit nun aber nicht auf den Symptomen der Angst liegt, sondern auf etwas anderem). Machen Sie z. B. eine Atemmeditation, die Sie mit betonter Bauchatmung kombinieren: Beim Einatmen tief in den Bauch atmen, sodass das Zwerchfell sich nach unten bewegt und Ihre Bauchdecke sich nach vorn wölbt. Beim Ausatmen läuft es umgekehrt (zur Kontrolle können Sie eine Hand auf den Bauch legen). Der Brustkorb sollte weitgehend unbewegt bleiben. Atmen Sie durch die Nase ein und langsam durch die angespitzten Lippen aus, dann machen Sie eine Pause, bis sich der Drang zum Einatmen von allein meldet. Führen Sie diese Übung mit Achtsamkeit aus. Um Ihren Quatschi zu beschäftigen, können Sie wieder die Atemzüge zählen. Dieses Verfahren hilft Ihnen nicht nur, die Angst zu ignorieren, es bremst durch die verlangsamte Atmung auch die physiologischen Eskalationsmechanismen der Panik, bei denen Hyperventilation eine wichtige Rolle spielt (siehe ▶ Kap. 2). Alternativ können Sie auch ein anderes Entspannungsverfahren wie etwa die Progressive Muskelrelaxation nach Jacobson mit Achtsamkeit durchführen (Schwarz & Schwarz 2009).

Bei stärkerer Panik sollten Sie nach Möglichkeit Ihre Achtsamkeit auf eine sportliche Aktivität lenken: Joggen, Treppensteigen, Seilspringen mit einem Sprungseil, das Sie im Büro für solche Fälle bereithalten (die Tür können Sie ja schließen, oder Sie streuen das Gerücht, dass Sie dem aktiven Boxsport nachgehen …☺).

Atemmeditation mit Bauchatmung

»Ablenkung« mit Sport

8.3   Äußere Konfrontation bei Agoraphobie und anderen Phobien

Konfrontation: bei Angst das Standardverfahren

Angst, so hatten wir gesagt, vergrößert sich, wenn man ihr ausweicht, und schrumpft, wenn man sich mit ihr konfrontiert. Die Konfrontationstherapie bei Angsterkrankungen ist eines der wichtigsten Verfahren im Bereich Verhaltenstherapie. Für kaum eine andere Interventionsgruppe ist die Wirksamkeit so gut und sicher belegt.

Nach der inneren die äußere Konfrontation

Bei dem bisher in diesem Kapitel Besprochenen ging es um »innere Konfrontation«, also darum, sich ängstigenden inneren Bildern, Vorstellungen und Empfindungen zu stellen. Bei allen Angststörungen, an denen äußere Gegenstände oder Situationen als Auslöser beteiligt sind, kann und muss man natürlich zusätzlich eine »äußere Konfrontation« durchführen. Das betrifft insbesondere die Agoraphobie, die das Leben in höchstem Maße einschränken kann (bis hin zum Unvermögen, die Wohnung zu verlassen). Wie schon angemerkt, tritt sie vor allem in der Folge einer Panikstörung auf. Betroffene meiden besonders öffentliche Plätze und Menschenmengen, aus Angst, dass es dort zu einer Panikattacke kommen könnte.

Angstkomponenten bei Agoraphobie

Bei der Agoraphobie entsteht eine komplexe Mischung von Ängsten und Befürchtungen. Sie stammen aus verschiedenen Quellen, die im Erleben oft schwer auseinanderzuhalten sind:

- *Gruppe 1:* Angstsymptome im Rahmen eines tatsächlich ablaufenden Panikanfalls (akute Angst),
- *Gruppe 2:* Angst vor der Angst, insbesondere vor einem möglichen Panikanfall,
- *Gruppe 3:* Ängste und Befürchtungen in Bezug auf mögliche Folgen: Herzinfarkt, Verrücktwerden, Schlaganfall; die Angst, im Notfall keine Hilfe bekommen zu können, nicht flüchten zu können; die Angst, in Ohnmacht zu fallen oder die Kontrolle über Darm oder Blase zu verlieren; die Angst, dass so oder ähnlich extrem peinliche Situationen entstehen könnten; die Angst, dass eine Brücke zusammenbricht oder ein Flugzeug abstürzt; die Angst, dass ein Fahrstuhl stecken bleibt und der Sauerstoff darin ausgeht etc.,
- *Gruppe 4:* situationsbezogene angeborene oder konditionierte Ängste: Bezüglich wichtiger agoraphobietypischer Konstellationen gibt es angeborene Angstdispositionen, z. B. in engen Fahrstühlen oder im Menschengedränge. Andere Situationen können durch »Konditionierung« mit Angst »besetzt« werden: Wenn man an einem bestimmten Ort heftige Panikanfälle erlebt hat, ist es denkbar, dass sich die Merkmale dieses Ortes durch Konditionierungslernen mit den negativen Empfindungen verbinden und dann aus sich heraus Angst erzeugen.

Alle diese Ängste können und sollten Sie durch Gegengedanken und förderliche Haltungen abschwächen – nennen wir das hier *gedankliche Vorbereitung*. Und dann folgt die *äußere Konfrontation*: Dadurch, dass Sie sich möglichst oft der auslösenden Situation aussetzen, können und sollten Sie erreichen, dass sich all diese Ängste durch Gewöhnung (Habituation) vermindern.

◼ **Gedankliche Vorbereitung**

Beginnen wir mit der gedanklichen Vorbereitung Ihrer äußeren Konfrontationsübungen: Versuchen Sie, soweit es möglich ist, zu differenzieren, welche Ängste Sie haben und welchen der vier oben genannten Quellen sie entstammen. Schreiben Sie diese Ängste auf, und erarbeiten Sie sich gedankliche Gegenstrategien, die Sie dann ebenfalls prägnant zu Papier bringen. Für die Angstgruppen 1 und 2 (akute Angst und »Angst vor der Angst«) nutzen Sie die Inhalte der vorangegangenen Abschnitte. Entscheiden Sie sich zunächst für eine der möglichen Strategien:

- Forscherbrille/Achtsamkeit,
- paradoxe Intention oder
- Ignorieren.

Probieren Sie bei nachfolgenden Konfrontationen dann verschiedene Herangehensweisen aus, und experimentieren Sie damit.

Für die Angst vor gefährlichen Konsequenzen (Gruppe 3) gilt: Erarbeiten Sie sich von der Vernunft her die Überzeugung, dass Sie keine ernsthafte körperliche Erkrankung haben und von dieser Seite keine Gefahr droht. Auch hier können Sie paradoxe Techniken verwenden: »Ich gehe jetzt ins Kaufhaus mit dem Ziel, dort in Ohnmacht zu fallen. Dann komme ich ins Krankenhaus, ich werde endlich wieder mal ernst genommen und gründlich untersucht. Also los, liebe Angst, jetzt mach mal, dass ich umfalle! Zeig mal, was du draufhast! Was immer geschieht, es wird schon seinen Sinn haben. Ich nehme mein Schicksal an. Solo dios basta.«

Der Angst vor peinlichen Situationen könnten Sie mit den folgenden Gedanken begegnen: Menschen, die Großes geleistet haben, hatten oft die Fähigkeit, gegen den Strom zu schwimmen, und waren sehr unabhängig von der Meinung und Wertschätzung anderer. Auch für das Wohlbefinden ist es wichtig, autonom und überall allein sein zu können: die anderen ausblenden, ganz zu sich kommen und tun, wonach einem ist. (Auch ich übe das oft – und dann lege ich schon mal in einem Café oder Restaurant die entschuhten Füße auf einen gegenüberliegenden Stuhl, um entspannter lesen zu können. Ich hasse die von Normstühlen erzwungene Körperhaltung.)

Deswegen wird diese Fähigkeit in Persönlichkeitsseminaren oft trainiert. Die Teilnehmer solcher Seminare müssen dann zum Bäcker gehen, um ein Pfund Schrauben zu verlangen, an einem Sonnentag mit aufgespanntem Regenschirm über den Marktplatz laufen und dabei vielleicht noch einen Stoffhund an der Leine hinter sich herziehen, mit zwei verschiedenen Schuhen an den Füßen U-Bahn fahren und dabei die Stationen ausrufen usw. Alle im Zusammenhang mit Agoraphobie vorstellbaren Befürchtungen sind wunderbare Aktionen für

Gedankliche Gegenstrategien erarbeiten und aufschreiben

Überall allein sein können

Anti-Peinlichkeits-Training

ein Anti-Peinlichkeits-Training. Und selbst wenn Sie einmal die Kontrolle über Ihre Ausscheidungsorgane verlieren sollten – wäre das eine Katastrophe? Entsteht jemandem ein Schaden daraus? Sie machen das doch täglich, nur halt an einem anderen Ort. Da haben Sie sich einen Weg gespart. So what? Shit happens!

Übungen in der Vorstellung

Sie können und sollten das auch immer wieder in der Vorstellung üben: Begeben Sie sich in einen entspannten Zustand, und stellen Sie sich ganz plastisch vor, wie etwas extrem Peinliches passiert. Malen Sie sich aus, wie die vielen Umstehenden Sie angucken: Viele lachen Sie aus, andere schimpfen auf Sie. Die Mütter ziehen ihre kleinen Kinder weg und halten ihnen dabei die Augen zu … Und Ihnen geht es gut! Sie machen sich bewusst: »Wir sind nicht mehr auf dem Affenfelsen. Meine Gefühle lügen – ich bin von diesen Menschen nicht abhängig. Sie können mir egal sein, ich aktiviere meinen aktiven Selektorschild (ASS; ▶ Kap. 5, Abb. 5.2) und blende die anderen einfach aus. Ich bin bei mir, und es geht mir gut dabei.« Stellen Sie sich so etwas wieder und immer wieder vor, bis Sie das entspannt und gut gelaunt aushalten können.

Machen Sie sich einen Spaß aus solchen Dingen: »Huhh, ich bin heute der Bürgerschreck!« Es ist, als ob man eine innere Schwelle überschreitet. Ist der Ruf erst ruiniert, lebt es sich ganz ungeniert! Und viel glücklicher! Auch Sie können diese Schwelle überschreiten. Tun Sie es! Schmerz – ja, sofort!

Werde, der du bist!

Was für eine wichtige und wunderbare Fähigkeit! Danken Sie Ihrer Angst, dass sie sich die Mühe macht, Sie in dieser Sache zu trainieren, wenn Sie es schon selbst in all den Jahren nicht getan haben. Beziehen Sie hieraus den Mut und die Kraft, auch sonst im Leben mehr Sie selbst zu sein, wenn es anderen nicht schadet.

Worst-case-Szenarien und korrigierende Erfahrungen

Und für die situationsbezogenen Ängste (Gruppe 4) gilt: sich die Unwahrscheinlichkeit von Fahrstuhl- und anderen Unfällen rational bewusst machen, ein gewisses Restrisiko und den *worst case* als Möglichkeit akzeptieren: Solo dios basta. Und bei der folgenden realen Konfrontation korrigierende und damit Angst abbauende Erfahrungen machen: Sie tun das immer wieder, ohne dass etwas passiert, und es geht Ihnen zunehmend gut damit. Die Ängste verringern sich. Und damit lockert sich auch die konditionierte Verbindung zwischen der Angst und den Situationsmomenten.

▪ Reale Konfrontation

Sich der Realität stellen

Im nächsten Schritt, der realen Konfrontation, geht es nun darum, die angstbesetzten Situationen tatsächlich und leibhaftig aufzusuchen: mit dem Fahrstuhl oder der U-Bahn fahren, im Restaurant essen gehen, am Bankschalter Geld abheben oder einkaufen gehen. Entscheidend ist, die Situation niemals aus Angst zu verlassen. Es gilt immer auszuharren, bis die Angst von allein nachlässt und das Gefühl aufkommt, dass man jetzt auch noch bleiben könnte (Sie sollten aber unbedingt so lange bleiben, wie Sie es sich vorgenommen hatten).

Drei Schlüsselerfahrungen bei der Konfrontation
Wichtig ist, dass Sie bei Ihren Konfrontationsübungen die drei folgenden Erfahrungen machen:

1. Die befürchteten schlimmen Folgen treten nicht ein, und auch die Angst ist zumeist geringer, als im Vorfeld befürchtet. Längst nicht immer kommt es zu starken Panikattacken.
2. Die Angst steigert sich nicht unaufhaltsam, vielmehr beginnt sie nach einem Gipfelpunkt abzuflauen. Selbst sehr starke Angstzustände halten kaum länger als eine halbe Stunde an. Man könnte sich vorstellen, dass sich die Angstmechanismen nach dieser Zeit »erschöpfen« und/oder Selbstbegrenzungsmechanismen wirksam werden, wie sie den meisten natürlichen Prozessen innewohnen.
   Es ist wichtig, diese positiven Erfahrungen bewusst festzuhalten und z. B. im Angstprotokoll besonders zu vermerken.
3. Bei Wiederholung der Konfrontation vermindern sich in der Tendenz Intensität und Dauer der Angst. Dies könnte man auf eine Gewöhnung/Desensibilisierung der Angstmechanismen zurückführen wie auch auf ein Erstarken von Gegenmechanismen durch Training.

Die ◼ Abb. 8.1 zeigt verschiedene Angstverläufe in Abhängigkeit vom Umgang damit, u. a. bei Konfrontation.

▪ Aufgaben

Sollten Sie von Agoraphobie betroffen sein: Nehmen Sie sich – Sie wissen schon: Zeit, Papier und Stift. Erstellen Sie eine Angsthierarchie: Schreiben Sie alle Situationen untereinander, die Sie ängstigen, beginnend bei den stärksten Angstmachern. Bei Ihrer Konfrontations-Selbstbehandlung arbeiten Sie die Liste von unten nach oben ab.

Eine Angsthierarchie erstellen

Auf jede neue Situation bereiten Sie sich intensiv gedanklich vor. Schreiben Sie sich Ihre Kernsätze und Selbstinstruktionen in ein Notizbuch, lernen Sie sie auswendig, und tragen Sie das Büchlein bei sich.

Kernsätze bei sich tragen

Bevor Sie ins Gefecht gehen, können Sie die Situation auch in der Vorstellung in allen denkbaren Varianten durchspielen. Üben Sie nach Möglichkeit täglich, und bauen Sie das Training möglichst unkompliziert in Ihren Alltag ein. Gehen Sie nach dem Prinzip der kleinen Schritte vor: Erst wenn Sie nach drei- bis fünfmaligem Üben auf ein und derselben Stufe eine deutliche Angstreduktion erreicht haben, sollten Sie die nächste Steigerungsstufe in Angriff nehmen. An »schlechten Tagen« bleiben Sie auf der Stufe, die Sie schon beherrschen.

Prinzip der kleinen Schritte

Wenn Sie z. B. eine Kaufhausphobie haben, könnten Sie in einer wenig frequentierten Abteilung der untersten Etage beginnen. Machen Sie sich eine klare Vorgabe: »Ich kaufe diesen oder jenen Gegenstand und/oder bleibe 15 (oder 30) Minuten im Kaufhaus.« Gehen Sie

Eine Situation nie aus Angst verlassen!

8

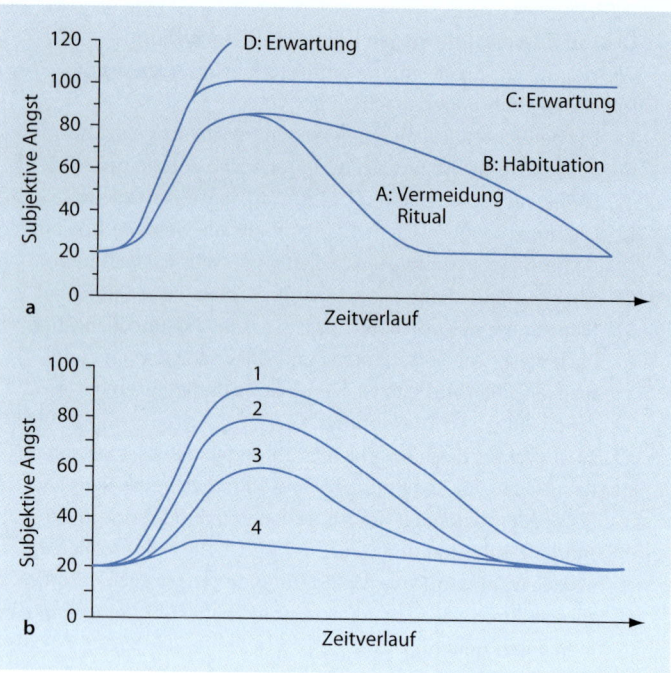

■ **Abb. 8.1** Angstverläufe in Abhängigkeit vom Umgang mit der Angst: **a** zeigt Verlaufskurven ohne Therapie. Typisch sind ein rascher Anstieg und ein langsamer Abfall der Angst. Ohne Therapie neigen die meisten Betroffenen zu einem Vermeidungsverhalten, das die Angst rascher abklingen lässt (Kurve A), als sie das tun würde, wenn man in der ängstigenden Situation bliebe (B: Habituation). Die Kurven C und D zeigen vom Patienten befürchtete Verläufe mit einer scheinbar unendlich anhaltenden (C) oder immer weiter ansteigenden (D) Angst, die erst durch die befürchtete Katastrophe ihr Ende fände (z. B. Herzinfarkt). **b** zeigt die Verläufe bei therapeutischer Konfrontation: Dabei machen die Patienten die Erfahrung, dass Angst von allein abnimmt (»habituiert«), wobei die Kurve bei wiederholter Konfrontation (1.–4. Durchgang) immer weiter abflacht. Quelle: Margraf, J. & Schneider, S. (2009). Panikstörung und Agoraphobie. In J. Margraf & S. Schneider (Hrsg.), Lehrbuch der Verhaltenstherapie, Bd. 2, S. 3–30, Abb. 1.6a, b, S. 23

dann in die höheren Etagen, wagen Sie sich mehr ins Gedränge, und dehnen Sie die Zeiten aus. Wenn die Angst sehr stark wird, können Sie sich auch irgendwo in einen Sessel setzen, Ihre Selbstinstruktionen aktivieren – gern mit Blick in Ihr Notizbuch –, eine Entspannungsübung durchführen oder sich durch Lesen ablenken. Halten Sie Ihre Vorgaben unbedingt ein, verlassen Sie eine Situation nie aus Angst. Halten Sie durch, und verkleinern Sie ggf. beim nächsten Mal das Schrittmaß. Sie wissen: Besserung gibt's nur als aufsteigende Zickzacklinie, d. h., es wird immer wieder einmal zu Rückschlägen und schwierigeren Phasen kommen.

❯ **Geben Sie unter keinen Umständen auf, und machen Sie keine zu langen Pausen. Dies würde die alten Angstmuster wieder verstärken, und die Schwelle für den Neubeginn**

würde immer höher. Wenn Sie diesen Weg nicht zu Ende gehen, besteht die Gefahr, dass die Agoraphobie Ihr Leben über viele Jahre sehr einschränkt!

Weil das wirklich eine ernste Gefahr ist, hier eine etwas martialische Metapher: Sie sind in der Lage eines Frontsoldaten, für den es nur den Weg nach vorn in die Offensive gibt. Bei jedem Zurückweichen würde der Offizier hinter Ihnen von seiner Pistole Gebrauch machen.

Hier wie auch sonst hinkt die Veränderung der Gefühle der Veränderung von Gedanken und Verhalten zeitlich hinterher. Bei ausgeprägten Angststörungen kann es trotz konsequenter Therapie bis zu zwei Jahre dauern, bis die Störung nicht mehr als Problem empfunden wird. Sollten Sie mit Ihren Fortschritten nicht zufrieden sein, suchen Sie einen Fachmann auf. Immerhin gibt es noch die Möglichkeit, zusätzlich ein Medikament einzunehmen.

Ein bis zwei Jahre Therapiedauer sind realistisch

Förderliche Geisteshaltungen für einen stressfreien Umgang mit anderen Menschen

Der Mitmensch als Stressor

Kaum ein Bereich in unserem Erleben ist stärker von Gegensätzen geprägt als das menschliche Miteinander: Im Kontakt mit anderen Menschen kann man den Himmel erleben, aber auch die Hölle. Viel zu oft ist es die Hölle: Menschen fügen anderen physisches Leid zu und berauben sie ihrer Freiheit. Menschen glauben zu wissen, wie andere leben müssten, und üben auf vielfältige Weise Druck aus. Menschen halten sich nicht für selbstständig lebensfähig und leiden unter Versagungen in vielfältigen Abhängigkeiten. Menschen haben ganz klare und feste Vorstellungen davon, wie andere sich verhalten müssten und was sie von ihnen zu bekommen hätten, und leiden dann darunter, wenn dies nicht eintritt. Menschen leiden unter realen oder auch nur vorgestellten Erwartungen der anderen. Kurz: Der Hauptstressor des Menschen ist der Mitmensch. Aber nicht nur Stress, Leid und Krankheit sind die Folgen. Auch »die Sache« leidet: Wenn Menschen zusammenwirken, dann geschieht dies fast immer zu dem Zweck, irgendein Gemeinschaftswerk voranzubringen. Und wenn sich die Beteiligten dabei nicht von übergeordneten Sacherfordernissen leiten lassen, sondern von persönlichen Interessen, von Profilierungssucht und Racheimpulsen oder auch von Konfliktscheu und Angst, dann nimmt dieses Gemeinschaftswerk schwersten Schaden.

Erbimpulse dienen unseren Genen, nicht unserem Glück

Was ist der Hintergrund von alledem? Sie können es inzwischen sicher schon singen: Die Impulse unseres ererbten Sozialverhaltens dienen den Interessen unserer Gene, nicht aber unserem Glück als geistig-kulturelle Wesen und nicht dem Gelingen unserer Gemeinschaftswerke. Wenn sich diese fehlgeleiteten Instinkte dann noch unreflektiert mit fehlerhaften Gedankenprozessen zu Teufelskreisen verflechten, ist das Chaos sozialer Konflikte vorprogrammiert. Schauen wir uns noch einmal an, was hier alles zusammenkommt: Wir haben ein starkes Bedürfnis, zur Gruppe zu gehören und hier einen möglichst hohen sozialen Rang einzunehmen. Wird uns dies streitig gemacht, sind Angst, Verletztsein, Traurigkeit, Scham, Unterwerfungs- oder Anbiederungsverhalten möglich, aber auch Impulse von Wut oder Vergeltungsstreben und Intrigantentum. Gelingt uns die Statussicherung, empfinden wir Stolz, neigen zu Prahlerei und Verachtung, greifen nach Privilegien und Reichtum, üben Kontrolle und Macht aus (aber wir stützen und schützen auch treue Untergebene). Wie schon viele höhere Tiere haben auch wir einen »Reziprozitätsinstinkt«: Wir haben ein Gefühl für Gleichwertigkeit im Austausch und erwarten für Leistungen eine adäquate Gegenleistung. Wir neigen dazu, unsere eigene Weltsicht zu verabsolutieren und von uns auf andere zu schließen, und wünschen, dass sich andere gemäß unseren Erwartungen verhalten. Aus alldem ergibt sich ein kompliziertes Netzwerk aus Verpflichtungs-, Schuld-, Vergeltungs- und Erwartungsverschränkungen, das einengt, Konflikte auf ewig am Laufen hält und das Leben sehr kompliziert macht.

Sich von Erbimpulsen emanzipieren

Es wäre gut, wenn immer mehr Menschen lernen könnten, die Destruktivität dieser Erbimpulse zu erkennen und sie zu transzendieren. Wenn wir diesen Erbimpulsen folgen, ernten wir äußeren Lohn

– mit den Einschränkungen, die in ▶ Kap. 4 besprochen wurden: der Entwertung durch Gewöhnung und der Gefahr von Abhängigkeit. Der Beitrag solchen äußeren Lohns zum Glück liegt deshalb – das wurde hier schon mehrfach angesprochen – bei maximal 20 %. Im Gegensatz zum Tier ist der Mensch in der Lage, innere Glücksquellen aus Kulturinhalten in sich aufzubauen, die für 80 % der Lebenszufriedenheit verantwortlich sind. Dies ermöglicht es dem Menschen, seine Natur zu transzendieren und ein Leben in Autonomie und Selbstverantwortung zu führen. Auf dieser Ebene ist auch das Reziprozitätsprinzip aufgehoben: Geben kann tatsächlich seliger sein denn nehmen. So werden Beziehungen in Selbstbestimmtheit und Freiheit möglich.

Ist es möglich, Leitlinien oder »Regeln« für einen förderlichen Umgang miteinander zu formulieren, die den »Gesetzen« der geistig-kulturellen Ebene gerecht werden? Solche Prinzipien, an denen man sich im Tohuwabohu der Alltagskonflikte festhalten und orientieren kann, möchte ich Ihnen im Folgenden vorstellen.

9.1   Klug mit Verschiedenheit umgehen

Wenn wir klug mit unserer Verschiedenheit umgehen, entsteht daraus nicht Konflikt, sondern Kreativität. Den meisten von uns unterläuft im Alltag der folgende »automatische Fehlschluss«: Wir Menschen sind im Wesentlichen gleich und leben in derselben Realität. Deshalb erwarten wir, dass die anderen die Dinge genauso sehen wie wir, dass sie die gleichen Gefühle haben und sich genauso verhalten, wie wir selbst es auch tun würden. Wenn sich unsere Mitmenschen nun aber anders verhalten – was sie oft genug tun –, lautet der nächste automatische Fehlschluss, dass diese Menschen entweder dumm, asozial oder böse sind und verachtet, ausgegrenzt oder bestraft werden sollten. Infolge der Art und Weise, wie wir aufgebaut sind und kommunizieren, haben wir alle eine natürliche Tendenz, unreflektiert-intuitiv im Sinne dieses Fehlschlusses zu reagieren, und dies oft mit einengenden, verzerrenden und eskalierenden Emotionen wie Ärger und Wut. Umso wichtiger ist es, die Vernunft dagegen zu mobilisieren, den dahinterstehenden Unsinn klar zu erkennen und immer wieder die bewusste Selbstkorrektur im Alltag einzuüben.

Bei genauerem Hinsehen unterscheiden sich ja schon unsere Körper beträchtlich: durch Körpergröße und Konstitution, die Form von Nase und Ohren, die Haarfarbe etc. Und was nun gerade *nicht* zu sehen ist, das Gehirn, ist das Organ, in dem wir uns am allermeisten unterscheiden. Das liegt an der schon besprochenen großen Plastizität dieses Organs. Die genetisch bedingten Ausgangsunterschiede bewirken, dass wir nach jeweils anderen Erfahrungen suchen, was diese Unterschiede weiter verstärkt: Der Zwanghafte wird Controller oder Uhrmacher und wird noch ordnungsabhängiger. Der Chaot wird Künstler und wird noch allergischer gegen jede Form von Ordnung.

Fehler: von sich auf andere schließen

Im Gehirn entwickeln sich die größten Unterschiede

Wahrnehmungsfilter: Beispiel Bergwanderung

Derartige Unterschiede bedingen zudem verschiedene »Wahrnehmungsfilter«, die mit dazu beitragen, dass wir in immer unterschiedlicheren Wirklichkeiten leben. So könnte etwa eine Familie eine gemeinsame Bergwanderung machen und am Ende feststellen, dass jeder eine andere Tour gemacht hat: Er ist Architekt und hat nur die Statik der Felsformationen und Hütten gesehen, sie, eine Biologin, hatte nur Augen für die Bergblumen am Wegesrand, und der Sohn im Teenager-Alter war fixiert auf ein gleichaltriges Mädchen, dass 20 Meter vorauswanderte.

> Unsere unterschiedlichen »inneren Benutzeroberflächen« zeigen unterschiedliche Wirklichkeiten, ohne dass wir das von außen bemerken. Jeder Mensch ist also eine einzigartige Schöpfung und trägt ein einzigartiges, hochkomplexes Universum in sich.

Sich in die Schuhe des anderen stellen

Wenn wir den oben erwähnten automatischen Fehlschluss zulassen, kann das leicht zum Quell von Konflikten und Eskalationsmechanismen werden. Gehen Sie innerlich auf Abstand, ehe Ärger und Wut in Ihnen aufschießen, und machen Sie sich die Unterschiede in unseren Wirklichkeiten bewusst. Klären Sie sachlich die Fakten und Hintergründe, versuchen Sie, sich »in die Schuhe des anderen zu stellen«, und bewerten Sie erst dann.

Seien Sie sich der Tatsache bewusst, dass es in Bezug auf komplexe Fragen oft keine einfache und absolute Wahrheit gibt. Es muss auch nicht immer einer recht haben. Wenn man sich nicht einigen kann, dann sollte man sich »zweinigen« (ein Begriff von V. F. Birkenbihl), sprich: zwei gleichwertige Standpunkte als gleichberechtigt nebeneinander stehend respektieren.

Passung oder Nichtpassung impliziert keine Wertung

Es ist mit den Menschen wie mit den vielen verschiedenen Blumen auf einer Wiese: Alle Blumen sind auf ihre Weise schön. Doch wenn man einen Strauß für einen bestimmten Anlass zusammenstellen sollte, würden nicht alle (zusammen-)passen. Also: Rechnen Sie damit, dass Sie nicht zu jeder Gruppe Zugang finden, dass es immer Menschen gibt, die Ihre Nähe eher meiden. Das ist keine Wertung im Sinne von gut oder schlecht und muss Ihren Selbstwert nicht beeinträchtigen. Es passt halt nicht. Punkt.

Andere Menschen für sich gewinnen

Wenn Sie einen Menschen für sich gewinnen wollen, dann interessieren Sie sich für ihn, nehmen Sie ihn in seiner Individualität wahr. Es gibt nichts Interessanteres unter der Sonne, als das innere Universum eines anderen Menschen zu erkunden. Jeder Mensch ist ein Schöpfer mit einzigartigen Talenten. Fokussieren Sie Ihre Aufmerksamkeit immer zuerst auf die positiven Seiten, auf die Stärken und Talente Ihres Gegenübers. So fördern Sie diese Aspekte beim anderen und wirken gleichzeitig sympathisch. Geben Sie dem anderen einen Vorschuss an Vertrauen und Sympathie.

Biologische Organismen, menschliche Körper und Gehirne sind weit davon entfernt, in einem abstrakt-geistigen oder technisch-mathematischen Sinne perfekt oder ideal zu sein. Die Weisheit der Evolution ist der »schlechte Kompromiss«, der bei jedem Individuum etwas anders ausfällt. Dies sichert die hochgradige Anpassungsfähigkeit des Lebens an sich ständig wandelnde äußere Bedingungen. Was heute wie eine Schwäche, ein Fehler oder ein Defekt aussieht, kann morgen eine Stärke sein. Versuchen Sie, aus dieser Perspektive den Eigenheiten Ihrer Mitmenschen mit Güte und Liebe zu begegnen. Letztendlich sind wir alle leidensfähige Wesen, die sich mehr schlecht als recht durchwursteln, die versuchen, das aus ihrer Perspektive Richtige zu tun, soweit ihre Kompetenzen und ihre Selbststeuerungsfähigkeit das zulassen. Wenn Sie Ihre Mitmenschen und sich selbst aus dieser Perspektive sehen, wenn Sie den anderen mit Achtsamkeit wahrnehmen, auch die Zeichen von innerem Druck und Leid, die Zeichen des Alters und der Versehrtheit, dann werden Sie Gefühle der Vergebung, der Güte, der Dankbarkeit und Großherzigkeit entwickeln. Und das wird nicht nur den anderen, sondern auch Ihnen selbst guttun. Auch wenn es oft schwerfällt: Wir sollten versuchen, in Bezug auf andere Menschen als Personen ein umfassendes Gefühl von Empathie und Liebe aufrechtzuerhalten, selbst wenn wir deren Verhalten missbilligen oder sogar bekämpfen müssen.

Achtsamkeit fördert Mitgefühl und Güte

9.2 Prinzip Selbstverantwortung: Sein Glück kann nur jeder selbst schmieden

Für unser Handeln die Verantwortung zu übernehmen ist uns einigermaßen geläufig. Für unsere Gefühle aber gilt das weniger – für sie machen wir nicht selten andere verantwortlich. Oft hört man Sätze wie: »Du machst mich wütend!«, »Du machst mich unglücklich!« oder gar: »Ihr seid schuld an meinem verpfuschten Leben!«

Natürlich haben wir über unser Verhalten eine sehr viel bessere und direktere Kontrolle als über unsere Gefühle. Aber gerade unsere Gefühle entstehen in unserem Inneren, und wir können lernen, zumindest die indirekte Kontrolle über sie zu verbessern: durch Steuerung unserer Aufmerksamkeit, durch innere Distanzierung und die bewusste Wahl unserer Sichtweisen (Stichwort: »aktiver Selektorschild«, ▶ Kap. 5), durch den Aufbau innerer Glücksquellen und durch unser äußeres Verhalten. Durch Lernen und Übung können und sollten wir uns auch zur Selbstverantwortung für unsere Gefühle, für unser Befinden und unser Glück ermächtigen. Hören Sie auf, andere für Ihr Glück oder Unglück verantwortlich zu machen, und lassen Sie sich von anderen eine solche Verantwortung nicht zuschieben.

Selbstverantwortung auch für die eigenen Gefühle

Dieses »Prinzip Selbstverantwortung« hat eine Reihe von Konsequenzen: Längerfristig sollten Sie andere nur dann und insoweit unterstützen, als es Ihnen ein echtes eigenes Bedürfnis ist (dann entsteht daraus aber auch kein einklagbares moralisches »Schuldkonto«

Gesunder Egoismus, um Burnout zu vermeiden

zu Ihren Gunsten). Längerfristig sollten Sie einem anderen nie etwas abnehmen, das dieser auch selbst leisten kann (anderenfalls behindern Sie ihn in seiner Entwicklung).

Auch Sie selbst sollten Hilfe nur in Dingen annehmen, die Sie nicht selbst leisten können, und sich längerfristig nur von Menschen helfen lassen, bei denen Sie ein echtes Bedürfnis danach spüren (Sie müssen sich dann nicht durch eine wachsende moralische Schuld belastet fühlen).

Oberflächlich betrachtet, könnte diese Regel egoistisch oder gar antisozial wirken. Bei genauerem Hinsehen handelt es sich aber um einen »gesunden« Egoismus, der in jeder Hinsicht gut und richtig ist (zumindest im Rahmen komplexer Gesellschaften mit sozialstaatlichen Leistungen).

Nur wer Energie hat, kann in echten Notsituationen helfen

Wer zu viele Dinge zu lange aus reinem Pflichtgefühl tut, entwickelt ein Burnout-Syndrom; Hilfe, die nicht vom Herzen kommt, tut letztlich auch dem »Beholfenen« nicht gut. Nur wenn wir für uns selbst sorgen und unseren eigenen Energietank ausreichend gefüllt halten, können wir anderen dann helfen, wenn wirklich Not am Mann ist. Und das sollten wir natürlich tun. Eine Frau, die als Kind von ihrem ungeliebten Stiefvater geschlagen wurde, muss den Notarzt anrufen, wenn ihr Stiefvater einen Schlaganfall hatte, aber sie muss ihn danach nicht über zehn Jahre aufopfernd pflegen. Da darf sie dann den Sozialstaat in Anspruch nehmen, der auch aus ihren Steuern finanziert wird.

Wir sind von Natur aus empathisch und solidarisch

Im Übrigen gilt: Wir haben von Geburt an eine soziale Natur. Je mehr wir diese Natur von den Fesseln der Soll- und Muss-Vorstellungen befreien, desto reicher und schöner wird sie zutage treten. Ich bin davon überzeugt, dass unter der Ägide des Prinzips Selbstverantwortung mehr wohltuende Mitmenschlichkeit und wechselseitige Unterstützung gelebt würde als im Korsett einer Pflichtengesellschaft. Eine Gesellschaft, in der ein Großteil aller Aktivitäten aus Pflichterfüllung erwächst, macht die Menschen krank und führt sie am eigentlichen Sinn ihres Lebens vorbei (dem Selbstgenuss des Bewusstseins). Unter der Ägide größerer innerer und sozialer Freiheit könnte sich die Gesellschaft sowohl auf der Ebene der Beziehungen als auch auf der Ebene der Aufgaben und Berufe passender sortieren und flexibler umsortieren.

Jeder hat ein Recht auf seine eigenen Fehler

Nicht weniger ungut ist es, wenn Menschen zu wissen glauben, was gut und richtig für andere ist, und diesen dann ihre »Hilfe« aufzwingen. Dies betrifft oft das Verhältnis von Eltern und Kindern, aber auch das von Ehepartnern, Freunden und sogar das Verhältnis zwischen Staat und Bürgern. Wenn jeder Mensch in seiner eigenen, einzigartigen Wirklichkeit lebt, dann ist auch für jeden ein eigener, einzigartiger Lebensweg der richtige, den nur der Betreffende selbst finden kann. Und dieses ureigene Suchen und Finden schließt notwendig auch Irrtümer, Fehler und Scheitern ein, ohne die Lernen und Wachstum nicht möglich sind. Wer von außen zu viel Druck ausübt, bewirkt nur wachsenden Gegendruck – womöglich mit der Folge, dass der andere aus überschießender Opposition Unvernünftiges tut und die Beziehung zu Bruch geht. Auch wenn das manchmal sehr schwer ist: Wir müssen es aushalten lernen, dass Menschen, die uns lieb und teuer sind, ihre eigenen Wege gehen, selbst wenn wir sicher zu wissen meinen, dass es Irrwege sind. Hier gilt es, sich des im Zusammenhang mit Regel 1 (▸ Abschn. 9.1) erläuterten automatischen Fehlschlusses bewusst zu werden und die eigenen Sichtweisen zu relativieren. Wenn man versucht, Einfluss auszuüben, dann gemäß dem Aikido-Prinzip (Regel 7, ▸ Abschn. 9.7).

> **Es hilft nichts: Letztlich gibt es zum Prinzip Selbstverantwortung keine Alternative. Wer unangenehmen Kosten, die eine Umsetzung des Prinzips Selbstverantwortung mit sich brächte, aus dem Wege geht, zahlt irgendwann einen Preis, der sehr viel höher ist und sehr viel mehr Schmerz und Leid mit sich bringt. Gerade hier gilt: »Schmerz – ja, sofort!«**

9.3 Authentisch sein, nach eigenem Bedürfnis geben, Wünsche äußern, Erwartungen loslassen

Wenn wir uns zum Prinzip Selbstverantwortung bekennen und den Ehrgeiz entwickeln, unser Befinden immer mehr von innen heraus zu regulieren, dann hat das eine Reihe weiterer förderlicher Konsequenzen. Wir werden auf diesem Wege unabhängiger, und das, was wir von außen und von anderen Menschen bekommen müssen, reduziert sich immer mehr. Dann sind wir aber auch viel weniger darauf angewiesen, uns das Wohlwollen der anderen zu erhalten. Wir müssen keine Rollen mehr spielen und keine Masken mehr tragen, um andere in unserem Sinne zu manipulieren. Kurz: Wir haben die Freiheit, wirklich offen und authentisch zu sein. Wenn wir damit leben können, den einen oder anderen Mitmenschen zu verprellen, dann können wir unsere Überzeugungen und Wünsche sehr offen äußern.

Keine Masken mehr tragen, authentisch sein

Und wir müssen uns auch nicht mehr die Köpfe der anderen zerbrechen: Wie sie mit mir und meinen Wünschen umgehen, liegt in deren Selbstverantwortung. Wenn ich z. B. Lust habe, ein Wochenende in Berlin zu verbringen, dann rufe ich einfach Onkel Friedebert an und frage ihn, ob ich bei ihm übernachten kann. Ich gestatte meinem Quatschi nicht mehr, Dinge zu sagen wie: »Friedebert wird wohl Ja sagen, der kann ja irgendwie nicht Nein sagen. Und dann hast du in Berlin wieder das Gefühl, dass es ihm eigentlich nicht recht ist, und das ganze Wochenende ist verdorben!« Ab jetzt heißt es: »Wenn ich den Wunsch habe, dann frage ich, und wenn Friedebert Ja statt Nein sagt, dann ist das sein Problem. Sollte er an dem Wochenende schlecht drauf sein – aus welchen Gründen auch immer –, dann wer-

Sich nicht mehr die Köpfe der anderen zerbrechen

de ich mir davon die Stimmung nicht verderben lassen. Dann bin ich eben nur zum Schlafen in seiner Wohnung und mache mir allein in der Stadt eine gute Zeit. Wie ich mich fühle, bestimme ich und nicht Friedebert!«

Erwartungen loslassen können

Hinzu kommt: Wer den Ehrgeiz hat zu lernen, zu jeder Zeit und in fast jeder Situation Wohlbefinden aus sich selbst heraus zu erzeugen und jede Frustration als Übungsanreiz hierfür nimmt, der muss auch keine Angst davor haben, dass ihm seine Wünsche abgeschlagen werden. Und dazu haben die anderen gemäß ihrer Selbstverantwortung natürlich das Recht. Das Motto lautet also: authentisch sein, Wünsche äußern, aber keine Erwartungen haben. Und wir können fortsetzen: sich über das freuen, was man bekommt, ohne Forderungen nach mehr oder gar allem daraus abzuleiten – wer A sagt, muss eben *nicht* auch B sagen.

Gehen Sie auf kritische Distanz zu Erbimpulsen, die uns drängen, so zu reagieren wie der Fuchs in Äsops Fabel: Nachdem er festgestellt hatte, dass die begehrten Trauben nicht erreichbar waren, erklärte er, sie seien ohnehin zu sauer. Verwerfen Sie nicht die Zuneigung zu einem Menschen, wenn aus einem Flirt keine Beziehung wird.

Lieben ist wichtiger, als geliebt zu werden

Lassen Sie uns die nicht besitzergreifende Liebe üben: Wir können ein Kunstwerk lieben, obwohl es in einer Ausstellung steht. Und wir können einen Menschen lieben, ohne eine intime Beziehung zu ihm zu unterhalten und ohne von ihm »zurückgeliebt« zu werden. Wichtig ist doch, dass es so tolle Menschen gibt, Menschen, die uns begeistern und unsere Liebe wecken. Wichtiger als das Geliebtwerden ist es, selbst zu lieben (unter anderem und anderen auch sich selbst). Das Feuer wärmt am meisten, das im eigenen Herzen brennt.

Geben gemäß eigenem Bedürfnis

Auch in allen anderen Lebensbereichen können wir lernen, das alte biologische Reziprozitätsprinzip loszulassen und zuerst und nach eigenem Bedürfnis zu geben, ohne mit Rückzahlungen zu kalkulieren. Tun Sie Gutes, helfen Sie, geben Sie, wo und wann immer Sie das gut und richtig finden und das Bedürfnis dazu haben. Sie tun es dann ebenso sehr für sich, für inneren Lohn. Dann können Sie in Bezug auf Gegenleistungen gelassen bleiben, denn Sie sind ja immer schon »bezahlt«. Viele Menschen sitzen in der Schmollecke und fressen sich fest in der Idee, »zu wenig bekommen« zu haben. Erst nach Schuldenausgleich wollen sie wieder bereit sein zu geben. Aufgrund der Unterschiedlichkeit unserer Wirklichkeiten, Sichtweisen und Werte werden wir jedoch kaum einmal bis auf die dritte Kommastelle Konsens hinsichtlich der Frage finden, was ein gleichwertiger Austausch ist. Irgendwann sitzen wir alle in der Schmollecke, und aller Austausch kommt zum Erliegen. Nur wenn wir alle bereit sind, ein klein wenig mehr zu geben als die anderen, oder das Reziprozitätsprinzip ganz loslassen, kann eine Mehrwert erzeugende Kooperation gelingen, die auch demjenigen, der den ersten Schritt tut, am Ende weit mehr zurückgibt.

Selbst erlebt: Wo Reziprozität unsinnig ist

Im kulturellen Kontext richtet unser ererbter Reziprozitätsinstinkt also oft Schaden an. Das gilt auch auf der Ebene kleiner Alltagsprobleme. Ein Beispiel von vielen: Ich habe einen wirklich guten Freund, der nur einen Fehler hat: Er meldet sich nie von sich aus bei mir. Wenn ich ihn aber anrufe, ist deutlich zu spüren, dass er sich freut und wir beide durch unseren Kontakt gewinnen. Dass er nicht von sich aus zum Hörer greift, liegt vermutlich einfach daran, dass er eine große Praxis führt, vier Kinder hat und deshalb überwiegend »außengetaktet« leben muss. Anfangs tobte mein Quatschi: »So! Jetzt ruf ich nicht mehr an, jetzt ist endlich mal er dran!« Gottlob trat ich dann irgendwann innerlich einen Schritt zurück und ließ diesen Unsinn los. Wenn ich das Bedürfnis danach habe, rufe ich ihn an. So einfach ist das (und genau besehen, hat das im Zeitalter der Flatrate ja nur Vorteile: Ich kann dann anrufen, wenn es am besten in meinen Zeitplan passt).

Noch ein Beispiel: Ich hatte vor Jahren einen gedankenlosen und zerstreuten Nachbarn, der schon mal den Kofferraum seines Autos zu schließen vergaß oder auch den Hausschlüssel über Nacht außen stecken ließ. Und natürlich bekam er es nie hin, die Mülltonnen abwechselnd mit mir herauszustellen. Eine Zeit lang tobte mein Quatschi und drängte mich, ihn »nachzuerziehen«. »Ich räum dem doch nicht seinen Dreck nach! Wer bin ich denn?!« Doch dann begriff ich: Der ist so, den änderst du nicht. Du würdest dich in eine unendliche Auseinandersetzung mit unendlichem Ärger begeben. Selbst wenn er sich das Rausstellen der Mülltonnen ehrlich vornimmt – meistens wird er es doch vergessen. Wenn du im Vorbeigehen einfach selbst nach den Tonnen greifst und sie die paar Meter bis zur Straße hinter dir herziehst, kostet dich das viel, viel weniger Energie. Und so habe ihm seine Schwäche mit Güte nachgesehen und das Rausstellen der Tonnen einfach als meine Aufgabe akzeptiert. An dieser Stelle wäre das Durchsetzen von Reziprozität einfach Unsinn gewesen. Natürlich gilt das nicht überall: Macht man so etwas zu oft, z. B. am Arbeitsplatz, kann sich das leicht ausweiten – siehe Regel 5 (▶ Kap. 9.5). Es geht einfach darum, unseren Erbimpulsen nicht mehr unreflektiert aufzusitzen, sondern bewusste und förderliche Entscheidungen zu treffen: hier bewusst und bestimmt aus unserer Mitte heraus Reziprozität durchsetzen – und sie dort loslassen.

9.4 Was immer andere tun oder sagen – ob Sie sich verletzt fühlen, ist Ihre Entscheidung

Wenn Sie keine oder nur relative Erwartungen haben, die Sie schnell wieder loszulassen vermögen, dann hat das einen weiteren Vorteil: Es macht Sie weitgehend unverletzlich. Die anderen sollen tun und sagen, was sie wollen, Sie haben nicht das Recht, ihnen dies zu verwehren (solange niemand physisch geschädigt wird). Solange sie ganz grundlegende Normen einhalten, gilt: Die anderen sollen werden und sein, der sie sind, Sie haben nicht das Recht, ihnen diesbezüglich Vorschriften zu machen. Für ihr Leben und Tun sind die anderen selbst

Die Selbstverantwortung der anderen anerkennen

verantwortlich. Lassen Sie ihnen diese Verantwortung, und übernehmen Sie stattdessen für sich selbst die volle Verantwortung.

> ❯ **Die negativen Gefühle des Verletztseins entstehen in Ihrem Inneren, und zwar in Abhängigkeit von Ihren Sichtweisen und Bewertungen. Ob Sie sich verletzt fühlen oder nicht, das ist *Ihre* Entscheidung und Verantwortung.**

Für grundlegende Normen mit Courage eintreten

Aber kann man die anderen denn wirklich so weitgehend gewähren lassen? Gibt es nicht doch viele Wahrheiten und Regeln, die gut für das Zusammenleben sind, denen sich deshalb alle zu unterwerfen haben? Nun, wie oben schon angedeutet, gibt es tatsächlich ein paar wenige – aber eben viel weniger, als uns unser Quatschi einzureden versucht, der immer die Tendenz hat, unsere eigene Sicht der Dinge zu verabsolutieren. Wenn Menschenrechte, Gesetze oder grundlegende Prinzipien wie Gerechtigkeit verletzt werden, ist die Sache ganz klar: Wir sollten unbedingt versuchen, den Mut zum Eingreifen aufzubringen. Und wir müssen auch etwas unternehmen, wenn ein Kollege – aus welchen Gründen auch immer – einen eindeutigen schweren Fehler in einem essenziellen Bereich macht (z. B. eine falsche Statikberechnung aufstellt oder ein Medikament falsch dosiert).

Bei Energiemangel kleine Fehltritte einfach tolerieren

Doch gleich dahinter beginnt schon die Grauzone, in der es kein eindeutig »richtiges« Verhalten mehr gibt: Jugendliche legen in der Bahn ihre Schuhe auf die Sitzpolster oder werfen ihren Müll auf die Straße, Kollegen verfahren in komplexen Tätigkeitsbereichen wie Pädagogik, Management oder Politik nach Konzepten, die heute als veraltet gelten, aber von Randgruppen durchaus noch vertreten werden o. Ä. Von alldem geht die Welt nicht unter. Wenn man Lust und Energie hat, kann man ja Ich-Botschaften und Wünsche äußern. Das wird in der Regel mehr bewirken, als Anklagen und Forderungen zu erheben. Wünsche äußern und keine Erwartungen haben. Wenn man aber gerade selbst keine Energie hat, dann hat man auch das Recht, Dinge dieser Art laufen zu lassen. Falls Sie sich so entscheiden, dann sollten Sie sich aber auch nicht innerlich aufregen und Ihren Quatschi toben lassen, denn dann ist das alles nicht Ihr Problem. Für die Schuhe auf der Bank sind deren Träger und der Schaffner zuständig, für die angestaubten Konzepte Ihres Kollegen dieser selbst und der Chef. Ihre Zuständigkeit ist es, sich darüber nicht mehr aufzuregen und sich klarzumachen, dass auch Sie nicht im Besitz der absoluten Wahrheit sind. Also nicht: »Wann ändert der sich endlich?!«, sondern: »Hab ich immer noch nicht gelernt, das von mir abtropfen zu lassen?« Richten Sie Ihren Veränderungsehrgeiz mehr auf Ihre eigenen Reaktionen.

Beim Wechsel der Moden gelassen bleiben

Dann gibt es natürlich eine Fülle von eher oberflächlichen Zeitgeistströmungen, Moden und Gepflogenheiten, über die wir uns gerne aufregen, wenn sie nicht unserem Geschmack und unseren Gewohnheiten entsprechen – und das sollten wir natürlich grundsätzlich versuchen uns abzutrainieren. Ich bin es beispielsweise gewohnt, beim Joggen im Stadtwald entgegenkommende Jogger oder Spaziergänger zu grüßen. Immer öfter werde ich nicht zurückgegrüßt, und mein Quatschi fängt an zu toben (»Wenn selbst so solide wirkende Leute nicht mehr grüßen, dann kann der Untergang des Abendlandes nicht mehr fern sein! Ich grüß jetzt auch nicht mehr! So!«). Dann gehe ich innerlich auf Abstand und mache mir klar: »Ich grüße und tue dies weiter, weil ich das Bedürfnis dazu habe. Was der andere damit macht, ist seine Sache (vielleicht meditiert er gerade oder hat die Stöpsel eines MP3-Players im Ohr oder … – egal). Meine Sache ist es dagegen, seine Reaktion gelassen hinzunehmen.«

> **Die Zeiten und Moden wandeln sich, und das immer schneller. Wer an dem Anspruch festhält, sich die Welt und Gesellschaft so zu erhalten, wie er sie aus seiner Jugend gewohnt ist, muss als Don Quichotte enden. Wenn die Gesellschaft sich so entwickelt, dass eine Mehrheit nach neuen Regeln leben will, dann müssen wir das letztlich akzeptieren.**

Wir können unsere eigenen Regeln leben und dort, wo uns das wichtig ist, mit Gelassenheit oder auch mit Entschlossenheit für sie eintreten. Doch wenn das zu viel Kraft zu kosten beginnt, müssen wir auch das Loslassen lernen. Es ist besser, sich eine private Insel einzurichten, als im Kampf gegen den Wandel zu verbrennen. Komplexe gesellschaftliche Entwicklungen lassen sich nicht ohne durchgreifende politische Maßnahmen umsteuern (wie das gelingen könnte, habe ich an anderer Stelle ausgeführt; vgl. Hansch 2010). Zivilcourage allein genügt da nicht.

Zivilcourage kann Politik nicht ersetzen

Das Bewusstsein, alles wirklich Wichtige in sich zu tragen oder es in seinem Inneren entwickeln zu können, das Wissen um die Lücke zwischen Reiz und Reaktion, das Bemühen um das Prinzip »Authentisch sein – Wünsche äußern – Erwartungen loslassen« – all dies hilft natürlich auch bei einem bewussten Umgang mit Angriffen, Kritik und Misserfolgen. Klar, diesen kleinen Stich in der Magengegend, den wird es wohl in solchen Situationen immer geben. Das ist angeboren und signalisiert die in der Steinzeit existenzielle Gefahr, das Wohlwollen der Gruppe zu verlieren. Entscheidend ist, wie wir innerlich damit umgehen.

Der »kleine Stich« ist unvermeidlich …

Viele Menschen lassen sich von ihrem Quatschi in eine Abwärtsspirale treiben: Sie stellen die Werte und Meinungen der anderen oder die Normen der Leistungsgesellschaft über sich, fühlen sich vor diesem Hintergrund klein und machen sich selbst runter. Die sich selbst verstärkenden Teufelskreise von negativen Gedanken und negativen Gefühlen pushen sie auf der Befindensskala nach unten durch bis auf −10. Üben Sie, so etwas nicht mehr zuzulassen. Gehen Sie innerlich auf Distanz, und machen Sie sich bewusst: Zwangsläufige Verletzungen kann man Ihnen nur mit Schlag-, Stich- oder Schusswaffen beibringen, nicht aber mit Worten. Mit welchen Gefühlen Sie auf Worte reagieren, können Sie unter Ihre Kontrolle bringen. Wären Sie Chinese, würden Sie sich über Beschimpfungen in deutscher Sprache nur lächelnd wundern. Sie können eine Lücke zwischen Wort und Gefühlsreaktion aufstemmen, und Sie können Ihren »aktiven Selek-

… entscheidend ist, wie wir mit ihm umgehen

torschild« (ASS) aktivieren (▶ Kap. 5, ▶ Abb. 5.2). Im nächsten Schritt geht es darum, Ihre eigenen Prinzipien und Werte als die entscheidenden Maßstäbe zu installieren. Sie müssen lernen, Ihre eigene Bewertung und Ihr eigenes Urteil immer über die Bewertung von außen zu stellen.

> **Die eigenen Werte und Prinzipien als Maßstab nehmen**
> Beziehen Sie die Ansichten anderer kritisch ein, aber ringen Sie sich zu einem eigenen Urteil durch. Nur in Prozessen, in denen Sie selbst entscheiden, können Sie lernen und wachsen. Dies aus Angst vor Fehlern nicht zu wagen, wäre der allergrößte Fehler, den man machen könnte. Man würde lebenslang in einem Zustand der Selbstunsicherheit und Abhängigkeit verbleiben.

Wie unter Regel 1 (▶ Abschn. 9.1) ausführlich besprochen, unterscheiden wir uns sehr in unseren Eigenheiten und Perspektiven. Die anderen haben von Ihnen und Ihrem Verhalten immer nur Teilkenntnisse, die lückenhaft, verzerrt und manchmal falsch sind. In Bezug auf Sie und Ihr Verhalten kommt das letzte und entscheidende Urteil deshalb also immer Ihnen selbst zu. Haben Sie den Mut, sich Ihrer eigenen Urteilskraft zu bedienen und Ihrer eigenen Bewertung zu vertrauen!

Förderlicher Umgang mit Kritik und Angriffen

Wenn Sie also kritischen Angriffen ausgesetzt sind, dann treten Sie innerlich sofort einen Schritt zurück und machen sich Ihre Werte und Prinzipien bewusst. Fragen Sie sich, ob die Kritik neue Sachaspekte einbringt, und bewerten Sie Ihr Verhalten vor diesem Hintergrund noch einmal neu. Und dann gibt es genau drei Möglichkeiten:

1. Es handelt sich um völlig unsinnige Angriffe, die einfach dumm oder nicht sachlich motiviert sind. Aktivieren Sie Ihren ASS, so stark Sie können, und verfahren Sie nach dem Prinzip: »Die Hunde bellen, doch die Karawane zieht weiter.« Im Kreuzfeuer unberechtigter Angriffe stark und unbeeinträchtigt zu bleiben ist eine wichtige Fähigkeit, die man gar nicht oft genug trainieren kann. Seien Sie den Angreifern dankbar, und freuen Sie sich über diese Übungsgelegenheit.
2. Es handelt sich um den Versuch einer fairen und konstruktiven Kritik, die Sie nach gründlicher Prüfung aber zurückweisen müssen. Verteidigen Sie Ihren Standpunkt freundlich, aber bestimmt. Wahrscheinlich haben Sie neue Aspekte und Argumente entdeckt, die Sie in Ihrer Position festigen und sicherer machen (und die Sie vielleicht sogar zu weiterführenden Überlegungen anregen). Sollten ähnliche Anwürfe noch einmal von anderer Seite kommen, können Sie prompt und souverän reagieren. Auch das sind Gründe für Dankbarkeit und Freude.
3. Sie müssen feststellen: Die Kritik ist ganz oder in Teilen berechtigt. Räumen Sie Ihren Fehler offen ein, erläutern Sie die Hintergründe, und entschuldigen Sie sich ggf. Gehen Sie der Frage nach, wie es zu dem Fehler kommen konnte und was Sie tun

können, um Ähnliches in Zukunft zu vermeiden. Nun hatten Sie eine Gelegenheit zu zeigen, wie souverän Sie mit Kritik umgehen können. Sie haben etwas gelernt und einen Entwicklungsimpuls bekommen – wiederum Gründe für Dankbarkeit und Freude.

Trainieren Sie einen solchen bewussten, förderlichen Umgang mit Angriffen und Kritik. So können Sie den anfänglichen Stich in der Magengegend schnell überwinden. Sie rauschen nicht bis –10 durch, sondern sacken nur kurz auf –5 ab, sind dann wenige Stunden bei, sagen wir, –2 und wechseln dann wieder in den Plusbereich des Befindens.

Und was die Misserfolge angeht: Wir müssen lernen, Erfolg anders zu definieren. In unserer Kultur sind wir daran gewöhnt, Erfolg nach äußeren Kriterien zu bemessen: Nur wenn man messbare äußere Ziele erreicht, war etwas ein Erfolg. In einer zunehmend vernetzten Welt wird das immer problematischer, denn immer mehr äußere Parameter entziehen sich unserer Kontrolle. Gesellschaftliche Prozesse werden immer unberechenbarer. Immer öfter tritt die Situation ein, dass man alles »richtig« macht, und trotzdem geht es schief.

> Wenn wir in einer solchen Lage gesund bleiben wollen, müssen wir Erfolg nach inneren Kriterien definieren: Es war ein Erfolg, wenn ich alles Wichtige richtig gemacht und mein Bestes gegeben habe, wenn ich meine inneren Entwicklungsziele erreichen konnte. Dann kann ich mich freuen, selbst wenn es nach rein äußerlichen Kriterien schiefgegangen ist.

Auch dies ist eine Trainingssituation, denn Sie wollten ja ohnehin üben, weniger Erwartungen an andere zu haben und äußere Versagungen als Impuls zu nutzen, innengeleiteter und gefühlsautonomer zu werden.

Hierzu gehört auch, eine gewisse kritische Distanz zu den Werten unserer Leistungsgesellschaft aufzubauen, und vielleicht auch, das ganze Treiben unter dieser Sonne nicht mehr ganz so ernst und schwer zu nehmen. Bei einer solchen entlastenden Entschmelzung kann die Theatermetapher hilfreich sein: Versuchen Sie, Ihr Leben in dieser Welt als eine Art Theaterstück zu betrachten. Wichtig ist, dass man mitspielt und etwas lernen kann. Welche Rolle man spielt und wie die Sache ausgeht, ist weniger bedeutsam. Im Theater kann man auch eine Nebenrolle meisterlich spielen und einen tragischen Ausgang von einer höheren Warte aus genießen.

9.5 Verträge einhalten, das Recht auf Reziprozität zugestehen

Wie gesagt: Wir haben einen angeborenen, weit in die Evolution zurückreichenden Reziprozitätsinstinkt, der darauf drängt, Austausch-

Vom äußeren zum inneren Erfolg

Das Leben als Theaterstück sehen können

Reziprozität zugestehen, aber selbst loslassen können

prozesse nach dem Prinzip der Gleichwertigkeit zu organisieren und Menschen als grundsätzlich gleichberechtigt zu betrachten. Vieles spricht dafür, dies als ein einfaches und grundlegendes Prinzip der gesellschaftlichen Regulation zu akzeptieren. Es liegt vielen Gesetzen zugrunde, u. a. dem Vertragsrecht, und ist der Kern vieler Normen, u. a. der »Goldenen Regel« (»Behandle andere so, wie du selbst von ihnen behandelt werden willst«). Wir sollten einander einen Anspruch auf Reziprozität zuerkennen, der aber in freiwilliger Entscheidung auch aufgegeben werden kann: Ich kann meinen Anspruch loslassen, dass mein Nachbar gleich häufig die Mülltonnen rausstellt, und ein Millionär in einem politischen Amt kann auf sein Gehalt verzichten.

> **Psychohygienisch ist eine Lockerung des Reziprozitätsanspruchs immer gesund und in vielen sozialen Situationen sogar von Vorteil: Was man an der einen Stelle verliert, kommt anderswo wieder herein.**

So würde ich in unserem Mülltonnenbeispiel psychische Energie sparen und der Millionär an Reputation gewinnen. Und auch dort, wo es notwendig ist, auf Reziprozität zu bestehen, sollte man die »Anhaftung« daran so weit wie möglich verringern. Die meisten Menschen werden nicht auf ihr Gehalt verzichten können. Wenn sie aber ihre inneren Glücksquellen ausbauen, dann fällt es ihnen immer leichter, auch für inneren Lohn zu arbeiten. Und dann können sie viel gelassener reagieren, wenn z. B. der äußere Lohn bei einer Schieflage des Unternehmens gekürzt werden muss.

Wenn wichtig: Vertragstreue einfordern

Trotz alledem gilt ganz grundsätzlich: Sie haben das Recht, die Einhaltung von Verträgen einzufordern, die im beiderseitigen Einvernehmen geschlossen wurden. Dies gelingt umso besser, wenn es sich um Win-win-Absprachen handelt. Sie sollten bei Vertragsabschlüssen jedweder Art darauf bedacht sein, auf Win-win-Situationen hinzuarbeiten, bei denen beide Seiten fair miteinander umgehen und etwas gewinnen.

Sie haben die Pflicht, Ihrerseits Verträge zu erfüllen (außer man kann sie im beiderseitigen Einvernehmen lösen). Zu diesen Verträgen gehören auch »Gesellschaftsverträge«, wie sie in Gesetzen ihren Niederschlag gefunden haben. Insbesondere haben Sie das Recht, Ihre Freiheit, Ihre physischen Grenzen und Ihr Eigentum zu schützen, aber auch die Pflicht, den anderen mit dem gleichen Respekt zu begegnen.

Loslassen, ehe das Leben zur Hölle wird

Sollten Sie in eine Situation geraten, in der Ihnen jemand Ihre Rechte vorenthält, dann sieht der gesündeste Umgang damit so aus: Lassen Sie Ihre Ansprüche und Erwartungen innerlich los. Machen Sie sich bewusst, dass Sie alles für Ihr Glück Wichtige in sich tragen bzw. in Ihrem Inneren entwickeln können. Fragen Sie sich: Wie wichtig ist das mir Vorenthaltene für mein Überleben und mein Glück wirklich? So können Sie Ihre Gelassenheit zurückgewinnen. Dann fragen Sie sich: Auf welchen Wegen kann ich meine Ansprüche durchsetzen? Stehen Aufwand und Gewinn in einem ausreichend günstigen

Verhältnis? Wenn nein: Geben Sie Ihre Ansprüche großherzig auf. Machen Sie sich nicht Jahre Ihres Lebens durch Gerichtsprozesse mit unklarem Ausgang zur Hölle. Wenn ja: Setzen Sie Ihre Ansprüche konsequent durch, aber wahren Sie innerlich Abstand, lassen Sie sich nicht von negativen Gefühlen beherrschen. Gehen Sie gegen das *Verhalten* der Übeltäter vor, aber hassen Sie sie nicht als *Personen*. Sehen Sie in ihnen Opfer ihres eigenen Charakters, der ihnen mit großer Wahrscheinlichkeit viel Feindschaft und Leid beschert und ihnen das Ausschöpfen der wahren menschlichen Glücksquellen verwehrt.

9.6 Freundschafts- und Liebesbeziehungen sollten in Freiwilligkeit gründen und alle Beteiligten bereichern

Bei nicht vertragsgebundenen, privaten Beziehungen gilt: Sie müssen auf absoluter Freiwilligkeit basieren und haben nur einen Sinn: emotional, geistig oder sonstwie zu bereichern, und zwar beide Seiten. Sofern dies für einen Partner nicht mehr gilt, kann er die Beziehung beenden. Es gibt hier keine Schuldkonten oder Verpflichtungen. Niemand hat irgendwelche Besitzansprüche auf Beziehungen oder andere Menschen. Sie haben jederzeit das Recht, sich beliebig weit und beliebig lange zurückzuziehen (im Prinzip sogar ohne Begründung). Wir müssen lernen, uns wechselseitig dieses Recht und diese Freiheit einzuräumen und sie uns auch zu nehmen.

Ich erinnere mich an eine ältere Patientin, die sich seit mehr als 30 Jahren durch ein wöchentliches Kaffeetrinken mit drei Schulfreundinnen quält. Eigentlich öde sie das an, man habe sich auseinanderentwickelt und kaum mehr etwas zu sagen. »Aber ich kann die doch nicht einfach sitzen lassen!« Natürlich kann sie das.

> Niemand hat Besitzansprüche auf Beziehungen oder andere Menschen

> **Das Resonanzprinzip: Widerhall finden und mitschwingen**
> Nicht »Pflichtenkorsett« oder »Handelsabkommen«, sondern »Resonanz« ist die passende Metapher für das Wesen von Freundschafts- und Liebesbeziehungen. Resonanz ist kein materieller Austausch, Resonanz ist ein wechselseitiges Sichanregen zu intensiveren Lebensschwingungen. Menschen, die auf vielen Ebenen resonanzfähig sind, finden zueinander: Für sie gibt es viele Interessenüberschneidungen, sie können vieles aus eigenem Bedürfnis und zugleich gemeinsam tun.

Resonanz ist die Basis für Freundschaft. Kommen nun noch körperliches Voneinander-angezogen-Sein und eine hohe Wertschätzung, ja ein gewisses Maß an Bewunderung für bestimmte Eigenschaften des anderen hinzu, kann intime Liebe entstehen. Auch hier bleibt gültig: Jeder Mensch soll und muss sein eigenes Leben selbstverantwortlich leben. Weil man deshalb einander nicht essenziell zum Glücklichsein

9

braucht, kann man sich in den Lebensbereichen, wo man nicht harmoniert, unschwer separieren, und jeder »macht Seins« (es gibt also kein »Klammern«).

Voraussetzungen für gelingende Beziehungen

Was sind also die wichtigsten Voraussetzungen für gelingende Beziehungen?

— Resonanz: Möglichst große Überschneidungen bei Bedürfnissen, Interessen und Werten, gemeinsame Ziele und Visionen und eine wechselseitige Anziehung, die bewirkt, dass sich beide Seiten immer wieder neu in Freiheit dafür entscheiden, beieinander zu bleiben. Dies impliziert: Man mag den anderen so, wie er ist, man muss ihn nicht in irgendeinem Sinne erziehen oder therapieren. Und da man möchte, dass der andere die Qualitäten, die man liebt, weiter ausprägt, lässt man ihm allen Freiraum, sich weiterzuentwickeln, und unterstützt ihn darin.

— Die Fähigkeit und Bereitschaft eines jeden, auch mit sich allein glücklich zu sein und für die Befriedigung der eigenen Bedürfnisse selbst Verantwortung zu übernehmen. (So sollte es nicht zu den für jede Beziehung verderblichen Verflechtungen aus wechselseitigen Erwartungen, Verpflichtungen und Schuldkonten kommen.)

— Eine reife Selbstliebe: Jeder mag sich selbst und hat ein entspanntes Verhältnis zu seinen »Eigenheiten«. So kann man sich ohne Angst öffnen und authentisch sein. Nur wer sich selbst akzeptiert und mag, kann darauf vertrauen, dass er auch von anderen um seiner selbst willen geliebt wird.

Streitgeladene Beziehungen sind auch schlecht für die Kinder

Klingt all dies nicht zu unverbindlich? Brauchen z. B. Kinder nicht intakte und langzeitstabile Familien? Ja, sicher wäre das günstig. Wenn die genannten Voraussetzungen jedoch nicht in ausreichendem Maße gegeben sind, verlieren Beziehungen ihren Sinn und ihre Vitalität. Werden sie dann z. B. »der Kinder wegen« weiter aufrechterhalten, kommt es zu Sensibilisierungen, zu Teufelskreismechanismen aus wachsendem Druck und Gegendruck und zum Aufstau von Frustrationen, die sich bis zum Hass steigern können. Schließlich brechen diese Beziehungen doch auseinander, und nichts könnte schädlicher sein als der nun oft folgende jahrelange »Krieg« um die Kinder.

Sich *vor* all dem in Freundschaft und Respekt zu trennen und dann aus Patchwork-Konstellationen heraus für die Kinder zu sorgen kann für diese sogar förderlich sein, da ihnen so eine hohe Beziehungskompetenz vorgelebt wird.

9.7 Das Aikido-Prinzip: unnötigen Gegendruck vermeiden

Wenn Sie Menschen in Ihrem Sinne beeinflussen möchten, dann tun Sie das möglichst indirekt. Eines der stärksten Motive des Menschen ist sein Autonomiebedürfnis. Deshalb erzeugt direkter Druck oft nur

Gegendruck. Am Unverstelltesten erleben das Eltern oft bei ihren Kindern: Wenn sie erreichen wollen, dass diese etwas Bestimmtes tun, weisen sie am besten das genaue Gegenteil davon an. Reste dieses »Oppositionsinstinkts aus Prinzip« halten sich bewusst oder unbewusst bei den meisten Menschen bis ins Erwachsenenalter.

Die Eigenmotivation des anderen wecken

Vermeiden Sie deshalb imperative Forderungen und Vorschriften, wo immer es geht. Versuchen Sie, auf indirekte Weise die Eigenmotivation des anderen so zu beeinflussen, dass er sich aus sich heraus im Sinne förderlicher Grundsätze verhält (Tai-Chi- oder Aikido-Prinzip). Formen der indirekten Beeinflussung sind: Fragen stellen, auf relevante Sachverhalte und Konsequenzen hinweisen, Ich-Botschaften und Bitten äußern, Vorschläge machen.

Aikido: nicht blocken, sondern annehmen und umlenken

Sagen Sie also nicht: »Mach sofort das Fenster zu!«, sondern lieber: »Mir wird es jetzt zu kühl.« Und vielleicht noch: »Könntest du bitte das Fenster schließen?« Kommt ein neuer Mitarbeiter mit einem aus Ihrer Sicht schlechten ersten Projektentwurf, dann verzichten Sie auf Äußerungen wie: »Also, das geht ja schon mal gar nicht!« oder »Und so einen Unsinn wagen Sie mir vorzulegen? Ich zeig Ihnen mal, wie man so was richtig macht!« Sagen Sie lieber: »Als erster Einstieg ist das recht gut! Aber wenn wir mal diesen Punkt nehmen – haben Sie sich schon überlegt, was passiert, wenn …? Da haben wir also ein Problem. Was brauchen Sie, um dieses Problem zu lösen?«

Über den Erbschatten springen: schwer, aber wohltuend

Wie an anderer Stelle schon gesagt: Es ist nicht leicht, sich dem Sog angeborener Gefühlsmechanismen zu entziehen. Aber es ist möglich, und man kann es üben. Die wichtigste Hilfe dabei ist es, die Logik, Prägnanz und Schönheit förderlicher geistiger Prinzipien kristallklar verstanden und tief verinnerlicht zu haben. Dann kann man diesen inneren Schritt aus der Enge und Dunkelheit unserer Ego-Impulse in den weiten und lichten Raum des Geistes und der Verbundenheit als etwas zutiefst Befreiendes und Schönes erfahren. Bestimmt haben Sie schon einmal erlebt, wie es ist, wenn man über seinen Erbschatten springt, also z. B. jemandem vergibt, einen Konkurrenten auf einen Fehler hinweist, jemandem, dem es deutlich schlechter geht als einem selbst, die Rückzahlung eines Darlehens erlässt, nicht auf Vereinbarungen besteht, wenn sich die Situation unerwartet zu den eigenen Gunsten verändert hat etc. Und im alltäglichen Kleinklein bedeutet das, immer wieder Erwartungen und Wünsche loszulassen und über unbedeutende »Verletzungen« des Egos hinwegzugehen. Selbst wenn dies einem in materieller Hinsicht zum Nachteil gereichen sollte: Man spürt, dass es auf einer höheren Ebene richtig ist, und dieser innere Lohn gleicht den eventuellen äußeren Verlust aus. Paradoxerweise besteht sogar eine große Chance, dass einem auf verschiedenen Wegen dann doch noch äußerer Lohn zuteil wird – manchmal viel mehr, als man zu Anfang eingebüßt hat.

❯ Die oben erläuterten sieben Prinzipien sind allesamt Idealvorstellungen. Kaum jemandem wird es gelingen, sie immer und zur Gänze umzusetzen. Sie sollen bei Konflikten und in

Zeiten der Unsicherheit ein Halt gebendes inneres Geländer bilden und in unserem Taumeln zwischen Natur und Kultur Fixsterne der Orientierung sein. Wenn wir in unseren Alltagsverstrickungen kurz innehalten und auf Abstand gehen, dann sollen sie uns die Richtung angeben, in der die Lösung liegt. Und auch wenn man das Ziel nicht immer vollständig erreicht: allein das sichere Wissen um die richtige Richtung ist sehr entlastend und gesund für die Psyche, denn es steigert das Kohärenzgefühl.

■ **Aufgaben**

Eigene Prinzipien erarbeiten und regelmäßig darüber meditieren

Setzen Sie sich mit den oben stehenden Vorschlägen für Umgangsregeln gründlich auseinander. Nehmen Sie die Gegenreden Ihres Quatschis ernst, und argumentieren Sie, bis er verstummt. Beobachten Sie Ihre Reaktionen im Alltag: Welche der genannten unguten sozialbezogenen Erbimpulse sind bei Ihnen besonders ausgeprägt? Wie gehen Sie normalerweise damit um?

Reflektieren Sie das eine Zeit lang täglich bei Ihrem abendlichen »Termin mit sich selbst«. Lassen Sie in diesem Prozess der kritischen Auseinandersetzung Ihre eigenen fünf bis zehn Regeln entstehen, und schreiben Sie sie auf. Legen Sie Ihre Regeln zu den Materialien, über die Sie von Zeit zu Zeit bei Ihren morgendlichen »Terminen mit sich selbst« meditieren.

Sollte eine der Regeln als Gegenpart zu Ihren Erbneigungen besonders wichtig sein, dann schreiben Sie sie in großer Schrift auf ein Extrablatt. Pinnen Sie das Blatt an eine Stelle, auf die Ihr Blick öfter fällt. Denken Sie daran: Nur das, was in Ihrem Kopf als jederzeit abrufbare, dicht und kohärent vernetzte Erkenntnisstruktur materialisiert vorliegt, kann sich auf Ihre Gefühle und Ihr Verhalten auswirken. Üben Sie bei Ihren abendlichen »Terminen mit sich selbst«, komplizierte soziale Konfliktsituationen vor dem Hintergrund Ihrer Regeln zu deuten. Das trainiert Ihren Geist mehr als jedes Sudoku und verhilft Ihnen langfristig zu maximaler Sozialkompetenz.

Innere Klarheit: Proaktivität und Bewusstheit

10.1   Vom Alltagsbewusstsein zu funktionalen Bewusstseinszuständen

Förderliche Haltungen im Alltag aktivieren

In den vorangegangenen Kapiteln haben Sie viele wichtige förderliche Sichtweisen und Haltungen kennengelernt (in der Literatur zur Psychosynergetik finden Sie eine Fülle weiterer). Nachdem Sie sich solche Haltungen in einer für Sie passenden Form erarbeitet und sie verinnerlicht haben, geht es im nächsten Schritt darum sicherzustellen, dass diese förderlichen Geisteshaltungen in den Akutsituationen des Alltags auch aktiviert werden, ehe destruktive Emotionen die Herrschaft über Sie gewinnen.

Unser chaotisches Alltagsbewusstsein

Unser Alltagsbewusstsein ist von einer Art, die das sehr erschwert. Die grundlegenden Mechanismen unserer Bewusstseinskontrolle entstanden bei unseren Affenvorfahren und dienten der Steuerung von vier Gliedmaßen und der Orientierung in einer natürlichen Umwelt mit einer begrenzten Zahl natürlicher Schlüsselreize. Und diese relativ einfache Konstruktion blieb unverändert, als das Universum des begrifflichen Denkens in sie hineinexplodierte. Und um all das herum explodierte dann noch unsere hyperkomplexe soziokulturelle Umwelt. Die Folge ist unser chaotisches Alltagsbewusstsein: Hektisch springt unsere Aufmerksamkeit von einem Fokus zum anderen – abgelenkt durch Außenreize, getrieben von unkontrollierten Gefühlen oder Grübelattacken. Entlang mehr oder weniger zufälliger Assoziationen zucken unsere Gedankenblitze wirr durch die Irrgärten unserer Denkwelten. In Teufelskreisen bauen sich innere Spannungen auf, die sich in hektischem Aktionismus entladen und uns nicht selten zwischen den Optionen hin- und hertreiben wie einst Buridans Esel, der zwischen zwei Heuhaufen verhungerte, weil er sich für keinen von beiden entscheiden konnte. Wir alle kennen ähnliche Situationen aus unserem Alltag: Man bekommt vom Chef einen Auftrag, den man als unzumutbar empfindet, doch auf dem Weg zu dessen Bürotür verlangsamt die Angst den anfangs stürmischen Schritt, um schließlich die Umkehr zu bewirken: »War es nicht doch korrekt von ihm, mir diesen Auftrag zu geben? Sehe ich etwas falsch?« Sobald man dem eigenen Schreibtisch näher kommt, gewinnen dann wieder Ärger und Wut die Überhand: »Nein, natürlich habe ich recht!« – was einen dann wieder auf dem Absatz kehrtmachen lässt. Oft beginnen wir zu hektisch mit dem Handeln. Wir haben nicht gründlich genug überlegt, nicht wirklich klar entschieden. Dann bekommen wir Zweifel und Skrupel nicht aus dem Kopf, wir handeln halbherzig und gehemmt – in ▶ Kap. 3, ▶ Abb. 3.1 in einem Zustand zwischen a und b –, und es geht schief.

Bewusstheit für Außen- und Innenwelt

Dass es günstig wäre, mehr Ordnung in dieses Chaos zu bekommen, liegt auf der Hand. Der erste Schritt in diese Richtung wäre, uns der Unordnung in unserem Bewusstsein öfter als bisher bewusst zu werden. Unser *Ich*-Bewusstsein kann die Außenwelt und das *Selbst* (Körperempfindungen und Gefühle) beobachten, aber auch sich selbst (gedankliche Bewertungs-, Problemlöse- und Entscheidungsprozesse). Üben Sie dies einmal, beobachten Sie Ihr Denken. Es ist schwierig, dies längere Zeit »in Echtzeit« zu leisten. Leichter fällt es, zwischendurch immer einmal innezuhalten und sich an das zu erinnern, was in den letzten Sekunden im Bewusstsein abgelaufen ist. In der Literatur heißt das oft »Metabewusstsein«; wir wollen hier kurz von *Bewusstheit* sprechen. Im Zustand »normalen Bewusstseins« liegt der Fokus unserer Aufmerksamkeit vollständig in der Außenwelt. Die Innenwelt bleibt unreflektiert, das verändernde Handeln ist vollständig nach außen gerichtet. Die Innenprozesse laufen automatisiert und ungebremst ab. Im Zustand der Bewusstheit dagegen umgreift das Bewusstsein Außen- und Innenwelt gleichzeitig. Die Reaktion erfolgt nicht mehr automatisch, sondern wird – förderlichen Prinzipien entsprechend – bewusst selektiert und moduliert.

Das spontane, chaotische Alltagsbewusstsein ist ein unfunktionaler Bewusstseinszustand, der immer in Gefahr ist, in den noch unfunktionaleren Dysstress-Zustand (wie in ▶ Kap. 3, ▶ Abb. 3.1a veranschaulicht) abzugleiten. Dies kann verhindert werden, indem man eine Bewusstheit erzeugt, die Zugriff auf ein ganzes Arsenal förderlicher Geisteshaltungen hat.

> ❯ **Bewusstheit ist ein funktionaler Bewusstseinszustand, der weitgehend sicherzustellen vermag, dass das Bewusstsein zwischen funktionalen Zuständen pendelt.**

Neben der Bewusstheit könnten wir als weitere funktionale Bewusstseinszustände definieren:

Weitere funktionale Bewusstseinszustände

- – *Konzentriert-reflektierendes Problemlösen und Lernen:* Wie bei der Bewusstheit ist auch hier der *Ich*-Anteil relativ groß (etwa wie in ▶ Kap. 3, Abb. 3.1b dargestellt). Aber der Fokus umgreift nun nicht mehr die äußere und innere Gesamtsituation mit der Frage nach dem förderlichsten Gesamtverhalten. Diese Entscheidung ist gefallen. Man konzentriert sich nun auf die Lösung eines umschriebenen inneren oder äußeren Problems, wobei man zwischenzeitlich immer einmal innehalten und Abstand nehmen muss, um mit dem bewussten *Ich* zu bewerten, ob man der Lösung näher kommt, die richtigen Mittel einsetzt usw.
- – Außerdem können noch zwei weitgehend ichlose funktionale Bewusstseinszustände unterschieden werden (etwa wie in ▶ Kap. 3, Abb. 3.1c dargestellt):
  - – *Achtsames Sein:* Wir sind in Ruhe oder bei einfachen Routinetätigkeiten in einem achtsamen Zustand der Muße, Meditation oder Kontemplation. Wir hätten »Kanalkapazität« zum Reflektieren, aber es gibt keine Probleme, und wir sind so entspannt, dass wir ganz von allein ichvergessen im Sein versinken. Oder es handelt sich um eine Achtsamkeits- oder Meditationsübung, deren Ziel es gerade ist, den Quatschi – das *Ich* in seiner destruktiven Form – zum Schweigen zu bringen.
  - – *Flow:* Wir vollführen meisterlich komplexe und schwierige Tätigkeiten, die unsere vollste Konzentration erfordern. Wir

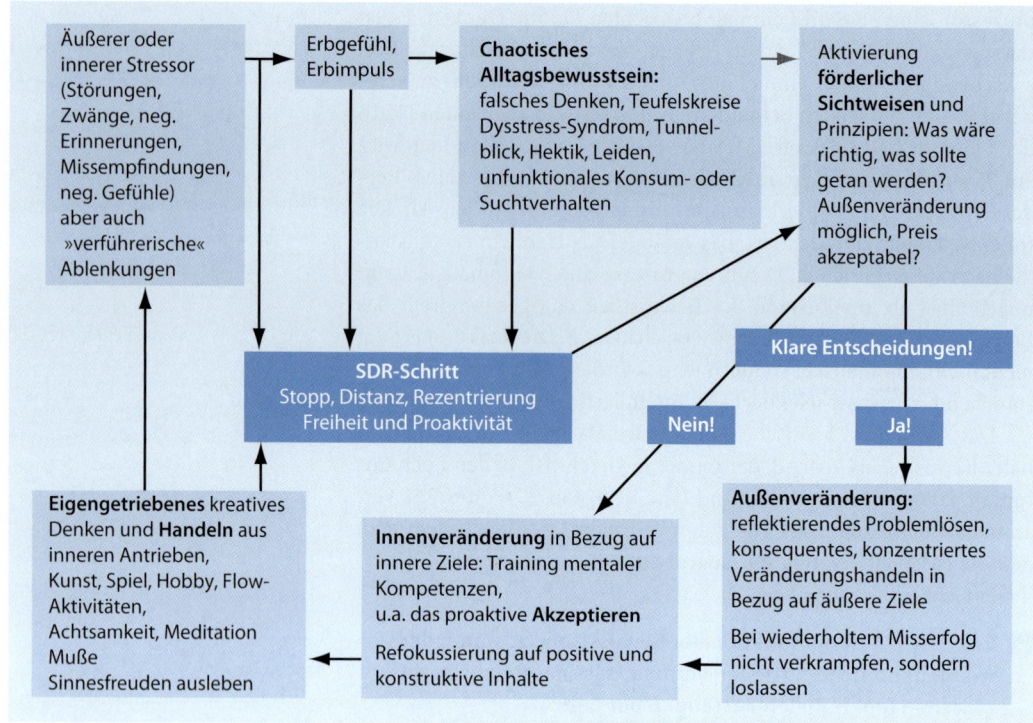

Abb. 10.1 Der SDR-Algorithmus: durch Bewusstheit und innere Klarheit Chaos im Bewusstsein vermeiden

haben dabei keine »Kanalkapazität« für ichhaftes Reflektieren, und das ist auch nicht nötig, weil wir über großes Können in diesem Bereich verfügen.

10.2   Der SDR-Algorithmus

Bewusstheit sichern durch den SDR-Algorithmus

Ein zentrales Moment persönlicher Meisterschaft ist das Training der Fähigkeit, das eigene Bewusstsein möglichst lange und rein in funktionalen Zuständen zu halten. Hierzu gilt es, das Wesen dieser Zustände zu verstehen und innere Algorithmen einzuüben, die dies sicherstellen. ◻ Abb. 10.1 zeigt eine allgemeine Form solcher Algorithmen.

Den Funken erkennen – Bewusstheit herstellen

Beginnen wir in der oberen linken Ecke: Es kommt in irgendeiner Form und aus irgendeinem Grund zu einer Störung, einem Widerstand, einer negativen Empfindung oder einem negativen Gefühl. Nun ist es von zentraler Bedeutung, möglichst schnell Bewusstheit herzustellen, möglichst noch ehe starke Erbgefühle wie Ärger, Wut, Angst oder Verletztheitsgefühle aufschießen und in unfunktionale Bewusstseinszustände führen. Wir sollten, wie die Buddhisten sagen, möglichst den Funken erkennen, noch ehe die Flamme auflodert. Das Gleiche gilt aber auch für »verführerische« Ablenkungen, die zu unerwünschtem Konsum- oder gar Suchtverhalten führen könnten. Wann immer unerwartete Reize, stärkere Empfindungen oder Emotionen aufkommen, sollten wir Bewusstheit herstellen, um automatische Reaktionen und Verzerrungen höherer geistiger Funktionen einzugrenzen.

> **Der SDR-Schritt: Stopp, Distanz, Rezentrierung**
> Es gilt, innerlich einen Schritt zurückzutreten, zu erkennen, was draußen und drinnen passiert, förderliche Haltungen zu aktivieren und eine klare Entscheidung zu treffen, wie mit der Situation umzugehen ist. Lassen Sie uns diesen inneren Schritt zurück als SDR-Schritt bezeichnen: Stopp, Distanz, Rezentrierung (auf förderliche Prinzipien, Werte und Ziele).

Bei einer Vielzahl von Störungen liegt ihre Belanglosigkeit sofort auf der Hand, sodass sie im Handumdrehen losgelassen werden können. Fragen wie die folgenden sind hier als Erstes zu stellen, anfangs explizit, später läuft dies implizit-automatisch ab: »Geht mich das überhaupt etwas an?«, »Wie wahrscheinlich ist das, realistisch betrachtet?«, »Wie wichtig ist das für mein Leben, wenn ich auf Distanz gehe?«

Wenn der Nachbarsjunge mit Hahnenkammfrisur durch die Gegend läuft, geht mich das nichts an (▶ Kap. 9.4). Ein Flugzeugabsturz ist unwahrscheinlicher als ein Autounfall auf der Fahrt zum Flughafen. Der Verkehrsstau auf der Heimfahrt ist unbedeutend: Aufregen macht mich nicht schneller, es kostet mich höchstens zehn oder zwanzig Minuten, und ich kann die Zeit auch anders nutzen (z. B. ein Hörbuch hören, neue Automodelle oder schöne Frauen gucken, meditieren, Achtsamkeit üben etc.). Begrüßen Sie den Straßenverkehr als eine der besten Trainingssituationen für Bewusstheit und Gelassenheit. Wenn Sie es wollen, ist das Auto einer der besten Aschrams, die es gibt. Sollten Sie in einem Ballungszentrum mit viel Stau leben, könnten Sie sich einen entsprechenden Spruch ans Armaturenbrett kleben und vor jeder Autofahrt kurz innehalten, um sich zu sagen: »Ich werde jeden Stau mit Freude als meinen Trainer begrüßen und nehme mir vor, durchgängig gelassen zu bleiben.« Ich persönlich übe das in ähnlicher Weise, und im Straßenverkehr gelingt es mir mittlerweile ganz gut, den Funken zu erkennen, bevor die Flamme hochschlägt. Die geringste Anspannung wird zum Auslöser für einen inzwischen gut eingeübten inneren Reflex, einen SDR-Schritt zu machen.

Möglichst oft möglichst weit auf Abstand gehen scheint mir das Allerwichtigste. Ich erinnere mich noch gut, wie ich vor einigen Monaten in einem ungewöhnlich zähen und langen Stau um den Bodensee herum steckte. Nach längerem erfolgreichem Üben ließ sich schließlich der Quatschi nicht mehr halten und begann zu toben. Doch dann kam im Autoradio ein Beitrag über den 20. Jahrestag des Mauerfalls, und da ich in Ostdeutschland großgeworden bin, brachte

Auf Distanz gehen: Ist es relevant?

Eine einfache Lebensregel

mich das innerlich sofort weit auf Distanz. Mir kam der Gedanke: »Im Jahre 1988 hättest du womöglich deine Großmutter an den Teufel verkauft, um einmal am Bodensee in einem tollen Auto aus echtem Blech im Stau stehen zu dürfen!« Da musste ich dann lachen und konnte mein Los wieder freudig auf mich nehmen. Eine der einfachsten Lebensregeln lautet:

1. Machen Sie kein Problem aus Kleinigkeiten.
2. Mit genügend Abstand wird alles zur Kleinigkeit.

Kann ich etwas ändern? Will ich den Preis zahlen?

Natürlich gibt es auch kompliziertere Problemsituationen, wo Abstandnahme und Relativierung allein nicht ausreichen. Hier gilt es, die in den voranstehenden Kapiteln erarbeiteten und weitere förderliche Geisteshaltungen, Prinzipien und Werte zur Orientierung heranzuziehen: Was wäre richtig, was könnte und sollte getan werden? Kann ich an der äußeren Problemsituation etwas verändern? Und wenn ja: Was kostet mich das, was hat es für Konsequenzen? Will ich diesen Preis zahlen? Können diese Fragen bejaht und äußere Handlungsziele bestimmt werden, dann gilt es, die eventuell im Weg stehenden Probleme zu lösen und mit ganzer Kraft zu handeln. Erweisen sich die Schwierigkeiten und der Preis aber als höher als erwartet, gilt es auf Loslassen und Innenveränderung umzuschalten.

Wenn nein: auf innere Ziele umschalten

Tritt dies ein oder müssen die obigen Fragen von vornherein mit Nein beantwortet werden, dann ist es entscheidend, nicht in Resignation zu verfallen und unfunktionale Bewusstseinszustände einreißen zu lassen. Das ist bei uns westlichen Menschen, die wir auf die Beherrschung der Außenwelt geprägt sind, eine sehr verbreitete Reaktion. Was wir im Gegensatz zu östlich geprägten Menschen zu wenig im Blick haben, ist: Man kann auch sein Inneres verändern, es gibt auch innere Ziele, und zwar immer. Immer und in jeder Situation! Das ist von entscheidender Bedeutung, weil es uns im Prinzip ermöglicht, immer in einer proaktiven Grundhaltung und in einem funktionalen Zustand zu verbleiben (in ◻ Abb. 10.1 sind wir jetzt in der Mitte der unteren Reihe).

❯ Wir müssen an dieser Stelle üben und lernen, uns aus einem SDR-Schritt heraus zu klaren Entscheidungen durchzuringen und diese dann mit innerer Konsequenz umzusetzen. Und wenn äußere Ziele nicht realistisch oder zu »teuer« sind, dann müssen wir uns auf ein inneres Ziel festlegen.

Mentale Kompetenzen trainieren

Hierzu einige Anregungen. Im weitesten Sinne bedeutet »Festlegen auf innere Ziele« das Einüben mentaler Kompetenzen aus der Grundhaltung heraus, dass man jedes Problem, jede Zumutung, jeden äußeren oder inneren Stressor als Wachstumsherausforderung sehen kann.

Keine größere Ehre, als geprüft zu werden

Im einfachsten Falle kann das bedeuten zu üben, Störreize einfach zu ignorieren. Oft sitze ich auf meiner Terrasse und will bei schönem Wetter und Bergblick lesen oder über Gott und die Welt kontemplieren – und schon beginnt das Rasenmähen oder Heimwerken in der von Macher-Naturen geprägten Nachbarschaft. Wenn sich mein Quatschi dann meldet, herrsche ich ihn an: »Na, dann geh doch los, und verbiet's den Leuten! Geht nicht? Na eben! Oder zieh weg! Aufs Ganze gesehen nicht sinnvoll. Na also, dann nimm's endlich hin, und begreif ein für alle Mal, dass dieses Sichaufregen das Dümmste ist, was man machen kann.« Und dann staune ich immer wieder, wie gut ich Störungen ausblenden kann, wenn der Quatschi endgültig und vollständig abgetaucht ist. Um das aber zu erreichen, muss ich die Automatismen stoppen und mit Bewusstheit Abstand herstellen: »Welch gute Gelegenheit zur Konzentrationsschulung! Was in mir vorgeht, bestimme ich! Oh, das ist wohl der Trennschleifer von Herrn Schubert. Offenbar werde ich heute geprüft. Wie wunderbar!«

Viele Menschen »müssen« mehr oder weniger oft sinnvolle, aber langweilige Routinetätigkeiten ausführen, die sie innerlich ablehnen. Hier ist es ein inneres Ziel, diese Aktivitäten von innen her mit Sinn aufzuladen. Ich habe vor Jahren einen Filmbeitrag gesehen, in dem japanische Fließbandarbeiter befragt wurden. Einige von ihnen betrieben ihre Arbeit als Meditationsprogramm. So wie buddhistische Mönche bei der Gehmeditation ganz bewusst einen Schritt vor den anderen setzen, machten sie einfach mit voller Achtsamkeit einen Handgriff nach dem anderen (und wurden dafür noch bezahlt).

Fließbandarbeit als Meditationsprogramm

Und gar nicht so selten »müssen« wir auch Dinge tun, von denen wir fast sicher wissen, dass sie völlig sinn- und nutzlos sind. Doch die Fähigkeit, auch völlig sinnlose Aufgaben effizient und hingebungsvoll abzuarbeiten, ist eine ganz wichtige psychische Basiskompetenz – war Ihnen das klar? Komplexe Welten funktionieren nach dem sogenannten 80/20-Prinzip (auch »Pareto-Prinzip« genannt): 80 % der Wertschöpfung werden von 20 % der Aktivitäten erbracht, d. h., 80 % unseres Tuns laufen ohnehin ins Leere. Erst neulich musste ich wieder Daten in Internetformulare eingeben. Weil ich weiß, dass die nie jemand anguckt, hatte ich es etwas schleifen lassen, und so war Arbeit für gut zwei Stunden aufgelaufen. Der Quatschi begann natürlich wieder zu toben. Doch dann besann ich mich auf unseren Algorithmus und erwog tatsächlich kurz, diese Arbeit zu verweigern. Allein, der Preis wäre wohl zu hoch gewesen. Und dann stürzte ich mich mit Enthusiasmus ins Vergnügen. War ich nicht als Kind mit den Nachbarsjungen um die Wette gelaufen? Das war auch völlig sinnlos und hatte trotzdem Spaß gemacht. Ich beschloss, mit der gleichen inneren Haltung das Ausfüllen der Formulare anzugehen: als Wettkampf gegen die PC-Uhr! Ich probte und trainierte den optimalen Ablauf: einen Finger immer auf der Enter-Taste halten und den Mauszeiger schon im Vorfeld an der Stelle platzieren, wo dann mit etwas Verzögerung der nächste Button auftaucht etc. Es gelang mir, die Bearbeitungszeit für ein Formular um die Hälfte zu verkürzen, was mir in den nächsten Jahren einige Stunden sparen wird. Und: Es hat Spaß gemacht. Es ist alles wirklich eine Sache der Einstellung!

Sinnlose Aufgaben gelassen erledigen

Weitere häufig anwendbare Typen innerer Ziele, für die in diesem Buch schon Beispiele gegeben wurden, sind: den Umgang mit

Für jede Stresssituation gibt es sinnvolle innere Ziele

schwierigen Menschen üben; in Stresssituationen provozierend gelassen bleiben; im Kreuzfeuer von Angriffen und Kritik stark und ruhig bleiben; Wartezeiten klar begrenzen (»In zehn Minuten gehe ich!«) und diese Zeitspanne als Achtsamkeits- und Mußephase nutzen; die Frustration von Wünschen als Übung für schnelles Loslassen und flexibles Umschalten auf andere, vor allem innere Glücksquellen nutzen etc. Der Kreativität sind hier keine Grenzen gesetzt: Es lassen sich für jede, absolut *jede* Stresssituation sinnvolle innere Ziele finden!

Ein letztes Beispiel

Oft muss man äußere und innere Ziele bzw. Veränderungen auch sinnvoll miteinander kombinieren. Stellen Sie sich vor, jemand stellt am Freitagnachmittag fest, dass ein zu Schlampigkeit neigender Kollege einen für die Firma sehr wichtigen Auftrag nicht erledigt hat und schon ins Wochenende entschwunden ist. Sie können sich selbst ausmalen, was da der Quatschi so alles schreit und zwischen welchen Verhaltensalternativen einen die Eigendynamiken des Grolls innerlich hin- und herwerfen können, und das womöglich über Stunden. Im Ergebnis eines SDR-Schritts könnte dann stehen: Ich plane den Tag oder sogar das Wochenende um (was bedeutet das schon, mit Abstand betrachtet?), rede am Montag mit dem Kollegen und auch mit dem Chef, bestehe beinhart darauf, den Mittwoch als Kompensation freizubekommen (Außenveränderung), identifiziere mich jetzt mit dem Wohl der Firma und stürze mich voller Hingabe auf die Arbeit. Ich freu mich auf den freien Mittwoch und bin stolz auf den Grad meiner persönlichen Meisterschaft (ich habe mich nur zehn Minuten geärgert und bin jetzt wieder richtig toll drauf – wer sonst hätte das wohl in dieser Situation hinbekommen? Vielleicht nicht mal der Dalai Lama …☺).

> **SDR trainieren**
> Trainieren Sie in dieser Weise immer wieder die gleichen Schleifen: SDR: Was verändern, was akzeptieren? Entscheiden. Mit Hingabe äußerlich und innerlich handeln. SDR: Verändern oder akzeptieren? Entscheiden. Mit Hingabe äußerlich oder innerlich handeln … usw.
>
> Erst denken und nicht handeln. Dann handeln und nicht mehr denken. Trainieren Sie das wie russische Gardesoldaten ihren Stechschritt.

Wieder selbstbestimmt aktiv werden

Und natürlich sollten wir nach der Bewältigung von Störungen oder dem Abarbeiten fremdbestimmter Tätigkeiten möglichst bald in den linken unteren Bereich von ◘ Abb. 10.1 zurückkehren: den Bereich von selbstbestimmten Tätigkeiten, die aus dem Kern unserer Bedürfnisse, Interessen und Werte entspringen.

Wie oben schon deutlich geworden ist, sind die Grenzen hier fließend: Wenn Sie sich entscheiden, fremdbestimmte Tätigkeiten auszuführen, dann sollten Sie sich immer fragen, was Sie dabei lernen können. Über die eben besprochenen universellen Selbstmanagement-

Kompetenzen hinaus gibt es eine Menge weiteres Wissen und spezifische Fach- und Sachkompetenzen. Je mehr davon Sie sich explizit bewusst machen und als lernenswert definieren, desto mehr wird aus der fremdbestimmten eine selbstbestimmte Tätigkeit – mit segensreichen Wirkungen für Ihre Psychohygiene. Irgendwann kommt es dann wieder zu einer Störung, und der in ◘ Abb. 10.1 schematisch dargestellte Kreislauf beginnt von Neuem.

Doch auch unabhängig von Störungen sollten wir sehr viel häufiger als gewohnt SDR-Schritte einlegen – auch wenn wir voll im Fluss einer selbstbestimmten Tätigkeit aufgehen. Denn auch dieser Fluss kann uns von wichtigen Zielen fort- und auf Nebenschauplätze spülen. Eine spannende Biografie weiterzulesen kann schön und nützlich sein. Wenn es mich aber daran hindert, einen Kongressbeitrag noch rechtzeitig einzureichen, ist es unter dem Strich schädlich. Wir sollten uns angewöhnen, ausreichend oft am Tag auf Abstand zu gehen und uns zu fragen: »Was tue ich gerade? Ist das richtig und wichtig? Welche Ziele habe ich derzeit? Dient das, was ich gerade tue, diesen Zielen?« Ggf. muss ich mir dann meine eigentlichen Ziele bewusst machen und die dahinterstehenden Motivationen aktivieren, um »umschalten« zu können.

> Häufig SDR-Schritte: Tue ich gerade das, was richtig und wichtig ist?

Es gibt drei wichtige Prinzipien, die Sie sich explizit erarbeiten und die in Momenten der Bewusstheit immer intuitiv mitschwingen sollten: Autonomie, Freiheit und Proaktivität. Die Lücke zwischen Reiz und Reaktion ermöglicht uns den Aufbau einer hochgradigen Autonomie (ASS, innere Glücksquellen, ▶ Kap. 5, ▶ Abb. 5.2). Und Autonomie macht Freiheit möglich. Die reale Freiheit ist viel größer als die im Alltag gefühlte. Wir sind äußerlich viel freier, als wir glauben, und innerlich haben wir im Prinzip immer das Potenzial zu totaler Freiheit (▶ Kap. 6). Sie *müssen* Ihren Job nicht machen, nicht in Ihrer Stadt oder Ihrem Land wohnen bleiben, ja Sie könnten sogar Ihre Familie verlassen. Etwas provokativ: Sie müssen nicht einmal essen. In Deutschland kommt ganz schnell der Moment, wo man Ihnen eine Magensonde legt. Auch Sie hätten das Potenzial, so zu leben wie Heidemarie Schwermer oder Hermann Ricker (▶ Kap. 6). Und für einige von Ihnen wäre es wahrscheinlich sogar gut, wenn sie den Mut und die Kraft für einen eigenen, ungewöhnlichen Lebensweg aufbrächten.

> Autonomie, Freiheit, Proaktivität

Für alle anderen gilt: Streichen Sie das Muss. Machen Sie sich klar: Sie verharren nicht in Ihrer Situation, weil Sie eine Zwangsjacke anhätten oder Ihnen jemand eine Pistole vor die Nase hält. Sie bleiben in Ihrer Situation, weil Ihnen der Preis für Veränderungen zu hoch ist. In Wirklichkeit haben Sie also eine freie Entscheidung getroffen. Wenn Sie sich das klarmachen, können Sie bewusster mit den negativen Seiten Ihrer Situation umgehen und sie leichter akzeptieren. Sie erhalten sich so das Gefühl von Eigenmacht (als Teil eines hohen Kohärenzgefühls), und das ist für die Psychohygiene ein viel besserer Zustand als das Gefühl, ohnmächtig zu sein und herumgestoßen zu werden. Wählen Sie immer, was Sie tun, dann tun Sie immer, was Sie gewählt

> Sie tun, was Sie gewählt haben

haben – so hat es Reinhard Sprenger (2010) einmal formuliert. Bleiben Sie stets in einer proaktiven Grundhaltung: »Ich bin immer frei. Ich sehe die Optionen und entscheide mich. Und das, wofür ich mich entschieden habe, tue ich dann mit ganzer Kraft und voller Hingabe.«

■ Aufgaben

Nehmen Sie sich Zeit, und durchdenken Sie diese Prinzipien und den in ◘ Abb. 10.1 dargestellten Algorithmus gründlich. Nehmen Sie ggf. individuelle Modifikationen vor, und zeichnen Sie dies alles dann noch einmal für Sie passend auf. Versuchen Sie, glasklar zu erkennen, dass jedes andere Vorgehen zu Verlusten an Verhaltenseffektivität führt und unfunktionale negative Gefühle erzeugt. Fassen Sie den Entschluss, diese Prinzipien im Alltag auf möglichst vielen Ebenen intensiv einzuüben. Keine Angst, wir werden dadurch nicht zu Maschinen. Dazu sind die äußeren und inneren Gegenkräfte viel zu groß. Selbst wenn wir uns maximal bemühen, werden wir dem kühlen Ideal nur mehr oder weniger nahe kommen können und ausreichend menschlich bleiben …

SDR-»Wecker« installieren

Entscheidend ist, dass Sie sich angewöhnen, SDR-Schritte auszuführen. Überlegen Sie, was Sie dabei unterstützen könnte: eine elektronische Uhr, die zu jeder vollen Stunde einen kurzen Piepton abgibt? Oder vielleicht kleine rote Klebepunkte an Stellen, die Sie oft mit Ihrem Blick streifen (Telefonhörer, der Rand Ihres Monitors, die Wand gegenüber Ihrem Schreibtisch usw.)? Immer wenn es piept oder Sie einen Punkt sehen, machen Sie einen SDR-Schritt.

Sich innere Ziele zurechtschneidern

Beobachten Sie bei dieser Gelegenheit genauer, wann Sie dazu neigen, in unfunktionale Bewusstseinszustände abzugleiten, und auf welche Weise das geschieht. Versuchen Sie, Ihre Übungen auf diese individuellen Schwächen zuzuschneiden. So könnten Sie sich z. B. eine individuelle Liste innerer Ziele erarbeiten, die Sie dann in Ihre regelmäßigen morgendlichen »Termine mit sich selbst« einbeziehen. Nur wenn solche Ziele explizit und abrufbar im Gedächtnis bereitliegen, sind sie in einer Stresssituation schnell genug verfügbar.

10

Aufs Ganze gesehen: Wege zu persönlicher Meisterschaft

11.1   Psychosynergetik als Schule der Lebenskunst

Nicht nur das Negative beseitigen, sondern das Positive stärken!

Wir nähern uns dem Ende dieses Buches. Aber das muss und sollte nicht das Ende Ihres Weges zu persönlicher Meisterschaft sein. Nehmen Sie die Krise, die Sie hatten oder wahrscheinlich in Teilen noch haben, zum Anlass, Ihre Selbstentwicklung bewusster zu gestalten und zu fördern. Bleiben Sie nicht stehen, wenn Sie von –8 auf –3 gekommen sind – gehen Sie weiter bis +3 oder gar +8.

Die tragenden Säulen der Psychosynergetik

Aufs Ganze gesehen, lassen sich aus Sicht der Psychosynergetik drei Hauptmomente unterscheiden, die es positiv zu entwickeln gilt (vgl. ◘ Abb. 11.1):
— innere Freiheit,
— inneres Wachstum und
— eine dem *Selbst* entsprechende Ausgestaltung der Lebensnische.

Unter *innerer Freiheit* verstehen wir die Fähigkeit, das eigene Befinden autonom von innen heraus so zu steuern, dass man sich überwiegend wohlfühlt und optimal handlungsfähig ist. Im Zentrum steht hier das Verstehen und Einüben von mentalen Werkzeugen zur Lösung innerer Spannungen und zur Bewusstseinssteuerung (förderliche Geisteshaltungen, Bewusstheit, innere Klarheit). Beim *inneren Wachstum* geht es um den Aufbau kohärenter innerer Substanz: sich Wissen und Kompetenzen aneignen, dies zu so hoher Ordnung »heraufüben«, dass es zur inneren Glücksquelle wird, und im Kern des Ganzen Überzeugungen, Prinzipien und Werte als inneren Halt verankern.

Eine »dem Selbst entsprechende Nische« ausformen heißt: in Auseinandersetzung mit der Welt die eigenen Stärken, Schwächen, Eigenheiten, Interessen und Bedürfnisse immer besser kennenlernen und sich in eine private und berufliche Lebenssituation hineinentwickeln, die in ihrem Anforderungs- und Möglichkeitenprofil der eigenen

11

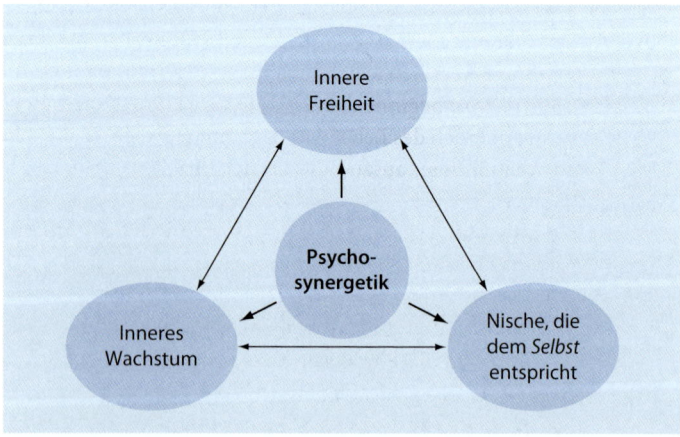

◘ **Abb. 11.1** Psychosynergetik als ganzheitliche Lebenskunst

Struktur möglichst gut entspricht: durch ein breites Sichausprobieren, durch langfristig geplante Karriereschritte, durch Nutzung eines gut geknüpften sozialen Netzwerks, aber auch durch das beherzte Ergreifen zufälliger Chancen.

Diese drei Prozesse begünstigen und verstärken sich wechselseitig, sodass eine Aufwärtsspirale entstehen kann. Wem zusätzlich das Glück der Umstände hold ist, kann so in eine Lebenssituation getragen werden, in der er für lange Zeit auf einer Welle überwiegenden Wohlbefindens – sozusagen im Dauer-Flow – durchs Leben surft.

Leben im Aufwind

Im vorliegenden Buch wurde dieser Gesamtprozess in weiten Teilen zumindest skizziert, und Sie wurden in den Aufgaben zu ersten konkreten Schritten angehalten. Ausführlichere Anleitungen und eine Vermittlung der wissenschaftlichen Hintergründe finden Sie in meinem Buch *Erfolgsprinzip Persönlichkeit* (2009), eine knappere, mehr praxisbezogene Darstellung bietet *Persönlichkeit führt* (2008). Eine umfassende Selbstentwicklung ist ein spannendes Lebensprojekt, das Freude macht und Ihre Chancen auf Erfolg, Glück und Gesundheit nachhaltig steigern kann. Detailliertere Informationen zum Hintergrundkonzept der Psychosynergetik finden Sie auch auf meiner Webseite (www.psychosynergetik.de).

Selbstentwicklung: das spannendste Lebensprojekt

Ich würde mich freuen, wenn Sie nach mehr oder weniger konsequenter Umsetzung der in diesem Buch gestellten Aufgaben nun an einem Punkt wären, an dem Ihre Beschwerden in den Bereich des Aushaltbaren abgeklungen sind, Sie sich wieder handlungsfähig fühlen und zuversichtlicher in die Zukunft blicken.

Dann wäre nun der Zeitpunkt gekommen, im Sinne der Anpassung Ihrer Nische auch über grundlegendere Veränderungen Ihrer Lebenssituation nachzudenken: Das könnte bedeuten, das berufliche Aufgabenfeld oder gar den Beruf zu wechseln, sich von Teilaufgaben zu entlasten, auf Teilzeitarbeit umzuschalten, um mehr Muße zu haben oder um ein »zweites Standbein« aufzubauen, engagierter nach einem Lebenspartner zu suchen oder eine Beziehung zu beenden, Kinder zu zeugen oder »tertiäre Nesthocker« zum Abflug zu bewegen, den Freundeskreis zu verändern, den Wohnort zu wechseln, sich Hobbys oder Interessengebiete neu zu erschließen, endlich mit dem Ausdauersport zu beginnen, die Selbstentwicklung dauerhaft als einen relevanten Bereich des Lebens zu definieren und dafür Zeit und Ressourcen einzuräumen, auszuwandern, auszusteigen, sich für die Marsmission zu bewerben.

Grundlegendere Veränderungen in Ihrer Lebenssituation

Achten Sie darauf, dass diese Veränderungen langfristig in eine Richtung führen, die es Ihnen erlaubt,

- Ihre Stärken, Neigungen und Interessen mehr zu leben;
- möglichst alle grundlegenden Bedürfnisbereiche unseres Menschseins zu entwickeln: Beruf, Hobby, Sport, geistige und persönliche Weiterentwicklung, Freunde, Partnerschaft und Familie. Das ist gut für die innere Balance und verschafft Ihnen »Kompensationsmöglichkeiten« für den Fall, dass eine dieser

Säulen »wegbricht« (z. B. durch Arbeitsplatzverlust oder Scheidung);

— Ihr Bedürfnis nach Sinn zu stillen: Was könnte Ihr Beitrag dazu sein, unsere Welt in einen besseren Ort zu verwandeln? Engagieren Sie sich nach Möglichkeit im politischen, sozialen oder ökologischen Bereich. Was aus Sicht der Psychosynergetik Not täte, um das Auseinanderdriften der Gesellschaft aufzuhalten und einer »guten Gesellschaft« näher zu kommen, habe ich in dem Buch *Sprung ins Wir* (2010) dargestellt (eine der Hauptforderungen ist die Etablierung eines Schulfaches »Persönliche Meisterschaft«).

Sie brauchen Ziele!

Setzen Sie sich visionäre Fernziele, und legen Sie Teilziele fest. Ziele sind die Pole jenes Ordnungsfeldes, aus dem allein das schöne Gefühl erwachsen kann, Erfolg zu haben und voranzukommen. Es sollte nie wieder in Ihrem Leben eine Phase geben, in der Sie keine Ziele haben und in der Sie nicht an konkreten Projekten arbeiten, die Sie als zutiefst sinnhaft erleben.

11.2   Leben lernen in kleinen Schritten

Den Alltag in einen Lernprozess umwandeln

Was ist jetzt das Allerwichtigste? Dass Sie Ihre Lebensmethode nachhaltig verändern! Dass Sie Ihren Alltag in einen Prozess freudvollen Lernens umwandeln! Dass Sie Leitplanken aufstellen, die dafür sorgen, dass Sie gewünschte Denk- und Verhaltensänderungen durchhalten, bis sie zu neuen Gewohnheiten geworden sind, die dann zunehmend auch tiefer liegende Schichten Ihrer Persönlichkeit umprägen.

Von den Religionen lernen

Wie kann das gelingen? Was wäre wohl das wirksamste Vorgehen? Nun, ich hatte es schon erwähnt: Die sicherste Antwort gibt uns die Jahrtausende während Kulturerfahrung der Menschheit, allem voran die Religionen als »sozialpsychologische Maschinen« zur Verankerung von Kulturinhalten, zur psychischen Stabilisierung und Veränderung. Nicht umsonst gibt es in allen großen Religionen heilige Texte, die zu großen Teilen auswendig zu lernen und möglichst oft wiederzugeben sind. Anders ist eine durchgreifende und nachhaltige kognitive Umstrukturierung, eine wirkliche Verinnerlichung von Veränderungsinhalten nicht möglich. Wir brauchen solche kulturimplementierenden Mechanismen unbedingt als Gegengewicht zu den Schwächen unserer angeborenen Natur. Nicht umsonst ist Religion ein »unausrottbares« und universelles Kulturphänomen. Wir sollten lernen, die positiven Momente von Religion in eine moderne Lebenskultur zu integrieren, deren Leitmomente von Vernunft, Wissenschaft und diskursiver Weiterentwicklung geprägt sind.

Es geht nicht ohne den Verstand

Vor diesem Hintergrund habe ich Ihnen in diesem Buch empfohlen, sich Ihre Texte zur Lebensorientierung selbst zu erarbeiten – in kritischer Auseinandersetzung mit den Vorschlägen, die ich und andere Autoren Ihnen machen (denn keiner von uns ist im Besitz absoluter Wahrheiten). Mir ist aus eigener Erfahrung bewusst, wie viel ich da von Ihnen verlange, wie aufwendig das ist. Wenn aber im Ergebnis die deutliche Linderung oder gar Heilung psychischer Störungen und ein deutlich höheres Maß an Lebenserfüllung, Erfolg und auch körperlicher Gesundheit stehen, dann lohnt die Mühe allemal. Nicht wenigen Menschen stünde die Zeit dafür sofort zur Verfügung, wenn sie ihren Fernseher einmal für drei Jahre in den Keller verfrachten würden. Und in den meisten Fällen gibt es für eine durchgreifende und nachhaltige psychische Veränderung auch keinen anderen Weg. In der Regel hat die Entstehung oder zumindest das Fortbestehen psychischer Störungen mit Fehlfunktionen oder Inkompetenzen unserer Verstandesmaschine zu tun. Wer nicht entschlossen ist, sich dauerhaft in eine Berghöhle im Himalaja zurückzuziehen, um dort den ganzen Tag zu meditieren, der kann nicht einfach seinen Kopf abschalten, der braucht einen großen und leistungsfähigen Denkapparat, um mit Erfolg in unserer immer komplexer werdenden Welt agieren zu können. In erster Linie müssen wir also diese Verstandesmaschine reparieren, auf eine förderliche Weise weiterentwickeln und ihr einen angemessenen Umgang mit unseren angeborenen Gefühls- und Verhaltensmechanismen beibringen. Und die Hauptmethoden dafür sind nun einmal Lesen, Nachdenken und Schreiben in achtsamer Auseinandersetzung mit dem *Selbst* und der Welt. (Anschließen muss sich natürlich: die Planung von Verhaltensänderungen in kleinen Schritten, mutige Umsetzung, Lernen aus der Erfahrung.) Versuchen Sie deshalb unbedingt, die in diesem Buch gestellten Aufgaben auszuarbeiten, und nutzen Sie dazu vor allem die Phasen, in denen es Ihnen gut geht und Sie Energie haben!

Was können wir noch von den Religionen lernen? Nun, zum Ritus der meisten Religionen gehören regelmäßige tägliche Gebete. Diese sehr sinnvolle Praxis findet eine Entsprechung in den »Terminen mit sich selbst«, die ich Ihnen immer wieder in Verbindung mit geeigneten Inhalten vorgeschlagen habe. Für die ersten Jahre Ihrer bewussten Selbstgestaltung empfehle ich Ihnen pro Tag zwei »Termine mit sich selbst«. Machen Sie ein festes Ritual daraus, richten Sie vielleicht sogar einen besonderen Platz dafür ein, den Sie nur zu diesem Zweck nutzen und in besonderer Weise gestalten.

Die Selbstentwicklung ritualisieren

■ **Morgendlicher »Termin mit sich selbst«**
Gehen Sie innerlich ganz weit auf Abstand. Machen Sie sich klar, dass Sie ein bewusstseinsfähiges Wesen in einer ziemlich verrückten Welt sind, und staunen Sie mit einer Prise Ehrfurcht über das Wunder, das in dieser merkwürdigen Tatsache liegt (die im Übrigen von der Wissenschaft niemals erklärt werden wird, weil ihr die »letzten Fragen« prinzipiell nicht zugänglich sind). Machen Sie sich bewusst, dass jede Sekunde Ihres Lebens ein kostbares Geschenk ist, mit dem Sie sehr achtsam umgehen sollten, indem Sie die Welt nicht durch die gewohnten Begriffsschablonen betrachten und nicht in Alltagsroutinen erstarren, sondern mit dem neugierigen Blick des Kindes die vielen

Auf Abstand gehen und staunen lernen

kleinen wundersamen Neuigkeiten wahrnehmen, die uns der Alltag bietet.

Was ist Ihre Mission?

Nehmen Sie Kontakt auf zu den Sinnmomenten in Ihrem Leben: Was möchten Sie geben? Was möchten Sie verändern? Was ist Ihr Herzensanliegen, Ihre »Mission«?

Wöchentliche Veränderungsaufgabe

Meditieren Sie über eine der von Ihnen erarbeiteten und aufgeschriebenen förderlichen Geisteshaltungen, die für Ihren Veränderungsprozess derzeit wichtig ist. Formulieren Sie für jede Woche eine spezielle Veränderungsaufgabe, auf die Sie sich besonders konzentrieren wollen. Planen Sie konkrete kleine Schritte förderlicher Verhaltensänderungen in den voraussichtlichen Alltagssituationen der kommenden Tage.

Antizipation von Problemen

Gehen Sie noch einmal die Aufgaben- und Prioritätenliste des Tages durch: Welche Probleme und Konflikte könnten auf Sie zukommen? Spielen Sie innerlich durch, wie Sie darauf reagieren könnten.

Heitere Gelassenheit aufrechterhalten

Nehmen Sie sich immer wieder aufs Neue vor, einen hohen Grad an innerer Klarheit und Bewusstheit zu realisieren, möglichst viele SDR-Schritte zu machen und überwiegend in funktionalen Bewusstseinszuständen zu verbleiben (insbesondere in Achtsamkeit und Flow). Nehmen Sie sich vor, sich möglichst den ganzen Tag einen heiter-gelassenen Grundzustand zu erhalten, klar zu entscheiden, was Sie tun wollen, eine positive Haltung dazu aufzubauen (»Was kann ich lernen?«) und es dann mit Freude und ganzem Herzen zu tun.

Entspannungspausen

Arbeiten Sie dann im Laufe des Tages Schritt für Schritt Ihre Prioritätenliste ab, halten Sie negative Dinge innerlich auf Abstand, und machen Sie immer wieder kleine Entspannungspausen. So schaffen Sie viel mehr, als wenn Sie in Hektik geraten, und sind am Abend so frisch und erholt wie nach einem freien Tag (an dem Sie ja auch ständig irgendwie aktiv sind), denn die innere Haltung entscheidet darüber, wie viel Kraft uns die Dinge kosten. Imaginieren Sie ggf. Ihren ASS-Energieschild, von dem Sie das Negative abprallen lassen können (»Lücke zwischen Reiz und Reaktion«).

▪ Abendlicher »Termin mit sich selbst«

Tagesbilanz und Fehlerdiskussion

Wie ist die Tagesbilanz? Wie konnten Sie Ihren Aufgaben und Zielen gerecht werden? Wenn etwas schiefgegangen ist: nicht ärgern – Fortschritt gibt es nur in Form einer Zickzacklinie, die sich langsam nach oben bewegt. Woran hat es gelegen? Kann man im Nachhinein noch etwas korrigieren? Wie kann man ähnlichen Fehlern für die Zukunft vorbeugen? Wenn Sie in verschiedenen Situationen nicht optimal reagiert haben, überlegen Sie sich förderlichere Reaktionen, und üben Sie diese in der Vorstellung (oder auch laut vor dem Spiegel oder im Rollenspiel mit dem Partner).

Den nächsten Tag planen

Haben Sie überraschende neue Erfahrungen mit sich gemacht? Wie können Sie das vor dem Hintergrund Ihres psychologischen Wissens erklären und in Ihr Selbstbild integrieren? Erstellen Sie Ihre Aufgaben- und Prioritätenliste für den nächsten Tag.

Anschließend könnten Sie eine Meditationsübung machen oder Tagebuch schreiben, oder Sie halten ein »Dankbarkeitsritual« ab: Machen Sie sich bewusst, was am zurückliegenden Tag alles gut gelaufen ist und wofür Sie insgesamt dankbar sein können. Freuen Sie sich auch über kleine Fortschritte.

Dankbarkeitsritual

Und schließlich sollten Sie noch 30 Minuten Lebenskunstliteratur lesen (s. die Empfehlungen am Ende des Buches).

Lebenskunstliteratur lesen!

Die Regenerationszeit absolut setzen

Bei Ihrer Zeitplanung sollten Sie Folgendes beachten: Jeder fremdbestimmt für Geld arbeitende Mensch braucht ein bestimmtes Quantum Regenerationszeit: Zeit, in der er seinen ureigenen Interessen und Hobbys nachgehen kann, und unverplante Zeit der Muße. Diese Zeit müssen Sie absolut setzen. Wenn Sie sich diese Zeit nicht einräumen, rutschen Sie (erneut) in einen Burnout. Für den Job kann nur die Restzeit zur Verfügung stehen, und in dieser Zeit arbeiten Sie in Ruhe Ihre Prioritätenliste ab. Was Sie so nicht schaffen, muss ungetan bleiben (oft wird es dann von jemand anderem gemacht, oder es erledigt sich von selbst). Sollten Sie auf diese Weise Ihrem Job nicht genügen, dann streben Sie einen Wechsel an. Zur Not greift Ihr Worst-case-Szenario.

Natürlich kann man dieses Prozedere auch einmal für zwei Monate aussetzen, um ein ganz wichtiges Projekt abzuschließen. Aber langfristig kommen Sie an diesen Grundsätzen nicht vorbei, wenn Sie gesund bleiben und Ihren eigentlichen Existenzauftrag erfüllen wollen: Freude am Leben zu haben.

Ich wünsche Ihnen viel Erfolg bei Ihrer Selbstentdeckung und Selbstgestaltung!

Technische Hilfestellung zum Download des Hörbuchs

Wenn Sie das Hörbuch »Erfolgreich gegen Depression und Angst – eine motivierende Einführung zum Hören« auf einen MP3-Player herunterladen möchten, finden Sie hier die nötigen Informationen und eine kurze Anleitung.

■ 1. Sie besitzen einen MP3-Player und kennen sich aus

Gehen Sie auf www.hoeren.psychosynergetik.de, und laden Sie sich die Dateien des Hörbuchs herunter (Option: jedes der neun Kapitel separat oder gemeinsam in komprimierter Form als ZIP-Datei).

■ 2. Sie besitzen noch keinen MP3-Player

Falls Sie mit dieser Materie noch gänzlich unvertraut sind, hier ein paar Informationen: Es ist möglich, auch Töne und menschliche Sprache in digitaler Form zu codieren, zu speichern und wieder abzuspielen. »MP3« ist die technische Bezeichnung für eine Form der komprimierten Speicherung, die bei guter Qualität wenig Speicherplatz verbraucht. Mein Hörbuch »Erfolgreich gegen Depression und Angst – eine motivierende Einführung zum Hören« umfasst neun Kapitel und ist im Internet als MP3-Datei gespeichert. Von dort kann man es kostenlos auf jeden Computer mit Internetanschluss herunterkopieren. Anschließend kann es von diesem Computer auf ein Abspielgerät übertragen werden. Man könnte es auf eine CD brennen und auf einem MP3-fähigen CD-Player hören (wenn Sie einen CD-Player besitzen, schauen Sie im Handbuch nach, ob er MP3-Dateien abspielen kann).

Allerdings gibt es für die Zukunft viele gute Gründe, sich einen MP3-Player anzuschaffen. Diese Geräte sind klein und leicht, und einfachere Modelle sind inzwischen sehr preiswert erhältlich (oft schon für unter 20 Euro). Kaufen Sie einen batteriebetriebenen Player, sofern Sie keinen Computer daheim haben. Übrigens gehört der integrierte MP3-Player heute bei besseren Handys bereits zum Standard. Vielleicht haben Sie ja täglich einen solchen Player in der Hand, ohne dass Sie davon wussten ☺. Fragen Sie in Ihrem Bekannten-, Freundes- und Verwandtenkreis nach, ob jemand Internetzugang hat, einen MP3-Player benutzt und bereit wäre, Ihnen zu helfen. Ihren neuen MP3-Player mit dem Hörbuch zu bespielen und Ihnen kurz den Gebrauch zu erklären kostet kaum zehn Minuten. Mit Sicherheit findet sich da jemand – unter jüngeren Leuten gibt es ja kaum noch jemanden, der seine Musik nicht vom MP3-Player hört.

Einfachste Notfalloption, die immer funktionieren sollte: Sie gehen in einen Elektronikladen – am besten zu einer Tageszeit, zu der dort kein Hochbetrieb herrscht –, und machen den Kauf des Players davon abhängig, dass Ihnen der Verkäufer das Hörbuch aufspielt. Sie müssen ihm die Internetadresse mitteilen (www.hoeren.psychosynergetik.de) und können ja noch dazusagen, dass es sich um eine Datenmenge von ca. 80 MB handelt (dann entspannt er sich und weiß, dass das im Handumdrehen erledigt ist).

Nehmen Sie diese kleine Hürde nicht als Ärgernis, sondern als positive Herausforderung und Ansporn, sich diese im Grunde einfachen Zukunftstechnologien in nächster Zeit anzueignen. Ohne Internetkompetenz wird es immer schwieriger werden, voll am sozialen Leben teilzunehmen, und auch die MP3-Audiotechnik ist sehr nützlich, insbesondere für die Weiterbildung (Hörbücher, gepodcastete Radiobeiträge oder Zeitschriftenartikel im Auto oder beim Joggen hören etc.).

Literatur

Bandelow, B. (2006). *Das Angstbuch*. Reinbek: Rowohlt.

Bastian, T. (2010). *Seelenleben*. München: Kösel.

Bodian, S. (2000). *Meditation für Dummies*. Weinheim: Wiley.

Buckingham, M. & Clifton, D. (2002). *Entdecken Sie Ihre Stärken jetzt*. Frankfurt a.M., New York: Campus.

Burisch, M. (2006). *Das Burnout-Syndrom*. Heidelberg: Springer.

Burns, D. (2010). *Feeling Good. Depressionen überwinden, Selbstachtung gewinnen* (2. Aufl.). Paderborn: Junfermann.

Buss, D. (1997). *Die Evolution des Begehrens. Geheimnisse der Partnerwahl*. München: Goldmann.

Buss, D. (2003). *Wo warst du? Der Sinn der Eifersucht*. Reinbek: Rowohlt.

Buss, D. (2008). *Der Mörder in uns. Warum wir zum Töten programmiert sind*. Heidelberg: Spektrum.

Corssen, J. (2004). *Der Selbstentwickler*. Wiesbaden: Beust.

Covey, S., Merrill, A. & Mader, F. (2007). *Der Weg zum Wesentlichen. Der Klassiker des Zeitmanagements*. Frankfurt a.M., New York: Campus.

Csikzentmihalyi, M. (2004). *Flow im Beruf*. Stuttgart: Klett-Cotta.

Dalai Lama & Ekman, P. (2009). *Gefühl und Mitgefühl. Emotionale Achtsamkeit und der Weg zum seelischen Gleichgewicht*. Heidelberg: Spektrum.

Ekman, P. (2010). *Gefühle lesen. Wie Sie Emotionen erkennen und richtig interpretieren*. Heidelberg: Spektrum.

Elkin, A. (2007). *Erfolgreiches Stressmanagement für Dummies*. Weinheim: Wiley.

Ernst, H. (2003). *Das gute Leben. Der ehrliche Weg zum Glück*. München: Ullstein.

Fölsing, A. (1999). *Albert Einstein. Biographie*. Frankfurt a.M.: Suhrkamp.

Hansch, D. (2004). *Evolution und Lebenskunst. Grundlagen der Psychosynergetik* (2. Aufl.). Göttingen: Vandenhoeck & Ruprecht.

Hansch, D. (2006). Alltagsmanagement. Die sechs goldenen Regeln. *Gehirn & Geist*, 9, 72–76.

Hansch, D. (2008). *Persönlichkeit führt. Sich selbst und Mitarbeiter wirkungsvoll coachen*. Offenbach: Gabal.

Hansch, D. (2009). *Erfolgsprinzip Persönlichkeit. Selbstmanagement mit Psychosynergetik* (2. Aufl.). Heidelberg: Springer.

Hansch, D. (2010). *Sprung ins Wir. Die Neuerfindung von Gesellschaft aus systemischer Sicht*. Göttingen: Vandenhoeck & Ruprecht.

Hansch, D. & Haken, H. (2004). Wie die Psyche sich selbst in Ordnung bringt. *Psychologie Heute*, 7, 36–41

Holzach, M. (2006). *Deutschland umsonst. Zu Fuß und ohne Geld durch ein Wohlstandsland*. München: National Geographic.

Jammer, M. (1995). *Einstein und die Religion*. Konstanz: UVK.

Kanfer, F. & Schmelzer, D. (2005). *Wegweiser Verhaltenstherapie*. Heidelberg: Springer.

Klein, S. (2003). *Die Glücksformel oder wie die guten Gefühle entstehen*. Reinbek: Rowohlt.

Lorenz, K. (1993). *Die Rückseite des Spiegels. Versuch einer Naturgeschichte menschlichen Erkennens*. München: dtv.

Maslow, A. (1994). *Psychologie des Seins*. Frankfurt a.M.: Fischer.

Master Han Shan (2009). *Wer loslässt, hat zwei Hände frei: Mein Weg vom Manager zum Mönch*. Köln: Bastei-Lübbe.

Maturana, H. & Varela, F. (2009). *Der Baum der Erkenntnis*. Frankfurt a.M.: Fischer.

Müller-Rörich, T., Hass, K., Margue, F., van den Broek, A. & Wagner, R. (2007). *Schattendasein – das unverstandene Leiden Depression*. Heidelberg: Springer.

Ricard, M. (2009). *Glück*. München: Droemer Knaur.

Roth, G. (1995). *Das Gehirn und seine Wirklichkeit*. Frankfurt a.M.: Suhrkamp.

Roth, G. (2008). *Persönlichkeit, Entscheidung und Verhalten: Warum es so schwierig ist, sich und andere zu ändern*. Stuttgart: Klett-Cotta.

Sapolsky, R. (1998). *Warum Zebras keine Migräne kriegen. Wie Stress den Menschen krank macht*. München: Piper.

Schmidt-Traub, S. (2008). *Angst bewältigen*. Heidelberg: Springer.

Schwarz, A. & Schwarz, A. (2009). *Muskelentspannung nach Jacobson: Mit Übungen auf CD*. München: BLV.

Schwermer, H. (2003). *Das Sterntalerexperiment: Mein Leben ohne Geld*. München: Goldmann.

Seligman, M. (2003). *Der Glücksfaktor*. München: Ehrenwirth.

Seneca, L.A. (2009). *Vom glückseligen Leben und andere Schriften*. Stuttgart: Reclam.

Sprenger, R. (2010). *Die Entscheidung liegt bei dir!* Frankfurt a.M., New York: Campus.

Vollmer, G. (2002). *Evolutionäre Erkenntnistheorie*. Stuttgart: Hirzel.

Watzlawick, P. (1994). *Anleitung zum Unglücklichsein*. München: dtv.

Wengenroth, M. (2008). *Das Leben annehmen. So hilft die Akzeptanz- und Commitmenttherapie (ACT)*. Bern: Huber.

Wertheimer, M. (1964). *Produktives Denken*. Frankfurt a.M.: Kramer.

Willson, R. & Branch, R. (2006). *Kognitive Verhaltenstherapie für Dummies*. Weinheim: Wiley.

Young, J. & Klosko, J. (2008). *Sein Leben neu erfinden*. Paderborn: Junfermann.

Stichwortverzeichnis

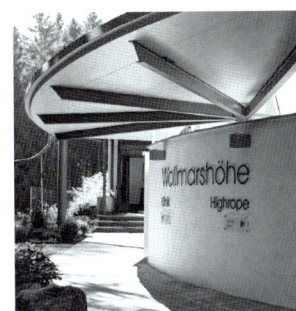

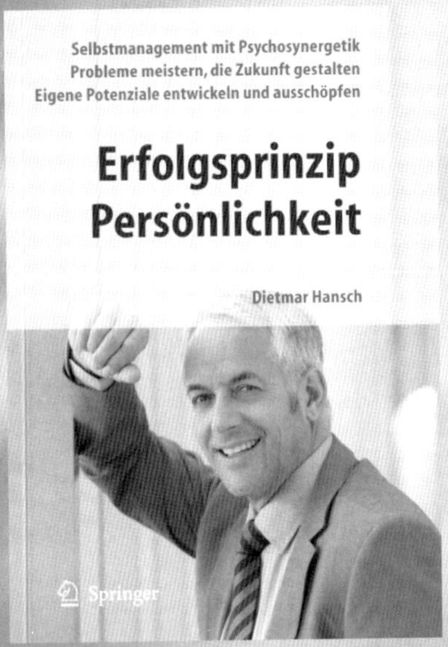

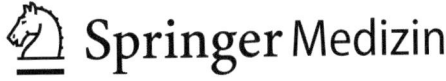

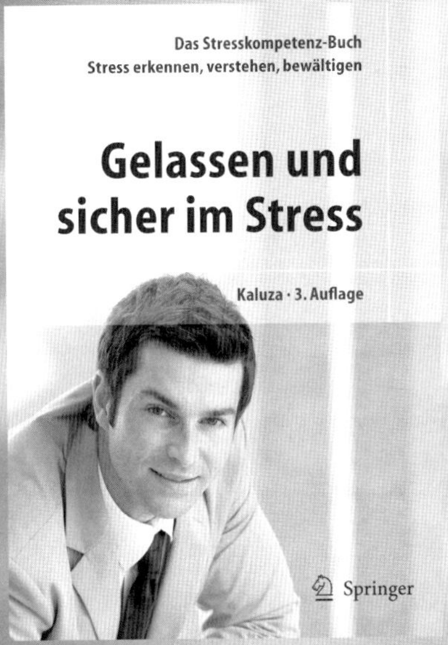

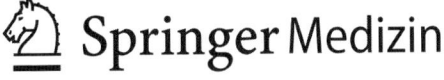

Printing: Ten Brink, Meppel, The Netherlands
Binding: Stürtz, Würzburg, Germany